早期発見・予防に向けた次世代がん検査技術の最前線

Frontier of Next-generation Cancer Testing Technology for Detection and Response

編集：次世代がん検査技術企画部会
Editorial Board : Organizing Committee of
Next-generation Cancer Testing Technology

シーエムシー出版

刊行にあたって

　今がん領域の基礎および臨床研究の進歩が著しい。またその基礎と臨床の橋渡し研究も着実に成果を上げている。その一端が昨年のノーベル医学生理学賞受賞の，本庶 佑先生のPD-1分子の発見から免疫チェックポイント阻害剤開発までの研究成果にも表れている。この免疫チェックポイント阻害剤は従来のがん免疫療法の考え方であった免疫賦活型から，本剤による抑制解除型へのパラダイムシフトにて実臨床で意義のある臨床効果を有する治療薬開発につながっている。まだまだがん細胞の持つ免疫学的な無数のスペクトラムが複雑に絡み合っているので，さらなる研究推進が望まれるが，医療関係の研究者はじめ日夜がん診療にあたっている医療者にとっても大変誇らしい受賞で，研究意欲を刺激された方も多いと思われる。がん治療薬の側面から見ると，がん細胞の増殖・進展に関する遺伝・分子細胞学的バイオマーカーの発見からその阻害剤への創薬の開発と著しく加速化していることを実感しているが，がん領域の研究テーマは幅広く，どこに視点を向けても研究テーマは尽きない。

　本書には今最前線で活躍する諸先生方に執筆いただき，今日本で行われている，がんの早期発見，タンパク・遺伝子診断機材等の医療機器の創出を目指す研究，より低侵襲でより精度よくまたより安価な診断法の開発，ないしは検診ツールの開発，さらにがん治療をより効率よくより適切な患者さんに届けるための探索的研究などを紹介しようとこの企画を組みました。表題を「早期発見・予防に向けた次世代がん検査技術の最前線」としましたが，各研究者の研究に用いる検体もがん組織，血液，唾液などいろんな研究材料で，奇想天外な発想の着眼点からの新発想と創薬や医療機械創出の可能性を秘めている研究テーマです。本書の一読が，がん関係研究者が研究テーマを発掘する思考開発的な機会となること，そこから産学官連携やベンチャー企業への支援のお役に立つこと，さらには，今後も日本人のノーベル賞受賞者が輩出され続けるような基盤になることを祈念しています。

　最後に，ご執筆いただいた先生方には心から御礼申し上げるとともに，本書の出版にご協力いただいた㈱シーエムシー出版に感謝いたします。

2019年2月

信州大学　医学部　包括的がん治療学教室

小泉知展

編 集
次世代がん検査技術企画部会

委員長：小泉知展　信州大学
委　員：山口昌樹　信州大学
委　員：杉本昌弘　東京医科大学
委　員：伊藤雅史　東京都健康長寿医療センター研究所
委　員：大槻純男　熊本大学

執筆者一覧（執筆順）

小泉　知展	信州大学　医学部　包括的がん治療学教室　教授	
山口　昌樹	信州大学　大学院総合理工学研究科　生命医工学専攻　教授	
高野　　淳	東京大学　医科学研究所附属病院　抗体ワクチンセンター　特任講師	
永坂　岳司	川崎医科大学　臨床腫瘍学　准教授；川崎医科大学附属病院 臨床腫瘍科／遺伝診療部　副部長	
米田　和恵	産業医科大学　医学部　第2外科学　学内講師	
田中　文啓	産業医科大学　医学部　第2外科学　教授	
杉本　昌弘	東京医科大学　低侵襲医療開発総合センター　教授； 慶應義塾大学　先端生命科学研究所　特任教授	
米山　敏広	東北大学　大学院薬学研究科	
大槻　純男	熊本大学　大学院生命科学研究部　教授	
林　　秀幸	慶応義塾大学　医学部　腫瘍センター　ゲノム医療ユニット　特任助教	
鬼谷　　薫	（国研）国立がん研究センター研究所　早期診断バイオマーカー開発部門 特任研究員；東京歯科大学　口腔顎顔面外科学講座	
本田　一文	（国研）国立がん研究センター研究所　早期診断バイオマーカー開発部門 ユニット長	
松﨑　潤太郎	（国研）国立がん研究センター研究所　分子細胞治療研究分野　特任研究員	
西海　　信	神戸大学　大学院医学研究科　内科学講座消化器内科学分野　特命准教授	
庄司　広和	（国研）国立がん研究センター中央病院　消化管内科　医員	
川上　恭司郎	東京都健康長寿医療センター研究所　老化機構研究チーム　研究員	
藤田　泰典	東京都健康長寿医療センター研究所　老化機構研究チーム　研究員	
伊藤　雅史	東京都健康長寿医療センター研究所　老化機構研究チーム　研究部長	
浜田　倫史	鹿児島大学　大学院医歯学総合研究科　顎顔面機能再建学講座 顎顔面疾患制御学分野　講師	

杉浦　　　剛	鹿児島大学　大学院医歯学総合研究科　顎顔面機能再建学講座 顎顔面疾患制御学分野　教授	
山本　　　昇	(国研)国立がん研究センター中央病院　先端医療科　呼吸器内科(併任) 科長	
野口　卓郎	信州大学　医学部附属病院　信州がんセンター　医員	
田畑　美幸	東京医科歯科大学　生体材料工学研究所　バイオエレクトロニクス分野 助教	
宮原　裕二	東京医科歯科大学　生体材料工学研究所　バイオエレクトロニクス分野 教授	
石原　　　量	順天堂大学　医学部　一般教育研究室　助教	
中島　忠章	東京大学　生産技術研究所　特任助教	
赤木　貴則	東京工業大学　環境・社会理工学院　研究員	
広津　崇亮	㈱HIROTSUバイオサイエンス　代表取締役；Queensland University of Technology (Australia), Adjunct Associate Professor	
山村　昌平	(国研)産業技術総合研究所　健康工学研究部門 生体ナノ計測研究グループ　研究グループ長	
祖父江友孝	大阪大学　大学院医学系研究科　社会医学講座　環境医学　教授	
加藤　菊也	奈良先端科学技術大学院大学　バイオサイエンス領域 疾患ゲノム医学講座　特任教授	
福田　　　令	京都府立医科大学附属病院　遺伝子診療部　遺伝相談室 認定遺伝カウンセラー	
髙田　史男	北里大学　大学院医療系研究科　臨床遺伝医学講座　教授； 北里大学病院　遺伝診療部　部長	

目 次

【第1編 肺がん検査】

第1章 唾液サイトカイン群の網羅解析による肺がんスクリーニングの可能性　山口昌樹

1　はじめに ……………………………… 3
2　文献から見た血中サイトカインとがん
　　………………………………………… 4
　2.1　サイトカイン ……………………… 4
　2.2　血中サイトカインとがんの相関性
　　………………………………………… 4
3　唾液サイトカイン …………………… 6
　3.1　唾液の分泌ルート ………………… 6
　3.2　がんとの相関性 …………………… 7
4　唾液サイトカインと肺がんの相関性 … 7
　4.1　網羅分析 …………………………… 7
　4.2　肺がんに関するケースコントロールスタディ ……………………………… 8
5　おわりに ……………………………… 10

第2章　血清高感度肺がんバイオマーカーの現状と展望　高野　淳

1　背景 …………………………………… 13
2　腫瘍マーカー ………………………… 14
3　血中タンパクの検出 ………………… 16
　3.1　高感度 ELISA（Enzyme-Linked Immuno Sorbent Assay） ………… 16
　3.2　Multiplex assay ………………… 17
　3.3　自己抗体 …………………………… 17
　3.4　糖鎖 ………………………………… 18
4　血中 Exosome エクソソームの検出 … 18
5　血中循環細胞：CTC（Circulating Tumor cells） ……………………… 19
6　血中循環 DNA：cfDNA（Cell free DNA），ctDNA（Circulating tumor DNA） ………………………………… 19

第3章　マイクロビーズ技術を用いた肺がん検診ツールのイノベーションと臨床応用　永坂岳司

1　はじめに ……………………………… 22
2　Biomarker …………………………… 23
3　腫瘍特異的メチル化 CpG の描出と検出技術の精確性 ……………………… 26
4　マイクロビーズ技術による検出方法
　　………………………………………… 28
5　喀痰中肺がん由来メチル化 CpG の検出
　　………………………………………… 29
6　最後に ………………………………… 30

I

第4章　胸部悪性腫瘍における循環腫瘍細胞（CTC）の臨床的意義
　　　　　　　　　　　　　　　　　　　　　　　　　米田和恵，田中文啓

1　はじめに ……………………………… 33
2　CellSearchによる胸部悪性腫瘍における循環腫瘍細胞とその臨床的意義 ……… 34
　2.1　原発性肺癌 ……………………… 34
　2.2　悪性胸膜中皮腫 ………………… 36
3　CTC-chipを用いた新たな循環腫瘍細胞検出系の開発 …………………………… 38
　3.1　"CTC-chip"とその開発 ………… 38
　3.2　悪性胸膜中皮腫における臨床的意義 ……………………………………… 39
4　今後の展望 …………………………… 39

【第2編　膵がん検査】

第5章　唾液のメタボローム解析による膵がん検査の可能性　　杉本昌弘

1　背景 …………………………………… 43
2　メタボローム解析をなぜ用いるか？ …………………………………………… 44
　2.1　メタボロームの問題点 ………… 44
　2.2　なぜポリアミンなのか？ ……… 45
　2.3　なぜ単独物質ではないのか？ … 46
3　唾液によるがん検査 ………………… 47
　3.1　生活習慣や口腔内環境などの影響 ……………………………………… 48
　3.2　採取方法 ………………………… 48
　3.3　採取後の検体の取り扱い ……… 48
4　今後の課題 …………………………… 49

第6章　早期膵がんの血中バイオマーカーへの新しいアプローチ
　　　　　　　　　　　　　　　　　　　　　　　　　米山敏広，大槻純男

1　はじめに ……………………………… 54
2　定量的標的プロテオミクス ………… 55
3　水酸化修飾 α-fibrinogen …………… 56
4　IGFBP2, 3 …………………………… 59
5　おわりに ……………………………… 61

第7章　がん遺伝子パネル検査による膵がんクリニカルシークエンス
　　　　　　　　　　　　　　　　　　　　　　　　　　　　　　　林　秀幸

1　はじめに ……………………………… 63
2　がん遺伝子パネル検査 ……………… 63
3　膵がんにおける遺伝子異常 ………… 64
4　膵がんクリニカルシークエンスの実際 ……………………………………… 65
　4.1　対象患者 ………………………… 66
　4.2　検体準備と核酸抽出 …………… 66
　4.3　遺伝子解析 ……………………… 67

4.4 エキスパートパネルの実施とレポート作成 …… 67
4.5 治療対応 …… 67
4.6 二次的所見の扱い …… 68
5 膵がんクリニカルシークエンスの今後の展開 …… 69

第8章 効率的な膵がん検診のための血液バイオマーカー
鬼谷 薫, 本田一文

1 はじめに …… 72
2 早期膵がん診断用バイオマーカーとしてのapoA2 isoformの同定 …… 73
3 ELISAキットを用いたapoA2 isoform測定の臨床サンプルによる検討 …… 74
4 米国国立がん研究所早期診断研究ネットワーク（NCI EDRN）でのapoA2 isoformの臨床的有用性の確認 …… 75
5 European Prospective Investigation into Cancer（EPIC）コホートによる検証 …… 77
6 今後の展望 …… 77

第9章 血中マイクロRNAを用いた膵がん診断の展望
松﨑潤太郎

1 はじめに …… 79
2 血中マイクロRNAとは …… 79
3 血中マイクロRNA診断を支える基礎研究の現状 …… 81
4 血中マイクロRNA診断による膵がん診断の臨床研究の現状 …… 83
5 血中マイクロRNA診断の実用化に向けた取り組み …… 84
6 おわりに …… 86

【第3編 消化器・泌尿器がん検査】

第10章 メタボロミクスによる早期大腸がんスクリーニングシステムの開発
西海 信

1 はじめに …… 91
2 メタボロミクスとは …… 91
3 医学分野におけるメタボロミクス研究 …… 93
4 大腸がんの早期発見を目指したメタボロミクスによるバイオマーカー研究 …… 94
5 メタボロミクスによる早期大腸がんスクリーニングシステムの開発に向けた試み …… 96
6 最後に …… 96

第11章　頭頸部がん，消化管がんの circulating tumor cells（CTC）の同定とその臨床応用
　　　　　　　　　　　　　　　　　　　　　　　　　　　　庄司広和，本田一文

1　はじめに …………………………… 99
2　Liquid biopsy ……………………… 99
3　Circulating tumor cells（CTC）…… 100
　3.1　分子生物学的識別法 ………… 100
　3.2　物理的識別法 ………………… 102
　3.3　腫瘍関連遺伝子の変異検出 …… 102
4　将来の臨床応用への期待 ………… 103
5　最後に ……………………………… 104

第12章　エクソソームによる泌尿器がんの診断
　　　　　　　　　　　　　　　　　　川上恭司郎，藤田泰典，伊藤雅史

1　エクソソーム ……………………… 107
2　エクソソームの単離法 …………… 108
3　がんにおけるエクソソームの役割 … 109
4　がんのエクソソーム診断 ………… 109
5　泌尿器がんのエクソソーム診断 … 110
　5.1　前立腺がん …………………… 111
　　5.1.1　血液中エクソソーム …… 111
　　5.1.2　尿中エクソソーム ……… 112
　5.2　腎がん ………………………… 112
　　5.2.1　血液中エクソソーム …… 112
　　5.2.2　尿中エクソソーム ……… 112
　5.3　膀胱がん ……………………… 113
　　5.3.1　尿中エクソソーム ……… 113
6　エクソソーム診断における問題点 … 113
　6.1　単離法 ………………………… 113
　6.2　検出法 ………………………… 113
7　展望 ………………………………… 114

第13章　うがい液からのDNAメチル化異常検出による口腔がん早期発見の試み
　　　　　　　　　　　　　　　　　　　　　　　　　　　　浜田倫史，杉浦　剛

1　はじめに …………………………… 117
2　口腔がん領域におけるプレシジョンメディシンと液体生検 ………………… 117
3　わが国における口腔がんの位置づけと口腔がん検診 ……………………… 119
4　うがい液からのDNAメチル化異常検出 ……………………………………… 120
　4.1　検査試料としてのうがい液 …… 120
　4.2　バイオマーカーとしてのDNAメチル化 ……………………………… 120
5　うがい液からエピゲノム異常を検出する実験系の確立 ……………………… 121
6　うがい液からのDNAメチル化を指標とした口腔がんの検出 …………… 121
7　うがい液からのDNAメチル化を指標とした口腔前がん病変の検出 ……… 123
8　おわりに …………………………… 124

【第4編 デバイス開発および臨床研究】

第14章 希少がんや難治がんに対するゲノム医療の試み　山本 昇

1　はじめに …………………………129
2　TOP-GEAR project について ………129
3　TOP-GEAR：第1期 ………………132
4　TOP-GEAR：第2期 ………………134
5　TOP-GEAR：第3期 ………………134
6　遺伝子パネル検査の展望……………139
7　希少がん・難治がんへの治療の外挿性について ……………………………139

第15章 次世代シークエンサーを用いたネオアンチゲンの解析と展望
　　　　野口卓郎

1　はじめに …………………………141
2　がん免疫監視機構におけるネオアンチゲンの役割 ………………………141
3　次世代シークエンサーを用いたネオアンチゲンの予測と同定の実際 …………142
　3.1　ステップ1：ネオアンチゲンの候補となる遺伝子変異の抽出 ………142
　3.2　ステップ2：ネオアンチゲンの予測 …………………………………142
　3.3　ステップ3：生物学的活性を持つネオアンチゲンの同定 …………143
4　ネオアンチゲン解析の今後の課題 …145

第16章 疾病特異的核酸を電気化学的に検出するマイクロバイオセンサの開発
　　　　田畑美幸，宮原裕二

1　はじめに …………………………148
2　電気化学的に核酸を検出するデバイス …………………………………149
3　等温核酸増幅法を利用した電気化学的核酸検出 ………………………151
　3.1　DNA検出のためのイオン選択性電極 …………………………………152
　3.2　pHを指標としたラベルフリーなmicroRNA電気化学検出システム …………………………………153
4　おわりに …………………………154

第17章 がん診断のための細胞外ベシクル捕捉・破砕用マイクロチップの開発
　　　　石原 量，中島忠章

1　はじめに …………………………156
2　細胞外ベシクル（EV）とは………156
3　EVとがん…………………………157
4　バイオマーカーとしてのEV ………158
5　その場検査とマイクロ流体チップ …159
6　表面機能化自律駆動マイクロチップ

(SF-PF microchip)……………160　　　　7　さいごに……………………………162

第18章　エクソソーム関連技術の研究開発状況と1粒子表面分析法の立ち位置　赤木貴則

1　はじめに………………………………167
2　エクソソーム分析技術の開発状況……168
3　免疫粒子電気泳動法を用いた乳がん由来エクソソームの評価………………171
4　おわりに………………………………173

第19章　線虫嗅覚を利用した早期がん診断ビジネスの将来展望　広津崇亮

1　はじめに………………………………177
2　がん検診の現状と課題………………177
3　新規がんマーカー「がんの匂い」……178
4　線虫 C. elegans の嗅覚………………179
5　線虫 C. elegans のがんの匂いに対する反応………………………………180
6　N-NOSE の精度………………………182
7　生物診断 N-NOSE のメリット，デメリット…………………………183
8　実用化に向けた将来展望……………183

第20章　細胞チップを用いたオンチップがん診断デバイスの開発　山村昌平

1　はじめに………………………………185
2　細胞チップの現状……………………186
3　細胞チップを用いた血中循環がん細胞の検出技術の開発……………………188
4　細胞チップを用いた新しい1細胞解析・診断システムの開発………………190
5　まとめ…………………………………192

【第5編　がん検査ビジネスとIoT】

第21章　我が国のがん検診の動向　祖父江友孝

1　我が国のがん検診の現状と課題………197
　1.1　国のがん予防指針と第3期計画……197
　1.2　がん検診の利益不利益バランスと検診ガイドライン……………………197
　1.3　がん予防指針に含まれていない検診の実施……………………………198
　1.4　各がん検診の課題…………………198
　1.5　高齢者のがん検診…………………198
2　新しい検診方法の開発…………………199

| 2.1 日本医療開発研究機構（AMED）における研究……199 | 2.2 早期発見手法開発を進める際に考えるべきこと……199 |

第22章　血中腫瘍DNAの臨床応用可能性　　加藤菊也

1 血中腫瘍DNAに関する基礎情報……201	2.3 血中腫瘍DNAを用いた遺伝子パネル検査……203
1.1 生化学的性質……201	3 血中腫瘍DNAの早期診断への応用……204
1.2 検出技術……201	
2 コンパニオン診断への応用……202	3.1 検出技術上の問題……204
2.1 EGFRチロシンキナーゼ阻害剤のコンパニオン診断……202	3.2 現状……205
2.2 遺伝子パネル検査……203	4 結語……206

第23章　遺伝子検査ビジネスに関する実態調査　　福田　令，高田史男

1 はじめに……209	……213
2 「遺伝子検査ビジネス」の現状……210	4.1 科学的根拠について……213
3 「遺伝子検査ビジネス」の実態調査…212	4.2 提供体制のあり方について……213
4 「遺伝子検査ビジネス」に関する課題	5 「遺伝子検査ビジネス」の今後……215

第1編

肺がん検査

第1章 唾液サイトカイン群の網羅解析による肺がんスクリーニングの可能性

山口昌樹*

　体内で情報伝達を担う生化学物質のネットワークを利用し，バイオマーカーの種類，量，および変化からがんに代表される病気の進行を可視化する技術がもたらすインパクトは極めて大きい。筆者は，300種以上が発見されているサイトカインと呼ばれる一群の情報伝達物質の変化を分析し，がんを可視化することを目的としてバイオセンシング技術を開発している。ここでは，がん部位の推定に関する唾液サイトカインの網羅解析の臨床的意義を概観する。

1　はじめに

　臨床で使用されているCT（Computed Tomography）やMRI（Magnetic Resonance Imaging）など形態情報に基づく診断機器や，PET（Positron Emission Tomography）など機能情報に基づく診断機器では，直径1 cm以下のリンパ節転移を正確に検出できる精度を有していない。また，がんの診断にも血中のタンパク質をマーカーとして利用することがあるが，診断精度は満足できるものではないため，補助的な検査となっている。一方，分析技術の著しい進歩に伴い，メタボローム解析やエクソソーム解析などにより，がんの発症に伴って異常値を示す新たながんマーカーの探索が精力的に行われている[1]。
　がん患者の死因の9割は転移である。すなわち，がん転移を制圧することはがんを制圧することである。がん転移はランダムに起こるわけではなく，乳がんは肺へ，大腸がんは肝臓へなどと，ある程度の指向性がある。この臓器選択性を制御しているのが，細胞遊走を主要な作用とするケモカインと呼ばれるサイトカインの一群である。サイトカインは，細胞から分泌されるタンパク質であり，細胞間相互作用に関与する生理活性物質の総称で，ヒトでは現在までに300種類ほどが同定されている[2]。サイトカインは，標的細胞にシグナルを伝達し，細胞の増殖，分化，細胞死，機能発現，創傷治癒など多様な細胞応答を引き起こす生命維持の根幹にかかわる物質群である。
　サイトカインには免疫，炎症に関係したものが多く，炎症症状を引き起こす原因因子として関与するものを炎症性サイトカイン，炎症症状を抑制する働きをもつものを抗炎症性サイトカインと呼ぶこともある。がんが進むと全身に炎症が広がっていくように，筆者らはいくつかのサイト

＊　Masaki Yamaguchi　信州大学　大学院総合理工学研究科　生命医工学専攻　教授

カイン濃度とがんの進行状態が強い関連性を持つのではないかとの仮説を立て，がんスクリーニング技術の開発に挑戦している。もし，唾液に含まれるサイトカイン（唾液サイトカイン）でがんの有無や進行度合いが推定できれば，非侵襲的な手法となるだけでなく，利用者自身が随時に採取することも可能となる。ここでは，複数のサイトカインを同時分析することが，がんマーカーとしてどのような可能性を持つか，文献，唾液分泌機序，分析技術，および先行的な探索研究結果をもとに概観してみる。

2 文献から見た血中サイトカインとがん

2.1 サイトカイン

炎症は，外傷や感染で死んでしまった細胞や異物を排除して，生体の恒常性を維持しようという反応である。外傷，感染，異物に応答して急性の炎症反応が生じ，死亡細胞や遺物の排除を行う。局所的に増幅した炎症反応は，その後抗炎症作用によって速やかに消散し，組織の修復過程に繋がる。この一連の防御反応は，T細胞やB細胞などの細胞間相互作用によって成り立っており，それらの情報伝達にはサイトカインと呼ばれる一群のタンパク質が必須であることが明らかとされている。

炎症性サイトカイン（inflammatory cytokine），抗炎症性サイトカイン（anti-inflammatory cytokine）という呼称はサイトカインの分類ではなく，サイトカインの生理学的作用を説明するのに便利な場合に使われる呼び方である。炎症性サイトカインとしてコンセンサスが取れているのはIL-6，TNF-α，IL-1βで，これらにIL-12，IL-18，IFN-γ，IL-17Aを加える研究者もいる[3,4]。IL-8はケモカインであるが，炎症性サイトカインに含められることが多い。抗炎症性サイトカインとしては，IL-10とTGF-βが挙げられる。IL-4はアレルギーなどの2型炎症を引き起こすという意味からは炎症性サイトカインと言えるかもしれないが，炎症性サイトカインに含められることはなく，IL-13とともに抗炎症性サイトカインとして説明されることがある。

2.2 血中サイトカインとがんの相関性

文献検索エンジンを例にとり，サイトカインに関する学術研究の状況を見てみよう。PubMed（パブメド，国立生物工学情報センター；NCBIが運営）を用いて「cancer×cytokine」で検索すると，1977～2016年の40年間でがんとサイトカインに関する149,779編に及ぶ英文学術論文が発表されている。ちなみに，エルゼビア社が提供する世界最大級の有料文献検索エンジンScopus（スコーパス）では，同条件で20万編を超える。同一期間でがん（cancer）というキーワードのみから検索される論文が300万編あることから，その5％でサイトカインについて何らかの言及がなされていることになる。5年毎の文献数の推移をみると継続的に増加しており，2010年代では6,874編/年程度に達している（図1（a））。なお，salivaで限定すると148編となり，大部分の論文が検体に血液（血清，もしくは血しょう）を用いていると推測される。

第1章 唾液サイトカイン群の網羅解析による肺がんスクリーニングの可能性

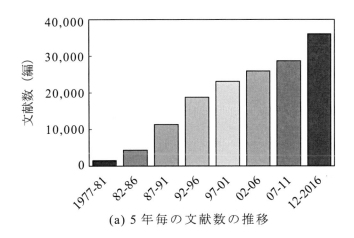

(a) 5年毎の文献数の推移

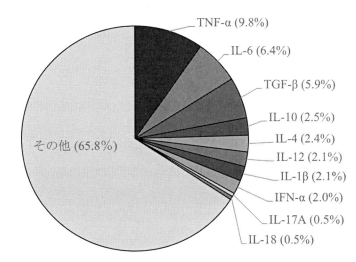

(b) 論文件数上位10種類のサイトカインとその割合

図1 文献検索エンジン PubMed「cancer×cytokine」で検索した結果ヒットした
がんとサイトカインに関連する学術論文数（1977〜2016年，計149,779編）

　文献数の多いサイトカイン上位10種類を列記すると，TNF-α（9.8%），IL-6（6.4%），TGF-β（5.9 %），IL-10（2.5 %），IL-4（2.4 %），IL-12（2.1 %），IL-1β（2.1 %），IFN-α（2.0%），IL-17A（0.5%），IL-18（0.5%）となる。ほとんどが炎症性/抗炎症性サイトカインであり，これらで34%を占めていることが判る（図1（b））。

　数十万編に及ぶ論文をレビューするのは，人手のみではもはや物理的に不可能であろう。情報量が人間の処理能力を超えつつある現代社会の現状は，ある意味で興味深い。一個人が全ての論文に目を通せる時代は，幸せな時代だったのではないかと思うことがある。機械学習などの技術に期待が寄せられるのも理解できる。

ほんの一部ではあるが，いくつかの論文を取り上げてみる。Ashizawa らは，IL-6 が胃がん浸潤およびリンパ節・肝転移に関与していると考えられるとし，IL-6 の予後マーカーとしての可能性を示唆している[5]。Liu らは，血清 MIC-1 (Macrophage inhibitory cytokine-1) が，早期肺がん患者の診断および予後のバイオマーカーであり得ると示唆している[6]。また，DeCotiis らは血中サイトカインの網羅解析から肺がんとの関連性についてレビューしており，進行した肺がんにおいて IFN-γ や TNF-α などいくつかのサイトカインが増加すると述べ，予測よりも進行度合いの推定に用いることに優位性があると示唆している[7]。

新規がん治療薬として，2014 年に免疫チェックポイント阻害薬「ニボルマブ」が登場して以来，薬剤投与の適切な患者選択と治療効果を予測するバイオマーカーの確立が渇望されている[8,9]。このような薬剤と一対で使用され，薬剤反応性（治療反応性）をモニタリングするバイオマーカーは，コンパニオン診断薬と呼ばれている[10]。つまり，がんマーカーには，早期診断のためのスクリーニング検査技術と，薬剤反応性のモニタリング（予後管理）という 2 大ニーズがある。

3　唾液サイトカイン

前述したように，血中サイトカインとがんの相関性に関しては，膨大な先行研究が存在する。では，唾液サイトカインによるがんスクリーニングの可能性を考えるとき，重要なポイントは何であろうか。それは，(a) サイトカイン濃度に関する血液と唾液の相関性，(b) 唾液サイトカインとがんとの相関性，の 2 項目であろう。ここでは，これらに焦点を当てて考えてみたい。

3.1　唾液の分泌ルート

これまで，様々なバイオマーカーに関する血液と唾液の相関性が検証されてきた[11]。唾液腺は，血液を原料として唾液を作っている。唾液腺細胞によって分泌された唾液（原唾液）が，導管を通って口腔内に向かって流れていく間に，唾液に含まれる生化学物質の一部が能動的に再吸収され，唾液を水に近い組成に変えていく。ぶどう糖など生命維持に重要な生化学物質の再吸収率は高いことが判っている。しかし，この再吸収を受けない生化学物質は，血液中の濃度とある程度の相関を持ったまま口腔内に排出される[12]。この唾液腺における生化学物質の分泌ルートには，①タイトジャンクション（細胞間隙）ルート，②細胞内通過ルート，③エキソサイトーシス（開口分泌）ルートがあり，血液と唾液の相関性はどのルートから唾液中に分泌されたかに大きく依存する[13]。

① タイトジャンクション

通常，隣り合う細胞は，分子が細胞間を通過するのを防ぐために結合している。唾液腺細胞の間には，タイトジャンクションと呼ばれる細胞間結合があり，これは刺激によって開いたり閉じたりする。濃度の差こそあれ，血液に存在するほとんど全ての物質が唾液にも存在するのは，こ

第 1 章　唾液サイトカイン群の網羅解析による肺がんスクリーニングの可能性

の機構が存在するからである。
② 細胞内通過ルート
　唾液腺細胞の細胞膜に，イオンチャンネルと呼ばれる膜貫通タンパク質が存在し，ナトリウムイオン（Na^+），塩素イオン（Cl^-），カリウムイオン（K^+）などの特定のイオンを血液中から細胞内に取り込んだり，唾液中に分泌したりする。また，コルチゾールのような脂溶性物質では，細胞内ルートを経るので血液と唾液の相関性は良好である[14]。
③ エキソサイトーシス
　細胞内で合成されたタンパク質などの生化学物質は，ゴルジ体で分泌顆粒という泡のようなものに貯蔵される。この分泌顆粒が細胞膜に近付くと，細胞膜の一部がシャボン玉のように膨れてちぎれ，分泌顆粒内の物質が細胞外に放出される。唾液腺細胞で生産されるアミラーゼなどの酵素は，このルートで分泌される。

3.2　がんとの相関性

　サイトカイン濃度に関して血液と唾液が相関するということは，唾液サイトカインの由来が血液と断定できるということである。今のところ，条件を満たせば相関性が有るとするもの[15]，健常者では相関が無いとするもの[16]，相関性の有無はまだ断定できないとするもの[17]が併存する状況にある。この原因の一つとしては，相関がないとする論文が指摘しているように，唾液採取方法が影響している。また，歯周病の影響を完全に除いた評価が困難なことにも起因していると考えられる[18,19]。
　次に，唾液サイトカインとがんとの相関性について着目してみよう。がん患者の唾液サイトカインが統計的に有意に変化することは繰り返し報告され，非侵襲的ながんマーカーとしての可能性が期待されている[17,20,21]。これらの論文でがんとの相関性が指摘されている唾液サイトカインは，乳がんと EGF，口腔扁平上皮がんと IL-1β，IL-8，IL-10 などである。

4　唾液サイトカインと肺がんの相関性

4.1　網羅分析

　バイオマーカーの分析に用いられるバイオセンサは，目的物質のみを認識する部分（分子認識素子）と，認識したという情報をシグナルに変換する部分（信号変換素子）から構成され，両者の特性がセンサ性能を左右する。高感度なバイオセンサに共通しているのは，分子識別素子に抗原-抗体反応（イムノアッセイ）を用いていることである。
　よって，バイオマーカーの高感度分析には，信号変換素子においてどのような原理で信号増幅するかがキーテクノロジーとなる。サイトカイン群は 1～1,000 pg/mL の幅広い濃度に分布しており，最も低濃度領域のサイトカインでは 1 pg/mL の感度が必要となる。2000 年頃より，主に磁気ビーズ法[18]やデジタル ELISA 法[22]などの信号増幅方法が提案されている。デジタル ELISA

法を用いることで，1サンプルから数種類のバイオマーカーを同時分析できるマルチ分析システムが，米国のクオンテリクス社などから実用化されている。通常の化学発光法では，1つの反応室の化学発光強度をアナログ的に読み取ることで，被測定物質の濃度に比例した検出信号を得ている。デジタルELISAでは，サンプルをいったん10^5〜10^6個の反応室に分割し，化学発光の信号が検出されるか否かというデジタル信号として検出して積算することで高感度化している。

4.2 肺がんに関するケースコントロールスタディ

筆者らは，大腸がん[23]や肺がんなどといったがん部位毎の検出可能性を検討している。ここでは，肺がんに関する探索研究の一例を紹介する[24]。被検者は，ステージⅠ〜Ⅳの非小細胞肺がん（NSCLC；non-small cell lung cancer）成人患者35名（年齢42〜80歳）と健康成人35名（年齢42〜69歳）の2群である。研究に先立ち，信州大学倫理委員会の承認を得た。

朝6〜9時，昼11〜13時，夕方15〜16時の3回，被検者から唾液150 μLを採取した。サイトカインの分析には，磁気ビーズ法を用いたマルチ分析システム（Bio-Plex，バイオ・ラッドラボラトリーズ㈱）を使用し，炎症性サイトカイン，抗炎症性サイトカインを中心に27種類（IL-1ra，IL-1β，IL-2，IL-4，IL-5，IL-6，IL-7，IL-8，IL-9，IL-10，IL12p70，IL-13，IL-15，IL-17A，Eotaxin，FGF-2，G-CSF，GM-CSF，IFN-γ，TNF-α，IP-10，MCP-1，MIP-1α，MIP-1β，PDGF-BB，RANTES，VEGF）を同時分析した。肺がんとサイトカイン群との関連性を検証するために，①Mann-Whitney検定，②ロジスティック回帰分析および③Receiver Operating Characteristic（ROC）解析を行った。

27種類のサイトカイン群のうち，6種類については感度不足で半分以上の検体数を分析でき

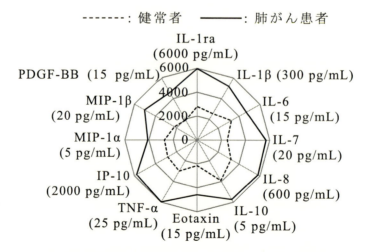

図2　Mann-Whitney検定で肺がん（NSCLC）患者と健常者に有意差が認められた唾液サイトカイン12種類
（T. Koizumi, V. Shetty, and M. Yamaguchi, *J. Int. Med. Res.*, **46**, 13p.（2018））

第 1 章　唾液サイトカイン群の網羅解析による肺がんスクリーニングの可能性

なかったため，解析から除外した。21 種類に関して Mann-Whitney 検定したところ，12 種類のサイトカインで肺がん患者と健常者に有意差が観察された（p＜0.05，図 2）。これら 12 種類について変数減少法でロジスティック回帰分析したところ，IL-10 と IP-10，IL-1β と IP-10，IL-6 と IP-10 の 3 つの組み合わせで，ロジスティックモデルが得られた（p＜0.05，表 1）。ROC 解析してその検出能を評価したところ，IL-10 と IP-10 を用いたロジスティックモデルにおいて曲線下面積（AUC）が 0.701 と最大値を取り，感度 60.6％，特異度 80.8％ が得られた（図 3）。このとき，IL-10 単独，IP-10 単独に比べて，ロジスティックモデルの方が AUC は高値を示した。このように，がん部位に特徴的な数種類のサイトカインの濃度を 1 pg/mL 領域で

表 1　非小細胞肺がんのケースコントロールスタディに関するロジスティック回帰分析の結果

Cytokines	Regression coefficient β	Standard error SE	p-value p	Odds ratio OR	95% confidence interval CI
IL-10	0.145	0.050	0.004	1.156	1.048-1.275
IP-10	0.000	0.000	0.021	1.000	1.000-1.001
IL-1β	0.002	0.001	0.018	1.002	1.000-1.004
IP-10	0.000	0.000	0.011	1.000	1.000-1.001
IL-6	0.041	0.020	0.039	1.042	1.002-1.083
IP-10	0.000	0.000	0.006	1.000	1.000-1.001

（T. Koizumu, V. Shetty, and M. Yamaguchi, *J. Int. Med. Res.*, **46**, 13p.（2018））

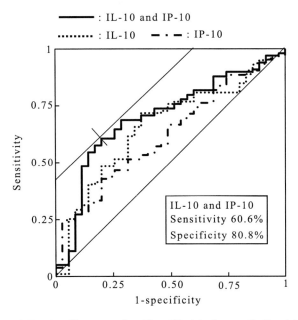

図 3　IL-10 と IP-10 を用いたロジスティックモデルで肺がん（NSCLC）リスクに関する ROC 解析
（T. Koizumi, V. Shetty, and M. Yamaguchi, *J. Int. Med. Res.*, **46**, 13p.（2018））

同時分析すれば，単項目より正確にがん部位の罹患リスクを推定できる可能性があることが示唆された。

5 おわりに

本研究はまだその端緒についたばかりであるが，複数のサイトカインにより体内ネットワークモデルとして記述（コーディング）されている細胞間情報を数値化するアルゴリズムと，数種類のバイオマーカーに特化して現場で迅速に分析できるバイオセンサアレイが実現できれば，体内をデジタル的にイメージ化するキーテクノロジーとなり，がんだけでなく幅広い疾患検査への波及効果を持つと考えられる。

血糖値による糖尿病検査に代表されるように，医療の診断現場では1項目1検査が主流で，複数のバイオマーカーを用いて1つの疾患を検査するという多項目1検査は世界的にもまだ実用化例がほとんどない。しかし，多項目1検査は生活習慣，環境因子，遺伝的因子など複数の要因が関与する疾患の診断には有効であり，IoT（Internet of Things）にも通じる新しいアプローチであろう。この検査アルゴリズムの構築には，機械学習などといった情報処理技術の取り込みも必要となる。

謝辞

臨床研究に協力された信州大学医学部包括的がん治療学教室の小泉 知展 教授に謝意を表する。ここに記載した成果の一部は，平成27～28年度ふくしま医療福祉機器開発事業費補助金「唾液マーカーによる非侵襲・迅速・安価ながん兆候の検出技術の開発」，および平成28～30年度文部科学省科学研究費補助金基盤研究B「サイトカインコーディングとマイクロ粒子センサアレイによるがんの可視化」（課題番号：16H03166，代表：山口 昌樹）によって行われた。

文　献

1) V. S. P. K. S. A. Jayanthi, A. B. Das, U. Saxena, Recent advances in biosensor development for the detection of cancer biomarkers, *Biosens. Bioelectron.*, **91**, 15-23 (2017)
2) 笠倉新平，松島綱治 編著，サイトカイン・ケモカインのすべて，第3版改訂新版，㈱日本医学館，東京（2004）
3) C. L. Raison, L. Capuron, A. H. Miller, Cytokines sing the blues: inflammation and the pathogenesis of depression, *Trends Immunol.*, **27**（1），24-31（2006）
4) A. Steptoe, M. Hamer, Y. Chida, The effects of acute psychological stress on circulating inflammatory factors in humans: a review and meta-analysis, *Brain Behav. Immun.*,

21 (7), 901-12 (2007)
5) Y. N. Liu, X. B. Wang, T. Wang, C. Zhang, K. P. Zhang, X. Y. Zhi, W. Zhang, K. L. Sun, Macrophage Inhibitory Cytokine-1 as a Novel Diagnostic and Prognostic Biomarker in Stage I and II Nonsmall Cell Lung Cancer, *Chin. Med. J.*（Engl）, **129**（17）, 2026-2032（2016）
6) T. Ashizawa, R. Okada, Y. Suzuki, M. Takagi, T. Yamazaki, T. Sumi, T. Aoki, S. Ohnuma, T. Aoki, Clinical significance of interleukin-6 (IL-6) in the spread of gastric cancer: role of IL-6 as a prognostic factor, *Gastric Cancer*, **8**（2）, 124-31（2005）
7) C. DeCotiis, Y. Hu, A. K. Greenberg *et al.*, Inflammatory cytokines and non-small cell lung cancer in a CT-scan screening cohort: Background review of the literature, *Cancer Biomark.*, **16**, 219-233（2016）
8) 柴山史朗, 新規がん免疫治療薬抗PD-1抗体ニボルマブの研究開発, ファルマシア, **52**（4）, 322-326（2016）
9) 清水哲男, 肺癌治療における免疫療法の展望。日大医誌, **75**（4）, 161-163（2016）
10) 登 勉, コンパニオン診断薬：個別化医療における意義と将来展望。Gout and Nucleic Acid Metabolism, **36**（2）, 79-85（2012）
11) 吉田 洋, 全身疾患の口腔液スクリーニング実用化の可能性, 歯科医学, **63**（1）, 64-71（2000）
12) 山口昌樹, 高井規安, 唾液は語る, 工業調査会, 東京（1999）
13) 山口昌樹, 花輪尚子, 唾液による生体情報計測, Bio Industry, **24**（10）, 15-19（2007）
14) 山口昌樹, 唾液バイオマーカーはストレスを発信する, ストレス科学, **29**（4）, 355-365（2015）
15) M. Schapher, O. Wendler, M. Gröschl, Salivary cytokines in cell proliferation and cancer, *Clin. Chim. Acta*, **412**（19-20）, 1740-1748（2011）
16) S. Williamson, C. Munro, R. Pickler, M. J. Grap, R. K. Elswick Jr., Comparison of biomarkers in blood and saliva in healthy adults, *Nurs Res. Pract.*, **2012**, 246178（2012）
17) A. Idris, N. B. Ghazali, D. Koh, Interleukin 1β-A Potential Salivary Biomarker for Cancer Progression? *Biomark. Cancer*, **7**, 25-29（2015）
18) M. E. Arellano-Garcia, S. Hu, J. Wang, B. Henson, H. Zhou, D. Chia, D. T. Wong, Multiplexed immunobead-based assay for detection of oral cancer protein biomarkers in saliva, *Oral Dis.*, **14**（8）, 705-712（2008）
19) S. J. Leishman, G. J. Seymour, P. J. Ford, Local and systemic inflammatory responses to experimentally induced gingivitis, *Dis. Markers*, **35**（5）, 543-549（2013）
20) N. Rathnayake, S. Akerman, B. Klinge, N. Lundegren, H. Jansson, Y. Tryselius, T. Sorsa, A. Gustafsson, Salivary biomarkers for detection of systemic diseases, *PLoS One*, **8**（4）, e61356（2013）
21) S. Prasad, A. K. Tyagi, B. B. Aggarwal, Detection of inflammatory biomarkers in saliva and urine: Potential in diagnosis, prevention, and treatment for chronic diseases, *Exp. Biol. Med.*（Maywood）, **241**（8）, 783-799（2016）
22) D. H. Wilson, D. M. Rissin, C. W. Kan, D. R. Fournier, T. Piech, T. G. Campbell, R.

E. Meyer, M. W., Fishburn C. Cabrera, P. P. Patel, E. Frew, Y. Chen, L. Chang, E. P. Ferrell, V. von Einem, W. McGuigan, M. Reinhardt, H. Sayer, C. Vielsack, D. C. Duffy, The Simoa HD-1 Analyzer, A Novel Fully Automated Digital Immunoassay Analyzer with Single-Molecule Sensitivity and Multiplexing, *J. Lab. Autom.*, **215**, 33-547(2016)

23) S. Okamura, T. Koizumi, Y. Nakayama, V. Shetty, M. Yamaguchi, Clinical Utility of Blood Cytokine Panels for Colon Cancer, IEEE Healthcare Innovation Point-Of-Care Technologies Conference (HI-POCT 17), **026** (2017)

24) T. Koizumi, V. Shetty, M. Yamaguchi, Salivary Cytokine Panel Indicative of Non-small Cell Lung Cancer, *J. Int. Med. Res.*, **46**, 13 (2018)

第2章 血清高感度肺がんバイオマーカーの現状と展望

高野　淳*

1 背景

日本では年間77,000人が肺がんと診断される。手術が行われた患者全体の5年生存率は約70%で、早期である程、その後の生存率は高い。肺がんは約60%が手術不可能な進行期肺がんで発見され手術が行えず、化学療法、放射線で治療されるが、生存率は低く、治癒は期待できない（5年生存率：pStage ⅠA期86.8%、ⅠB期73.9%、ⅡA期61.6%、ⅡB期49.8%、ⅢA期40.9%、ⅢB期27.8%、Ⅳ期27.9%、図1)[1]。NIHのデータによると肺がんをstage Ⅰ、Ⅱの段階で発見できれば、生存率が現在の16%から53%にまで上がるとされる。そのため、肺がんの治癒には、手術が行える早期の段階で肺がんを発見することが最も重要で、治療成績の向上に

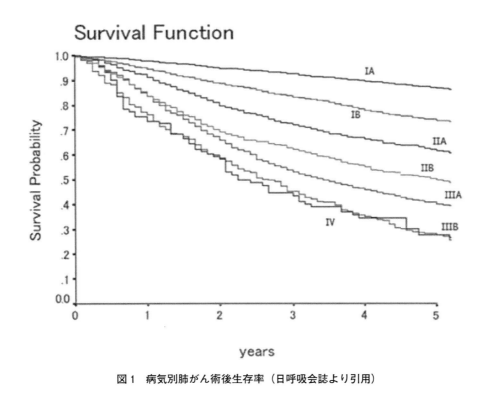

図1　病気別肺がん術後生存率（日呼吸会誌より引用）

---

*　Atsushi Takano　東京大学　医科学研究所附属病院　抗体ワクチンセンター　特任講師

寄与する。これまでも早期発見に対して，様々な試みがなされているが，十分な結果は得られていない。

　現在肺がんの検出に関しては，一般的には健診で胸部 X 線検査が行われ，異常陰影を疑われた場合に，CT 検査などを用いて精密検査し，診断がなされている。胸部 X 線の問題点として，死角になる部分が存在し中枢側の肺がんの検出は難しく，また，2 cm 未満の肺がんの 79％を検出できないともされ，現状では，CT 検査より早期発見にすぐれるとされる検査法はないと考えられている。ただ，CT 検査は胸部 X 線と比べて約 5 倍の感度があるが，被爆量は胸部レントゲンの 10～500 倍とされ，被爆が問題となる。そこで侵襲，患者負担が少なく，頻回に行える血液などの体液サンプルを使った診断に Liquid biopsy として注目が集まってきている。

2　腫瘍マーカー

　血液を用いて悪性腫瘍の診断に役立つ生体産物あるいは生体反応を検出する方法として，腫瘍マーカー検査がある。腫瘍マーカーとは，がん細胞がつくる物質，または，がん細胞に反応して正常細胞がつくる物質のことで，血液中や体液中に存在している。採血で収集するため容易に行え，負担が少なく，繰り返し行え Liquid biopsy の一手法として注目されている。CEA は 1965 年に発見され，ELISA 法で検出されるようになり，1974 年に診断キットとして使用可能になった。一方，CEA，NSE，proGRP などの腫瘍マーカー（表 1）は，特異性，感受性に問題があり，その利用は診断補助的なものとなっており，がんの早期発見のために単独で用いられることはない。ベイトらによると，腫瘍マーカーを用いた肺がん検出率は，対象集団の事前確率に影響されるため，一般集団を対象に感度と特異度の優れた腫瘍マーカーを検査しても肺がんの検出率は向上しないことが示されている[2]。また，EBM の手法による肺癌診療ガイドライン 2016 年度版（日本肺癌学会）においても，腫瘍マーカーは，"肺がん検出の目的として，最初に行うことは勧められない（グレード D）" とされているのが現状である。

　一方，Rafael Molina ら[3]は，肺がんが疑われた 3,144 名に対して，CEA，CYFRA21-1，

表 1　一般的な腫瘍マーカー

マーカー	感度
CEA	非小細胞肺がん 50％（腺癌 60％）
SLX（シアリル Lex-i 抗原）	非小細胞肺がん 45～50％
SCC	非小細胞肺がん 20～30％（扁平上皮癌 62％）
CYFRA21-1	非小細胞肺がん 41～65％（扁平上皮癌 60-80％）
ProGRP	小細胞肺がん 60～75％
NSE	小細胞肺がん 65～75％
CEA, CYFRA21-1, SCC, CA15.3, NSE, ProGRP	肺がんの感度，特異度は，全体で，88.5％，82％ 腫瘍径が 1 cm 未満の腫瘍では，感度，特異度は，43.8％，84.9％

第2章　血清高感度肺がんバイオマーカーの現状と展望

SCC，CA15.3，NSE，ProGRP の6つの腫瘍マーカーを測定し，組み合わせた際の診断精度を検討した。肺がんの感度，特異度は，全体で，88.5％，82％であり，腫瘍径が3 cm 以上の腫瘍では，感度，特異度は，87.7％，92.5％，腫瘍径が1～3 cm の腫瘍では，感度，特異度は，71.1％，82.1％，腫瘍径が1 cm 未満の腫瘍では，感度，特異度は，43.8％，84.9％と1 cm 未満の早期肺がんの検出は，困難であった。

最近の検討では（表2），非小細胞肺がん診断用の新たなバイオマーカー候補として IDH1 が同定された。2007～2011年に Cancer Institute and Hospital of the Chinese Academy of Medical Sciences に登録済みで過去3年間にがんの診断や治療を受けていない非小細胞肺がん患者943人と健常対照者479人から血液サンプルを採取して，血中 IDH1，CEA，Cyfra21-1，および CA125 を測定した。IDH1 の中央値は，健常被験者に対して肺腺がん患者が2.7倍，扁平上皮がん患者が2.2倍であった。肺がん患者の血中における IDH1 検出の感度は76％，特異度は77％であった。更に IDH1 と既存マーカー CEA，Cyfra21-1，CA125 の組合せ検出を実施した場合は感度が86％に向上した[4]。IDH1 は，早期診断につながる強力なバイオマーカーとして有望であるともされたが，臨床応用には至っていない。

＜腫瘍マーカーによる早期発見における問題点＞

早期の肺がんが発見できない理由としては，これまでの手法では，小さながんから発するシグナル（がんが発症したことで起きた変化）を検出できなかったことによるとも考えられる。ELISA，CT 検査などでは，腫瘍がある大きさになった時にはじめて検出が可能となる。これまでの方法では同定できなかったがんに特異的なわずかな異常や微小ながん細胞からのシグナ

表2　新たなバイオマーカー候補

検査法	マーカー	備考
ELISA	IDH1	感度76％，特異度77％
高感度 ELISA	29種類のマーカー感度95％，特異度93％で stage I/II の膵がん患者を検出	ELISA の100～1000倍の高感度
Bioplex	EGF，sCD26，Calprotectin，CEA の4種類のマーカー	ステージ I の非小細胞肺がんの94.7％を検出
自己抗体	p53抗体	診断オッズ比＝7.8
自己抗体	Annexin-I & II	陽性率37～40％
自己抗体	DKK1	stage I 非小細胞肺がん感度64.3％
自己抗体	SOX2，CK18，villin1	
糖鎖	GlcNAcylated alpha-1-antichymotrypsin：早期肺がん	90.9% sensitivity at a specificity of 86.2%
miRNA（Exosome）	血液1滴より13種類のがん（肺がんを含む）の診断可能	国立がんセンター　落合ら
miRNA（Exosome）	miR-378a，miR-379，miR-139-5p and miR-200b-5p，肺腺がんのスクリーニング	97.5% sensitivity，72.0% specificity
cfDNA	コバス®EGFR 変異検出キット	EGFR-TKI のコンパニオン診断薬として承認済み

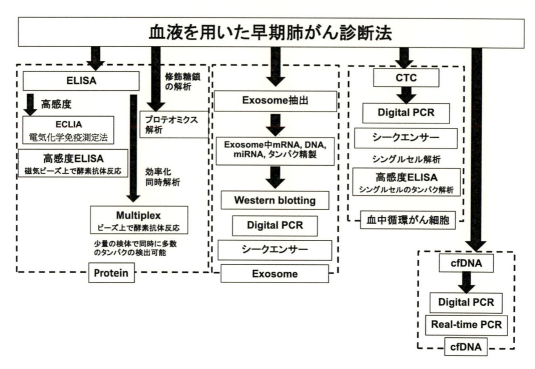

図2　バイオマーカー探索の流れ

ルの検出は，コンピューターの進歩に伴った最新機器，新たな概念や様々な手法で試みられている。以下，それぞれの手法について説明する。血液を用いた早期診断法については，血液中のタンパク（抗体を含む），Exosome，循環 DNA（cfDNA），循環がん細胞など様々なアプローチでの検出が試みられている（図2）。

3　血中タンパクの検出

3.1　高感度 ELISA（Enzyme-Linked Immuno Sorbent Assay）

　ELISA 法は，試料溶液中に含まれる目的の抗原を，特異抗体で捕捉し酵素反応を用いて定量する方法であり，一般的には固相化した抗体で捉えた抗原を別の標識した抗体で酵素反応を用いて検出するサンドイッチ法が特異性も高いため好んで用いられている。1970年代に開発され，これまで様々な腫瘍マーカーとして臨床応用されている（表1）。ELISA 法の感度を高め，これまで検出できなかったマーカーの検出が試みられてきた。ECLIA（electro chemiluminescence immunoassay）法は，酵素反応にかえて抗原・抗体反応により発生した電気化学連続発光を検出することにより目的とする物質を高感度に測定，定量する。最適な感度で測光し，微量な物質の測定も可能となっている。更に，半導体製造技術を応用して，酵素抗体反応を微小な空間で行わせ，そのシグナルを検出し，高感度な検出が可能となった。これはデジタル ELISA とも呼ば

第2章 血清高感度肺がんバイオマーカーの現状と展望

れ,標的タンパク質が結合した磁気ビーズを21万以上の50フェムトリットル (fL) サイズの微小ウェルに個別に分配し,酵素抗体反応を行い,そのビーズをデジタルカウントする (Simoa HD-1システム等) システムとして開発された。その測定結果からアルゴリズムにより濃度が算出される。がんに対する免疫反応の開始において主要な役割を担っているIL-12 (p70) のがん患者血漿中の濃度がこのデジタルELISAで測定された。これまでのELISAでは検出限界は,4.9 pg/mLとされているが,免疫療法中のがん患者血漿において,0.08 pg/mLの低濃度までIL-12 (p70) を検出しえた[5]。一般的にはこれまでのELISAの100～1,000倍の高感度であるとされる。これまで微量で検出できなかったタンパクを検出できれば,バイオマーカーとして有望であり,早期診断マーカーとしての有用性が期待されるが,現時点では,早期肺がんにおいての有用性は未知数である。

3.2 Multiplex assay

2種類の蛍光色素でラベルしたビーズ上で酵素抗体反応を行い,フローサイトメトリーを用いてそれぞれのビーズを色素が含まれている割合で識別することで,最少15 μLの血清で最大100種類のタンパクの血液濃度を,1回の検討で測定することが可能である。また,3種類の蛍光色素を用いた場合には,別の光源を介して最大500種類ものタンパクの血清濃度が識別可能となる。この手法を用いることで,多数の患者からの少量の血清で同時に大量にマーカーの有用性を検討することが可能である。現状では,サイトカイン,免疫グロブリンやGrowth Factor関連の測定キットは販売されているが,それ以外のタンパクを検出する場合,それぞれの抗体を用いたアッセイ系の構築が必要となってくる。EGF, sCD26, Calprotectin, CEAの4種類のマーカーを組み合わせてステージIの非小細胞肺がんの94.7%を検出しえたとの報告[6]もあり,有望なマーカーを組み合わせることでより効果的な検出も可能となり得る。マーカーを組み合わせた早期肺がんの検出には,このMultiplex assayは有用性を発揮するものと考えられる。

3.3 自己抗体

がん患者血清中に検出されるがん抗原に対する抗体は,有望な診断マーカーとして,以前から研究されている。自己抗体の特徴として,①現在の技術では検出が難しい抗原の存在が検出可能,②抗体反応さえあれば,初期の微小な病変の検出が可能(初期病変の検出の5年以上前から検出できるとの報告もある。)とされ,がんの早期診断に有用である可能性が高い。これまで最もよく検討されているのはp53に対する自己抗体である。現在,血清中のp53抗体の測定は食道がん・大腸がん及び乳がんの診断の補助に保険適応となっている。島田ら[7]は,血清p53抗体をELISAキットで測定し,健常者205名の95%が分布する値から1.3 U/mLを基準値として,がん患者1,085例の陽性率は20.5%であった。健常人の陽性率は1%程度であるのに対し,肺がんでは10～20%の陽性率であるとされる。ただ,IgG抗体であり,腎不全があると,IgGが排泄されず蓄積され,疑陽性になることもある。また,潰瘍性大腸炎,逆流性食道炎,潰瘍の

修復などの炎症反応において明らかに p53 のタンパクも変性するため，疑陽性となる場合がある。p53 抗体以外にも，がん精巣抗原である DKK1 に対する自己抗体[8]では，stage I の非小細胞肺がんの 64.3％ を検出しえたとされ，SOX2[9]，cytokeratin18（CK18）や villin1[10]に対する自己抗体など，自己抗体での肺がんの診断についても同定がすすんでおり，これらを組み合わせたパネル検査も含めて自己抗体の腫瘍マーカーとしての臨床応用の可能性が広がりつつある。一方，ELISA の手法ではなく，2D-PAGE-WB-MALDI-TOF MS/MS を用いて，Hanash らは，肺がん患者血清中に存在する自己抗体を検討し，肺腺がん患者血清中に 37～40％ の頻度で Annexin-I & II に対する自己抗体が存在することを報告しており，様々な手法で自己抗体が検出されている[11]。

3．4　糖鎖

血清中に存在するタンパクは細胞表面のタンパク質や，分泌タンパク質がほとんどであり，血液バイオマーカーとして対象となるが，そのほとんどがタンパクの安定化のためゴルジ体や小胞体で糖鎖修飾を受けて細胞外に存在している。タンパク質の糖鎖修飾は，がん細胞の転移や病原体の感染など様々な生理現象を制御しており，血清早期診断マーカーとしてタンパク質の糖鎖修飾に関する研究も進んでいる。がん細胞自身が直接あるいはがん細胞の影響で周辺の細胞が産生し，その量的もしくは質的な変動に着目した研究も進んでいる。肝臓がんの腫瘍マーカーである AFP-L3％ も糖鎖構造の変化を検出している。AFP は，1 本のアスパラギン結合型糖鎖を持っており，肝細胞がんでは，糖鎖還元末端に α1-6 結合でフコースという糖が付加される。フコースに親和性をもつレンズマメレクチン（LCA）との親和性の差を利用して検出される。がんによる変化をうけた糖鎖構造の違う AFP を AFP-L3 といい，総 AFP に対する AFP-L3 の割合を AFP-L3％ として表し，カットオフ値 10％ である。ただ，原発性肝細胞がんの腫瘍マーカーとして AFP-L3％ は，早期がんの場合，陽性率 17％ と感度が低い。肺がんにおいては，2 種類の lectins（AAL/AAGL and AAL2/AANL）を用いたプロテオミクス解析で，GlcNAcylated alpha-1-antichymotrypsin を用いて，Stage I 肺がん患者を健常者と 90.9％ sensitivity at a specificity of 86.2％ で鑑別できたとされている[12]。早期がん検出に有望な手法として期待されている。

4　血中 Exosome エクソソームの検出

細胞間クロストークのために体液（血液，尿など）に分泌される 30～120 nm の小胞で，DNA, mRNA, miRNA, タンパクを運搬する。

がん細胞は正常細胞よりも多くのエクソソームを血中に遊離している。上記の他の腫瘍マーカーは，がんが一定の大きさになり死滅したがん細胞の一部を血中で検出するものが多いが，エクソソームは，早期がんの段階からがん細胞から積極的に分泌され，血中でも安定しており，早

第 2 章　血清高感度肺がんバイオマーカーの現状と展望

期診断マーカーに適していると考えられる。がん細胞などで産生されるエクソソームは，細胞間コミュニケーションなどに関与し，浸潤，転移などに重要な役割を果たしていると言われており，エクソソームの情報から原発巣の姿を知ることも可能であると考えられ，診断だけでなく，治療選択にも有用となる可能性があるため，臨床応用が期待されている。肺がんの初期から高率に認められるがん特異的な変化を，血中エクソソームに含まれる mRNA，DNA で検出できれば，早期の診断マーカー，効果予測マーカーになり得る。エクソソームは，複数段階の超遠心分離などにより検出される。その中に含まれる核酸は，極めて微量であるが，微細なウェルに分配し PCR を行いネガティブウェルの反応の割合を測定し絶対数を定量することで，1 コピーからの検出が可能な Digital PCR を用いて，高感度な検出が可能となっている。これまでの報告では，エクソソーム中のマーカーとして，miRNA に着目した報告が多い。国立がんセンター落合ら[13]の報告では，血中のいくつかの miRNA の動態によりがんを検出し，その感度は 95％以上，特異度 90％とされている。乳がん，大腸がんの他に，肺がん診断においても有望とされ，早期診断ツールになり得ると考えられる。肺がんにおいては，miR-378a，miR-379，miR-139-5p and miR-200b-5p の 4 種類の miRNA を用いて，肺腺がんのスクリーニングを行い，97.5％ sensitivity，72.0％ specificity と報告されている[14]。

エクソソーム中の mRNA，DNA，タンパクについては，これまで報告が少ないものの，がん細胞から遊離したエクソソーム中に含まれ，がん細胞の情報を持ち合わせており，今後の進展が期待される。

5　血中循環細胞：CTC（Circulating Tumor cells）

原発巣より末梢血中に流れ出てきたがん細胞を抽出し，がん細胞中の微量な DNA，RNA を検出し，腫瘍の生物学的な情報を得ることが可能とされている。CTC は血液 10 mL 中に数個程度しか存在しないため，検出が困難であったが，EpCAM 抗体や独自の細胞チップにより，検出が可能となった。高精度で特異性の高い次世代シーケンス，遺伝子発現解析，シングルセル解析技術を用いて，採取した微量な DNA/RNA をシーケンスすることが可能となっており，がん患者の予後予測や治療効果判定に期待される（後述の 4 章を参照されたい）。

6　血中循環 DNA：cfDNA（Cell free DNA），ctDNA（Circulating tumor DNA）

多くは，血球系細胞の死滅に由来する DNA といわれており，健常人にも存在する。がんの発生後，免疫によるがん細胞破壊などにより，がん細胞のゲノム DNA が血中に漏出してくる。その漏出した DNA が血液循環腫瘍 DNA であり，がんに特異的な遺伝子変異を検出することによって早期診断マーカーとしての検討が進んでいる。ただ，実臨床においては cfDNA 濃度が，

変異検出に必要な適量を下回るような状況がある。したがって，診断ツールや微小残存病変の検出法としてcfDNAを使用するには，特異的なマーカーと高感度な分析技術が必要である。現在，肺がんにおいては，EGFR遺伝子変異の検出などについて報告され，現在，Cobas EGFR Mutation Test v2として，患者の血液サンプルから検出された特定のEGFR遺伝子変異の存在を確認し，EGFR-TKIによる治療が有効な患者を選択する際のコンパニオン診断薬として承認されている。cfDNAについては，EGFR変異遺伝子以外の新規のがん特異的遺伝子については，報告が少ないが早期診断マーカーとして期待されている。

文　　　献

1) 2004年肺癌外科切除例の全国集計に関する報告 肺癌登録合同委員会，澤端章好，藤井義敬，淺村尚生ほか，日呼吸会誌，**49**（4），327-343（2011）
2) SE. Bates, Clinical applications of serum tumor markers, *Ann. Intern. Med.*, **115**（8），623-38（1991）
3) R. Molina, RM. Marrades, JM. Augé *et al.*, Assessment of a Combined Panel of Six Serum Tumor Markers for Lung Cancer, *Am. J. Respir. Crit. Care Med.*, **193**（4），427-37（2016）
4) Nan Sun, Zhaoli Chen, Fengwei Tan *et al.*, Isocitrate Dehydrogenase 1 Is a Novel Plasma Biomarker for the Diagnosis of Non-Small Cell Lung Cancer, *Clin. Cancer Res.*, **19**（18），5136-45（2013）
5) V. Gupta, N. Kalia, M. Yadav *et al.*, Optimization and qualification of the single molecule array digital immunoassay for IL-12（p70）in plasma of cancer patients, *Bioanalysis*, **10**, 1413-1425（2018）
6) ［新しい検査法］，モダンメディア，**54**（8），233（2008）
7) S. Blanco-Prieto, L. De Chiara, M. Rodríguez-Girondo *et al.*, Highly Sensitive Marker Panel for Guidance in Lung Cancer Rapid Diagnostic Units, *Scientific Reports*, **7**, 1151（2017）
8) X. Yao, H. Jiang, C. Zhang *et al.*, Dickkopf-1 autoantibody is a novel serological biomarker for non-small cell lung cancer, *Biomarkers*, **15**（2），128-34（2010）
9) P. Maddison, A. Thorpe, P. Silcocks, Autoimmunity to SOX2, clinical phenotype and survival in patients with small-cell lung cancer, *Lung Cancer*, **70**（3），335-9（2010）
10) R. Nagashio, Y. Sato , S. X. Jiang *et al.*, Detection of tumor-specific autoantibodies in sera of patients with lung cancer, *Lung Cancer*, **62**, 364-373（2008）
11) Franck M. Brichory, David E. Misek, Anne-Marie Yim, An immune response manifested by the common occurrence of annexins I and II autoantibodies and high circulating levels of IL-6 in lung cancer, *Proc. Natl. Acad. Sci. USA*, **98**（17），9824-

9829 (2001)
12) Y. Jin, J. Wang, X. Ye *et al.*, Identification of GlcNAcylated alpha-1-antichymotrypsin as an early biomarker in human non-small-cell lung cancer by quantitative proteomic analysis with two lectins, *Br. J. Cancer*, **114** (5), 532-44 (2016)
13) ドクターサロン, **62** 巻6月号 (5. 2018)
14) R. Cazzoli, F. Buttitta, M. Di Nicola *et al.*, microRNAs derived from circulating exosomes as noninvasive biomarkers for screening and diagnosing lung cancer, *J. Thorac. Oncol.*, **8** (9), 1156-1162 (2013)

第3章 マイクロビーズ技術を用いた肺がん検診ツールのイノベーションと臨床応用

永坂岳司*

1 はじめに

　がん検診の有効性を評価するための指標は言うまでもなく死亡率減少効果であろう。例えば，大腸がん検診では，便潜血反応検査により明らかな死亡率減少効果が認められている[1]。もちろん，S状結腸内視鏡検査や全大腸内視鏡検査，注腸X線検査も死亡率減少効果を示すが，検査に伴う不利益が無視できないため，集団として実施するには勧められないとされている[2]。

　一方，肺がん検診では，非高危険群に対しては胸部X線検査，高危険群に対しては胸部X線検査と喀痰細胞診併用法が推奨さているが，これら検査が死亡率減少効果を十分示す証拠は認められていないのが現状である[3]。

　米国では55～74歳の高危険群を対象としたランダム化比較試験（NLST；National Lung Screening Trial）の結果，低線量CTによる肺がん検診により肺がん死亡を減少させることが示され，2013年にはThe US Preventive Services Task Force（USPSTF）が，危険群に対する低線量CTによる肺がん検診を推奨した[4]。

　本邦でも同様の対象者に同様の検診を提供することにより，受診者を肺がんから救命できる可能性が十分に期待されるが，偽陽性率が高いこと，過剰診断が生じること，精密検査の過程で死亡を含む重篤な合併症をきたすことなどの不利益に対し十分注意が必要である。

　また，低線量CTによる肺がん検診では，通常線量と比較して病変の検出率の低下をきたさない画質を担保できる低線量でのCT撮影を行う。これにより得られた画像を正しく判断するためには，一定以上の技能・実績・能力を備えた放射線技師，読影医，およびこれら検診システムを支える適切な施設が必要である。

　したがって，本邦にて低線量CTによる肺がん検診を行った場合もNLSTと同様の結果を得ることができるかどうかは明らかではないことを理解する必要がある。

　胸部X線検査，喀痰細胞診，低線量CTによる肺がん検診，これらすべてに共通する解決すべき問題点として，得られた画像の読影診断や細胞診を一定以上のクオリティーを持って行うことのできる技能・実績・能力を備えた放射線技師，読影医，臨床検査技師，病理医およびこれら検診システムを支える施設を全国に均てん化する必要がある。また，それら設備を整えたとして

---

* Takeshi Nagasaka　川崎医科大学　臨床腫瘍学　准教授；川崎医科大学附属病院　臨床腫瘍科／遺伝診療部　副部長

第 3 章　マイクロビーズ技術を用いた肺がん検診ツールのイノベーションと臨床応用

も，判断を人が行う以上，やはり結果にばらつきが生じることは否めない。

　大規模に行う非侵襲的がんスクリーニング法で唯一，がん死亡率減少効果を認めている便潜血反応検査の成功について考えてみる必要がある。便潜血反応検査は出血の有無を機械的に感知する。このため，判定に人の判定を必要しない。これは非常に重要である。判定に術練度といったヒューマンエラーを省くことができ，かつ，均てん化の際にマンパワーを必要としない。このため，たとえ，早期がんや前がん病変への感度が低くてもその低侵襲性・利便性・再現性から，大腸がん検診において十分ながん死亡率減少効果を示すことができているものと考えられる。現在，便潜血反応検査の弱点を解決する方法として，がん細胞に特異的に認められる遺伝子変異を便から検出する方法の開発が行われており，コストや検出手技の煩雑さはあるが，便潜血反応検査よりも高感度に大腸がんや大腸腺腫を検出可能であることが米国の多施設共同大規模試験にて示されている[5]。肺がんスクリーニングに関しては，喀痰内に認めるとされる肺がん細胞由来DNAを検出することによって，大腸がんと同様に，非侵襲的に肺がんを早期発見できないかという試行錯誤が行われている[6]。

2　Biomarker

　筆者は，高精度非侵襲的がんスクリーニングのバイオマーカーとして，エピジェネティック変異の中で最もよく知られているDNA（CpGのC［シトシン］）のメチル化に注目し，このメチル化DNAを高感度に検出を行う技術（High-Sensitive Assay for Bisulfite DNA；Hi-SA）の開発を行い，便中の消化器がん由来DNAに認められるメチル化DNAの検出を行い報告した[7]。

　エピジェネティック変異とは，DNA塩基配列の変化を伴わない細胞分裂後も継承される遺伝子発現の変異を意味する。哺乳類細胞では，DNAのメチル化とは，遺伝子上のC（シトシン）→G（グアニン）配列（CpG）のシトシンの5'位にメチル基が付加されることを指す。もし，2つの塩基配列がランダムに出現すると仮定すると，A（アデニン），C（シトシン），G（グアニン），T（チミン）の4塩基によって構成される2つの塩基配列は，4X4＝16通りとなる（AA, AC, AG, AT, CA, CC, CG, CT, GA, GC, GG, GT, TA, TC, TG, TT）。それら2塩基の配列が均等に出現するとしたら，その1つの配列の出現率は1/16＝0.0625（6.3％）となる。しかしながら，非常に興味深いことに，CpGは，ある領域では，この6.3％以上の頻度で出現することが認められ，このCpGが高頻度に出現する領域はCpGアイランド（CpG island；CGI）と呼ばれている（長さはおよそ300から3,000塩基対）。哺乳類の遺伝子のうち40％近くが，プロモーター内部もしくはその近傍にCGIを含んでいるとされ，ヒトの遺伝子のプロモーターでは約70％と見積もられている。その一方で，CGIではないゲノム領域でのCpG出現率は1％以下となっており，CpG suppression（抑制）と言われている。このCGI以外に散在するCpGのC（シトシン）はメチル化された状態で存在する。ところが，CGIのCpGのC（シトシン）はメチル化されていたりされていなかったりする。これらCpGのC（シトシン）のメ

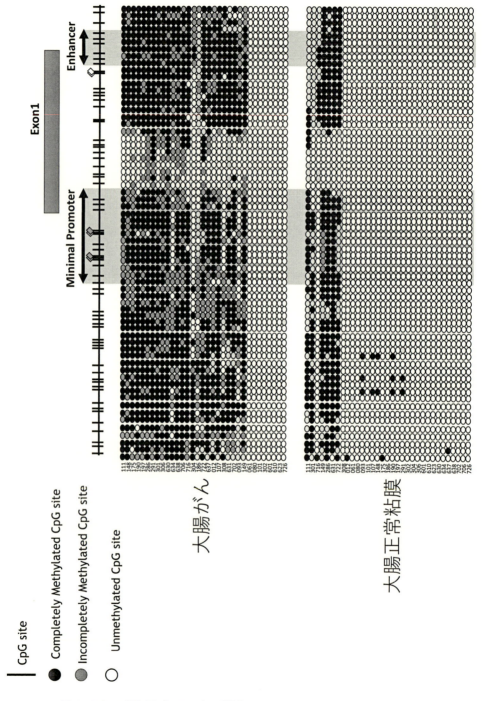

図1 *MGMT* 遺伝子プロモーター領域 CpG Island のメチル化 CpG status
大腸がん組織由来の DNA と大腸正常粘膜から得られた DNA をバイサルファイト処理を行い，サンガーシーケンスにて各 CpG サイトのメチル化の有無を確認した結果を示す．番号は症例番号を表す（文献9から改変）．

第 3 章　マイクロビーズ技術を用いた肺がん検診ツールのイノベーションと臨床応用

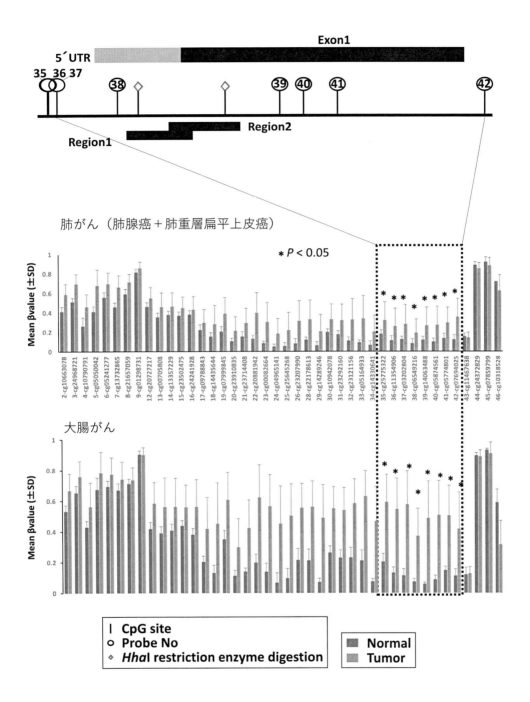

図 2　TCGA（The Cancer genome Atlas）サイトから利用できる Methylation Microarray データを用いた *SFRP2* 遺伝子プロモーター領域 CpG Island のメチル化 CpG status

肺がんに関しては，肺がん組織（腺癌＋扁平上皮癌）805 例のデータと正常肺組織 73 例のデータを解析．大腸がんは 295 例の大腸がん組織と 38 例の正常大腸組織の解析データを引用し解析を行った．Region 1/2 は本研究で解析を行っている領域[7]．

チル化はゲノム内のどこでも重要というわけではなく，CGI の C（シトシン）のメチル化状態が重要と考えられている。特に CGI が遺伝子プロモーター領域にある場合，CGI はその遺伝子の発現スイッチとして働くこととして知られる。一般的に，CGI をプロモーター領域に認める遺伝子が発現している状態では，その CGI の C（シトシン）はメチル化されていないことが多い。反対に，CGI をプロモーター領域に認める遺伝子が翻訳サイレンシングされている状態では，その CGI の C（シトシン）はメチル化されていることが多い（以下，CGI の CpG の C［シトシン］の高頻度メチル化状態を，単に［CGI のメチル化］と記す）。

腫瘍細胞では，メチル化されていないはずのがん抑制遺伝子（TSG）のプロモーター領域CGI がメチル化された状態として存在することになり，その結果，その TSG の発現が抑制される。この DNA メチル化による TSG の発現抑制は，近年，体細胞遺伝子突然変異と並ぶ，重要な発がん機構として認知されている[8]。この CGI のメチル化は発がん過程のかなり早期から認められる変化であり，腫瘍・がんの検出用バイオマーカーとして考えた場合，遺伝子突然変異よりもより早期のがんを，そして，より少ないマーカー数で高感度にがんを検出しやすい特性を持つことが推測される。

例えば，TSG と同様の働きを示すことにより発がんに寄与すると考えられている *MGMT* や *SFRP2* 遺伝子の CGI のメチル化の特徴は，がんの進展に従い，その CGI 全域にメチル化が広がるという特徴を示す（図 1）[7, 9]。また，遺伝子によるが，その CGI のメチル化ががんの 70～90％ と高頻度に認められる場合がある[7, 10]。これら特性により，例えば，大腸がんをスクリーニングする場合，大腸がんに高頻度に認められるメチル化異常を示す TSG をバイオマーカーにすれば，数種類の TSG プロモーターCGI のメチル化 CpG を検出するだけで大腸がんを 100％ 近く検出することが可能となると推定される[11]。この仮説は肺がんにおいても同様に成り立つものと考えている。そして，筆者は，例えば adenocarcinoma であれば，胃や大腸，肺といった組織を超えて，adenocarcinoma ならば共通にメチル化を認める領域があると考え，その領域の検討を行い，肺がんだけでなく，胃がんや大腸がんをも検出可能なバイオマーカーとして選別，設定している（図 2）。

3　腫瘍特異的メチル化 CpG の描出と検出技術の精確性

筆者が開発を行い，現在のスクリーニング施術の根底としている Hi-SA のシェーマを示す（図 3）[7]。4 遺伝子のプロモーター領域の 2 箇所（合計 8 箇所）を PCR にて増幅を行い制限酵素処理により，喀痰からメチル化の有無の判定を行った具体例を示す（図 4）。喀痰内に含まれる微量な Free 核酸を増幅するため，増幅にばらつきを認めるが，解析回数を増やすことにより増幅やメチル化の有無の再現性は向上する。特に，興味深い傾向としては，メチル化を実際に強く認め，何度解析してもメチル化を認められる場合と，メチル化の出現の再現性が不安定な場合を認められることがある。このメチル化の出現の再現性の不安定性（ばらつき）に対しては，解析

第 3 章　マイクロビーズ技術を用いた肺がん検診ツールのイノベーションと臨床応用

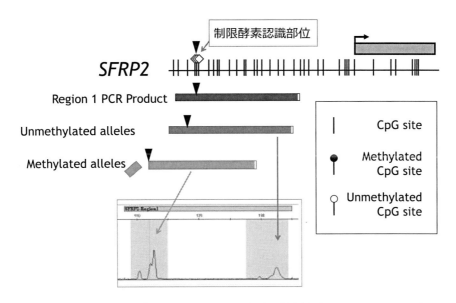

図 3　SFRP2 遺伝子プロモーター Region 1 領域の設定例（Conventional Hi-SA）
制限酵素認識部位でメチル化 CpG ならば切断され，非メチル化ならば切断されない。よって，PCR フラグメントの泳動を行い，PCR フラグメントの長さにより，制限酵素認識部位の CpG サイトのメチル化の有無の判定を行う。

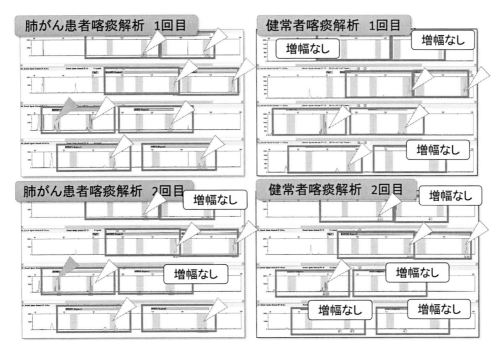

図 4　喀痰を用いた Conventional Hi-SA によるメチル化解析例
白三角矢印は非メチル化 PCR フラグメントを，赤三角矢印はメチル化 PCR フラグメントを示す。

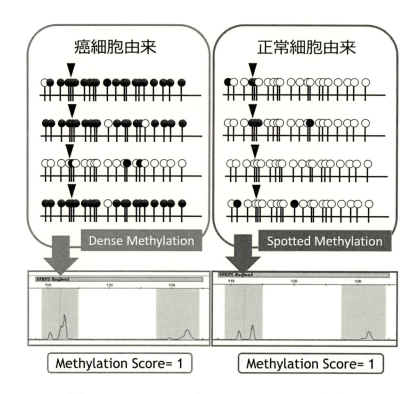

図5　Dense Methylation と Spotted Methylation の模式図
黒矢印は制限酵素認識部位を示す。黒丸はメチル化 CpG，白丸は非メチル化 CpG サイトを表す。

数を増していくと，このばらつきは安定する。この様な現象は図5に示すように Dense または Spotted Methylation の状態を表していると推測している。Spotted Methylation の状態なら，数回に1度，メチル化を検出するのに対し，Dense Methylation の状態では，常にメチル化を検出することが推定される。このような場合，次世代シーケンサーの Depths の概念を導入することにより，Dense Methylation と Spotted Methylation の差を検出するシステムを開発することができると考えている。また，PCR 産物内の CpG サイトすべてのメチル化 status を検出することによっても，Dense と Spotted の差を検出することが可能となる。

4　マイクロビーズ技術による検出方法

上述の Hi-SA 検出法の弱点を補う形で，一度に多数の CpG サイトのメチル化の有無を検出する技術として，マイクロビーズを用いた，Luminex テクノロジー（xMAP®）を用いた多項目同時測定システムによる検出を試みた（図6，基本原理は以下を参照願いたい：https://www.thermofisher.com/jp/en/home/life-science/protein-biology/protein-assays-analysis/luminex-multiplex-assays/procartaplex-immunoassays.html）。

第3章　マイクロビーズ技術を用いた肺がん検診ツールのイノベーションと臨床応用

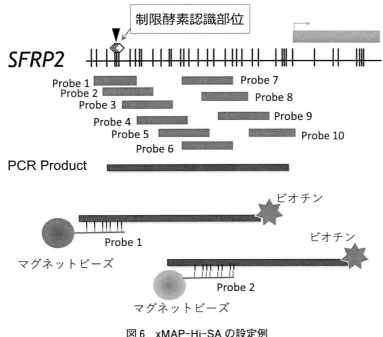

図6　xMAP-Hi-SAの設定例
SFRP2 Region 1 の Probe 設定例を示す。

4遺伝子のプロモーター領域の2箇所（合計8箇所）のPCRにて増幅される76 CpGサイトのメチル化statusを詳細に検討するために52 probeを設計，最適化を行った。

5　喀痰中肺がん由来メチル化CpGの検出

合計209例の喀痰（肺がん患者＝141例，肺がん非担がん者＝68例）の解析を行った結果を示す。全く同じ喀痰検体を用い，以下の2つの方法を用いて検証を行なった。

① 図3および図4にて示した，以前から行っている制限酵素を用いメチル化を検出するHi-SA法（Conventional Hi-SA）
② 図6にて示した，Luminexテクノロジー（xMAP®）を用いた多項目同時測定システムによる検出（xMAP Hi-SA）

Conventional Hi-SAにおいては，1回の測定によるMethylation Scoreは0～8の値を示す。今回の検証では，1喀痰試料につき2回解析を行い，加算を行った。このため，Methylation Scoreは［0～8］x2＝［0～16］の値を得ることになる。結果を図7に示す。
次に，全く同じ喀痰試料からPCR増幅を行い，xMAP Hi-SAを用い解析を行った。Conventional Hi-SAのReceiver Operating Characteristic（ROC）曲線を示す。（図7）。

早期発見・予防に向けた次世代がん検査技術の最前線

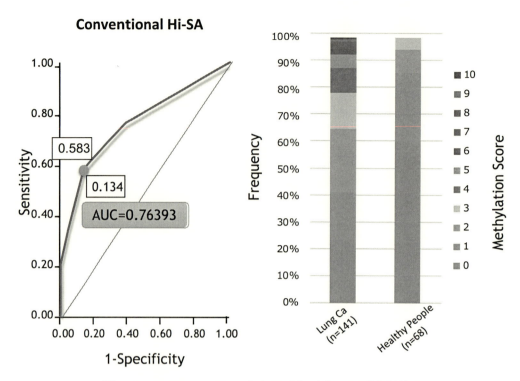

図7　Conventional Hi-SA による 209 例の喀痰メチル化解析結果
　肺がん患者（Lung Ca）と非肺がん被験者（Healthy People）由来喀痰から得られた DNA を Conventional Hi-SA にて解析を2回行った。その Receiver Operating Characteristic（ROC）曲線と Methylation Score（0-16）の分布を示す。

　また，本稿では，具体的な結果を示すことができないが，xMAP Hi-SA にて全く同じ検体を用い解析を行ったところ，驚くべきことにというか，図5にて推察を行ったように，腫瘍特異的メチル化 CpG サイトの測定数を増やすことにより，その検出感度・特異度は飛躍的に向上することが示され，喀痰を用いた本非侵襲的スクリーニング方法を xMAP Hi-SA にて行うと，肺がん患者に対する感度を85％，肺がんを認めない被験者において91％の特異度を示した（Area under the curve：AUC＝0.9 以上）。なお，この xMAP Hi-SA による驚異的な結果は，全く別の喀痰コホートにおいても同様の検出精度を示すことを確認している（data not shown）。

6　最後に

　大腸がん検診では，便潜血反応検査や Cologuard®（B-actin, *KRAS, BMP3, NDRG4*, fecal hemoglobin を組み合わせたアッセイ）等の非侵襲的検査が行われているが，早期がんや前がん病変に対し感度は報告により様々であり，コスト面も含めて改善の余地を残す。肺がん検診のプラットフォームは，胸部 X 線検査/喀痰細胞診/低線量 CT 等あるが，それらを判断するマン

第 3 章　マイクロビーズ技術を用いた肺がん検診ツールのイノベーションと臨床応用

パワーが足りないことや，判断を人が行うために結果にばらつきが生じる。わが国では，国立がん研究センターが中心となり，血中のマイクロ RNA をバイオマーカーにした，乳癌や大腸癌など 13 種類のがんを 1 回の採血で発見できる次世代診断システムの開発プロジェクトを行っている。しかしながら，国内外の研究において，メチル化 DNA 検出を軸に，肺がんや消化器がんを同じプラットフォームで非侵襲的がんスクリーニングシステムを構築している研究はない。今回提示したように，適切なバイオマーカーの選別と検出技術の構築は，がんスクリーニングを根本的に変える可能性を持つことが示された。また，検査対象試料の性格から，採取のために病院等へ出向する必要はなく誰でも容易に地域差なく享受することができるため，非侵襲的がんスクリーニングシステムの構築は，日本国民のみならず，人類においても，非常に重要であろう。

文　　献

1) A. Shaukat, KP. Lehenbauer, Screening for Colorectal Neoplasia, *N. Engl. J. Med.*, **376** (16), 1599 (2017)
2) 有効性評価に基づく大腸がん検診ガイドライン
3) 有効性評価に基づく肺がん検診ガイドライン
4) LL. Humphrey, M. Deffebach, M. Pappas, C. Baumann, K. Artis, JP. Mitchell *et al.*, Screening for lung cancer with low-dose computed tomography, a systematic review to update the US Preventive services task force recommendation, *Ann. Intern. Med.*, **159** (6), 411-20 (2013)
5) TF. Imperiale, DF. Ransohoff, SH. Itzkowitz, Multitarget stool DNA testing for colorectal-cancer screening, *N. Engl. J. Med.*, **371** (2), 187-8 (2014)
6) A. Hulbert, I. Jusue-Torres, A. Stark, C. Chen, K. Rodgers, B. Lee *et al.*, Early Detection of Lung Cancer Using DNA Promoter Hypermethylation in Plasma and Sputum, *Clin. Cancer Res.*, **23** (8), 1998-2005 (2017)
7) T. Nagasaka, N. Tanaka, HM. Cullings, DS. Sun, H. Sasamoto, U T. chida *et al.*, Analysis of fecal DNA methylation to detect gastrointestinal neoplasia, *J. Natl. Cancer Inst.*, **101** (18), 1244-58 (2009)
8) T. Ushijima, Detection and interpretation of altered methylation patterns in cancer cells, *Nat. Rev. Cancer*, **5** (3), 223-31 (2005)
9) T. Nagasaka, A. Goel, K. Notohara, T. Takahata, H. Sasamoto, T. Uchida *et al.*, Methylation pattern of the O6-methylguanine-DNA methyltransferase gene in colon during progressive colorectal tumorigenesis, *Int. J. Cancer*, **122** (11), 2429-36 (2008)
10) HM. Muller, M. Oberwalder, H. Fiegl, M. Morandell, G. Goebel, M. Zitt *et al.*, Methylation changes in faecal DNA, a marker for colorectal cancer screening? *Lancet.*, **363** (9417), 1283-5 (2004)

11) T. Nagasaka, A. Goel, N. Matsubara, N. Tanaka, Detection of fecal DNA methylation for colorectal neoplasia, does it lead to an optimal screening test? *Acta Med. Okayama*, **60** (5), 249-56 (2006)

第4章 胸部悪性腫瘍における循環腫瘍細胞（CTC）の臨床的意義

米田和恵[*1], 田中文啓[*2]

1 はじめに

組織生検は悪性腫瘍の診断と治療に必須であるが，侵襲を伴い時に実施困難である。これに対して血液等の体液を採取して，これに含まれる腫瘍細胞や腫瘍細胞由来の遺伝子等を解析する"Liquid biopsy"が近年注目を集めている。このうち腫瘍細胞そのものの検出は，腫瘍細胞の形態学的定量的解析が可能であるのみならず，DNA以外にタンパクやRNAレベルでの分子生物

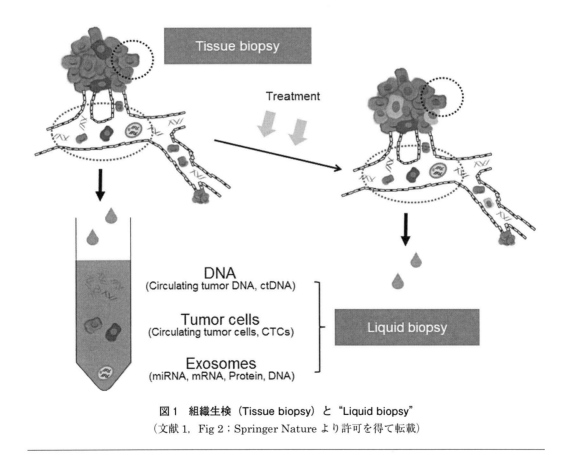

図1 組織生検（Tissue biopsy）と"Liquid biopsy"
（文献1, Fig 2；Springer Nature より許可を得て転載）

[*1] Kazue Yoneda　産業医科大学　医学部　第2外科　学内講師
[*2] Fumihiro Tanaka　産業医科大学　医学部　第2外科　教授

学的解析や細胞レベルでの解析が可能であるなど，様々な潜在的利点があると期待される（図1）[1]。

一方で，血液中に微量に存在する腫瘍細胞（循環腫瘍細胞）を大量の正常血球細胞から分離することは技術的に困難である。これまでに腫瘍細胞の物理的あるいは生物学的特性を指標とした様々な循環腫瘍細胞検出系が開発されてきたが，一般日常臨床で普及するには至っていない。現在"標準"検出装置として米国で乳癌・前立腺癌・大腸癌患者のモニターとして認可されている"CellSearch"は，上皮由来腫瘍細胞の表面に発現するEpCAM（上皮細胞接着因子）に対する抗体を用い，腫瘍細胞を免疫磁気分離する方法である。"CellSearch"は，高い再現性と信頼性が特徴であるが，循環腫瘍細胞の検出感度が十分ではないこと，特にEpCAM発現が低下または陰性の腫瘍細胞（上皮由来ではない腫瘍細胞や，上皮由来であっても上皮間葉移行EMT等により上皮マーカー発現が低下～消失した腫瘍細胞など）では原理的に分離検出が困難である。

2　CellSearchによる胸部悪性腫瘍における循環腫瘍細胞とその臨床的意義

2.1　原発性肺癌

我々はがん死亡の第一位である原発性肺癌において，"CellSearch"を用いた循環腫瘍細胞の臨床的意義に関する研究を行った。その結果，腫瘍の原発巣から流出する肺静脈内には多量の腫瘍細胞が検出され[2]，この肺静脈内腫瘍細胞は肺癌摘出のための手術操作により"揉み出されて"有意に増加することが示された（図2）[3]。また，手術後に肺静脈血内腫瘍細胞数の増加が顕著であった症例は有意に予後不良であった[4]。以上の結果は，肺癌手術時に可能な限り揉み出される腫瘍細胞が減少するような手術操作（例：肺静脈を肺動脈に先行して切離する，可能な限り腫瘍近傍での手術操作を回避する等）の必要性を示唆している。

一方，肺静脈内には大量（血液7.5 mL当たり1,000個以上）の腫瘍細胞が検出されるにもかかわらず，同時に採取した末梢血液中には非常に少数の腫瘍細胞しか検出されなかった[2]。このことは原発巣から血液中に漏出した腫瘍細胞の多くは，アポトーシスや免疫システム等により消失することを示唆している。次に原発性肺癌症例125例より末梢血液を採取してこれに含まれる循環腫瘍細胞の臨床的意義を前向きに検討したところ，循環腫瘍細胞は38例（30.6％）にのみ検出され，その個数は多くは3個（7.5 mLあたり）以下と少数であった。（図3A）[5]。更に，臨床的に遠隔転移が明らかな症例においても，約30％の症例では末梢血液中に循環腫瘍細胞は検出されず（図3B）[5]，"CellSearch"は原発性肺癌における微小転移の指標としては感度が不十分であることが示唆された。

但し，原発性肺癌の組織型別に末梢血液中の循環腫瘍細胞数を検討すると，早期のリンパ節・遠隔転移を特徴とする最も進行の早い小細胞肺癌においては，末梢血液中の循環腫瘍細胞検出率が極めて高かった（図4）[5]。そこで静岡県がんセンターで化学療法を施行された小細胞肺癌症例51例の循環腫瘍細胞を経時的に計測してその臨床的意義を評価する前向き試験を実施した[6]。そ

第 4 章　胸部悪性腫瘍における循環腫瘍細胞（CTC）の臨床的意義

の結果，①治療前の循環腫瘍細胞数が低値の症例（Group A）は非常に予後良好であること，②治療前の循環腫瘍細胞数が高値であっても治療により細胞数が低下した症例（Group B）は比較的予後良好であること，③治療によっても循環腫瘍細胞数の低下がみられない症例（Group C）

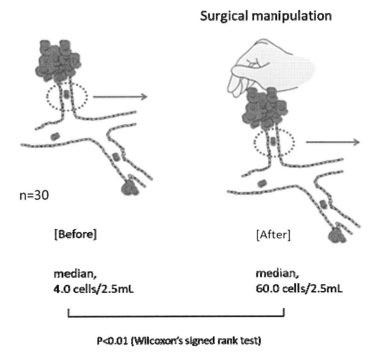

図 2　肺癌手術操作前後での肺静脈血中 CTC 数の変化
（文献 3）

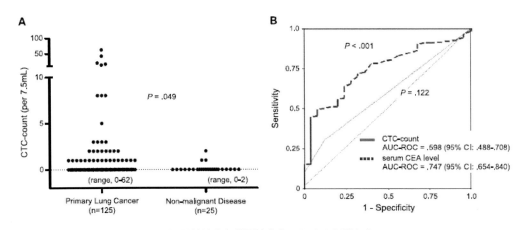

図 3A　原発性肺癌と非悪性疾患における末梢血中 CTC
（文献 5，Fig 2；American Association for Cancer Research（AACR）より許可を得て転載）

早期発見・予防に向けた次世代がん検査技術の最前線

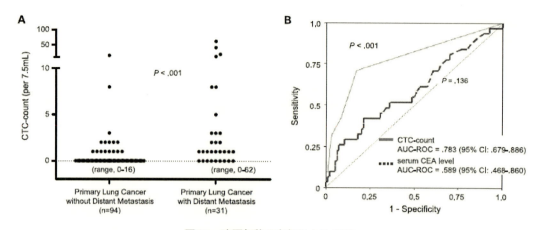

図3B　遠隔転移の有無によるCTC
(文献5, Fig 4；American Association for Cancer Research (AACR) より許可を得て転載)

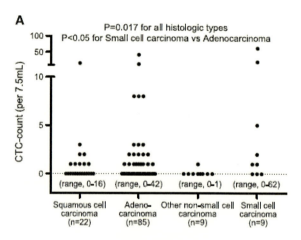

図4　原発性肺癌の組織型によるCTC
(文献5, Fig 3；American Association for Cancer Research (AACR) より許可を得て転載)

は極めて予後不良であること，が示された[6]。このことは，循環腫瘍細胞が治療効果のモニタリングに有用であることを示唆している。

2.2　悪性胸膜中皮腫

悪性胸膜中皮腫はアスベスト曝露が原因で生じる悪性度の高い胸膜原発腫瘍である。胸膜中皮腫の診断には侵襲の高い胸膜生検が必要であるため，アスベスト曝露歴のある多数のハイリスク患者の中から胸膜中皮腫を疑って胸膜生検の対象となる非侵襲的マーカーの開発が求められている。そこで我々は"CellSearch"を用いて，末梢血液循環腫瘍細胞を用いた胸膜中皮腫の診断的意義等につき検討を行った[7]。その結果，循環腫瘍細胞は非悪性疾患（アスベスト胸膜炎等）

第 4 章　胸部悪性腫瘍における循環腫瘍細胞（CTC）の臨床的意義

と胸膜中皮腫を鑑別する有用な検査法であることが示された（図 5A）[7]。加えて，悪性胸膜中皮腫患者の中で循環腫瘍細胞陽性例は予後不良（特に上皮型中皮腫では有意に予後不良）であることも示された（図 5B）[7]。以上の結果は悪性胸膜中皮腫において循環腫瘍細胞の臨床的有用性を示すものではあるが，原発性肺癌同様にその陽性率は 32.7％と低く，"CellSearch"による循環腫瘍細胞検出感度は十分ではないことが示唆された。

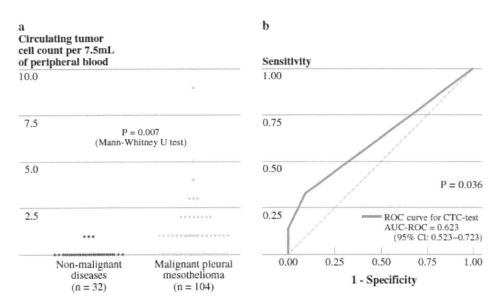

図 5A　非悪性疾患と悪性胸膜中皮腫における CTC
（文献 7．Fig 2；Springer Nature より許可を得て転載）

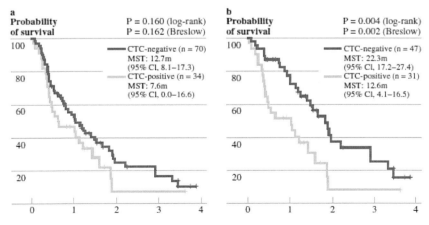

図 5B　CTC の有無による悪性胸膜中皮腫における予後
a：中皮腫全体，b：上皮型中皮腫。
（文献 7．Fig 4；Springer Nature より許可を得て転載）

早期発見・予防に向けた次世代がん検査技術の最前線

3　CTC-chip を用いた新たな循環腫瘍細胞検出系の開発

3.1　"CTC-chip"とその開発

　前述の通り"CellSearch"は一定の臨床的意義を示したが，一方で既存の診断法を超えて臨床的検出困難な微小転移の検出等に用いるには検出感度が不十分である。特に，上皮ではなく中皮に由来する悪性胸膜中皮腫は EpCAM の発現が低いため，原理的に循環腫瘍細胞の捕捉は困難である。そこで我々は，より高感度かつ EpCAM 陰性細胞も捕捉可能な循環腫瘍細胞検出系の開発を試み，サイズ分離など様々な方法を検討した。その中で，富山県産業技術研究開発センターの大永らが開発した"CTC-chip"に注目し，これを用いた高感度検出系を構築した（図6)[8]。"CTC-chip"は米国で循環腫瘍細胞の高感度検出のために開発されたマイクロ流路システムであるが，未だに実用化には至っていない。新開発の国産"CTC-chip"は，ポリマー製で耐久性および捕捉細胞の観察性に優れることに加え，任意の腫瘍細胞捕捉用抗体を容易に結合可能という特性を有する。この特長を生かし，EpCAM 陽性の肺癌細胞株には抗 EpCAM 抗体，EpCAM 陰性の中皮腫細胞株には中皮マーカーpodoplanin に対する抗体を用いて，腫瘍細胞の高感度捕捉が可能であることが示された[8,9]（表1)[9]。すなわち新開発"CTC-chip"により，任意の腫瘍細胞表面抗原に対する抗体を用いて，EpCAM に依存しない高感度細胞捕捉が可能となった。

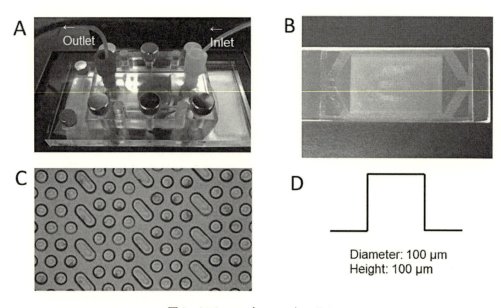

図6　CTC-chip とフローシステム
A：ホルダーにセットされた CTC-chip の全体像，B：CTC-chip の外観，C：chip の微細構造，D：マイクロポストの概略図。
（文献8, Fig 1；Spandidos Publications より許可を得て転載）

第4章　胸部悪性腫瘍における循環腫瘍細胞（CTC）の臨床的意義

表1　PBSに懸濁した腫瘍細胞の捕捉効率（％；捕捉細胞数/流入細胞数×100）
（文献9，Table Ⅲ；Spandidos Publicationsより許可を得て転載）

Table Ⅲ. Capture efficiency of tumor cells spiked in PBS.

Variable	PC-9	ACC-MESO-1	ACC-MESO-4
EpCAM-chip	101.1[a]	3.5	2.3[a]
Podoplanin-chip	3.0[a]	52.0	78.3[a]
Mesothelin-chip	2.9	4.3	5.4

EpCAM, epithelial cell adhesion molecule. [a]Data for PC-9 and ACC-MESO-4 were obtained in previous experiment and presented in a previous anuscript (ref. 15).

3.2　悪性胸膜中皮腫における臨床的意義

中皮腫細胞株を用いた基礎検討結果に基づき，臨床検体を用いて新開発"CTC-chip"の臨床的有用性の検討を行った[10]。まず臨床検体を用いた循環腫瘍細胞検出のための至適条件の検討を行い，患者から得た同一血液サンプルを用いて循環腫瘍細胞の検出感度を"CellSearch"と比較検討した。その結果，"CTC-chip"は"CellSearch"と比べて有意に高い検出感度を示した（68.8％ versus 6.3％；P＜0.001）。また，中皮腫患者において"CTC-chip"により検出された循環腫瘍細胞数は病期の進行と有意に相関を認め（P＝0.002），ROC曲線解析においても循環腫瘍細胞数による進行例（つまり切除不能例）と早期例（つまり切除可能例）の鑑別も可能であった（AUC-ROC＝0.851；P＝0.003）。また，循環腫瘍細胞数高値例（1 mLあたり2個以上）は有意に予後不良であった（P＝0.030）。

4　今後の展望

"CTC-chip"は肺癌においても"CellSearch"より高感度な腫瘍細胞捕捉が可能であった。今後は肺癌における有用性の検討を行う予定である。また，"CTC-chip"により捕捉された腫瘍細胞の分子生物学的解析の可能性（免疫染色，次世代シーケンサーによる網羅的遺伝子解析，捕捉細胞の培養と機能解析等）についても現在検討中である。

文　　献

1) K. Yoneda et al., Surg. Today, **49**, 1-14（2019）
2) Y. Okumura et al., Ann. Thorac. Surg., **87**, 1669-75（2009）
3) M. Hashimoto et al., Interact. Cardiovasc. Thorac. Surg., **18**, 775-83（2014）
4) M. Hashimoto et al., J. Thorac. Dis., **10**, 298-306（2018）
5) F. Tanaka et al., Clin. Cancer Res., **15**, 6980-96（2009）

6) T. Naito *et al.*, *J. Thorac. Oncol.*, **75**, 12-19 (2012)
7) K. Yoneda *et al.*, *Ann. Surg. Oncol.*, Suppl **4**, S472-80 (2014)
8) Y. Chikaishi *et al.*, *Oncol. Rep.*, **37**, 77-82 (2017)
9) K. Yoneda *et al.*, *Oncol. Lett.*, **15**, 2635-40 (2018)
10) K. Yoneda *et al.*, *Cancer Sci.*, (2018) [Epub ahead of print]

第 2 編

膵がん検査

第5章　唾液のメタボローム解析による膵がん検査の可能性

杉本昌弘[*]

はじめに

　様々な治療方法の核心的な発展により，がんの治療成績は飛躍的に伸びてきた。しかし，罹患者数の増加と医療の高度化に伴う2重の医療経済的な負担という問題が今後の日本に伸し掛かってくる。このため新しい検査システムにより，早期発見・早期介入を実現し，予後の向上とともに医療経済的にも負担を減らす様々な研究開発が行われてきている。Liquid biopsy等の血液などの体液からがん検査を高精度に行うものはこのような目的で開発されている。一方，様々な理由で健康診断に行けない，あるいは，行かないような国民に対しても何らかのきっかけで医療機関に行く啓もう活動も必要である。この実現のためには非医療行為として完全非侵襲的に検査できる仕組みが必要である。侵襲性を伴わない尿や呼気などと同様に，唾液も採取が容易な検体である。我々はこの唾液を用いて，膵がん患者を検出する方法を開発してきた。本稿では，技術的な側面を中心に本技術を紹介する。

1　背景

　我が国におけるがんの部位ごとの傾向として，2018年の臓器別がん罹患者数の予測値は，大腸，胃，肺，乳腺，前立腺，膵臓と続き，死亡者数では，肺，大腸，胃，膵臓，肝臓，胆嚢・胆管が上位を占める（いずれも男女計）と報告されている[1]。例えば5年生存率をみると男性の前立腺がんは97％，女性の乳がんでは91％と極めて高い[2]。一方，膵がんは男女ともに7％台と極めて低い[2]。このような膵がんの予後の傾向は，日本だけでなく世界でも同様であり，早期発見のための方法論の開発が極めて重要であることが理解できる[3]。特に多くの症例がステージⅣの転移症例で見つかるために，現状では手術適応段階（ステージⅢあるいはそれより前）での発見が難しいとされている[4]。また，具体的なリスクファクターも同定されておらず，ハイリスク群の選別も難しい。このような背景から，膵がんは進行した状態でないと症状が出てこないことも進行状態で見つかることの要因となっている[5]。

　膵がん検査には，腫瘍マーカー（CE，CA19-9，SPAN-1，DUPAN-2など），膵酵素（アミ

---

[*] Masahiro Sugimoto　東京医科大学　低侵襲医療開発総合センター　教授；
　　慶應義塾大学　先端生命科学研究所　特任教授

ラーゼ，エラスターゼ1など）などの血液検査があるものの早期発見や特異性の限界がある[6～10]。現状では腹部エコー，CT，MRI，超音波内視鏡等で見つかることが多いとの報告がある[11]。ステージⅣの平均余命が1年以下であることを考えると，年間数回程度の高頻度な検査を行わなければ早期発見の機会そのものが少ない。しかし，これらの検査を年に数回行うことは被験者にとっても負担であるだけでなく，限られた医療資源の中では非現実的である。そこで，膵がんの早期発見は，従来の腫瘍マーカーとは異なるアプローチで検出する必要性がある。更に，医療機関の努力だけでは不十分であり，患者自らが低侵襲で簡便な検査を定期的に行えることが必要であると考えられる。

2　メタボローム解析をなぜ用いるか？

　がんは遺伝子変異によっておこる疾患である。家族性のがん等の変異だけでなく，加齢や生活環境による変異による遺伝子変異の蓄積によって発症が誘発されるとされている。一方，がん遺伝子の変化によりがん発症のリスクは推測できても，現在がんに罹患しているかどうかはより直接的にがんから分泌される分子などバイオマーカーを検査する必要がある。そこで我々は新たな分子マーカーの探索を実施してきた。

　がん化した細胞は，正常細胞と異なる特殊な代謝機能を使って活発な増殖に必要なエネルギーを生産している。この現象は，1920年代にドイツの生理学者オットー・ワールブルグによって発見された（1931年にノーベル生理学・医学賞を受賞）。

　そこで，測定方法そのものの開発を行いそこで我々も本技術を用いて，がんに特異的な代謝異常を調べ，さらにこれらの変化が血液・尿・唾液等の体液にも表れないかを調べてきた[12]。

2.1　メタボロームの問題点

　メタボロームのバイオマーカー探索には多数の技術的な課題がある。他のオミックスと違い，代謝物の化学的な特徴空間が広いために，単一の測定手法で測定できる分子は一部に限られ，我々の体の中にある数千程度の代謝物を一斉に測定することが難しいという現実があった。

　最も多く使用されている測定装置は核磁気共鳴（NMR）であり，検体を非破壊的に測定することができる。胆汁の代謝物を解析して胆管がんを識別する[13]，血清の血液を解析して膵がんと良性疾患を見分ける[14～16]など多数の報告例がある。しかし，体液を非破壊的に測定する必要はなくNMRのメリットは得られない。問題は，感度が低いために測定できる物質が一部に限定される。従って検出できる分子がどの疾患であっても共通した一部の分子のみであるため，多くの報告で判別分析等の多変量分析を用いて識別を行っている。しかし，このような代価測定ができないような手法に依存すると，実際に臨床応用する場合に同一のNMRで測定しなければならない問題をかかえており，汎用的にどこでも利用することは難しい。

　感度が高い質量分析装置（MS）を使う方法も広く利用されている。しかし，MS単独では同

第5章 唾液のメタボローム解析による膵がん検査の可能性

一質量の分子を分離して識別ことができないために，分子ごとの化学的な特徴の違いを利用して，予め分離した後に，MSにて測定を行うことが多くなってきた[17]。また，MSに同時に複数の分子が到達することでイオン同士がお互いに干渉しあって定量値の劣化が起きるが，分離装置の利用によってこの問題も低減することができ，より再現性の高い定量値を測定できるようになる。揮発性物質ではガスクロマトグラフィー（GC），溶媒に溶けるものは液体クロマトグラフィー（LC），水溶性物質はキャピラリー電気泳動（CE）をそれぞれMSと組み合わせるが，それぞれ得意不得意がある。このために，同一検体を別の方法で処理して複数の手法を組み合わせて網羅性を担保することが一般的には行われる。

例えばGC/MSを用いて血清を測定して膵がんと慢性膵がんを識別する[18]，NMRとGC-MSを利用して血液を測定し，膵がん，糖尿病，健常者の間を識別する[19]等の研究例が報告されている。GCは誘導体化をすることで非揮発性物質も測定できるために血液成分の解析例も多い。

2.2 なぜポリアミンなのか？

がんになると様々な代謝経路が異常な状態になるが，ポリアミン類の合成が活性化することも，その中のうちの一つとしてよく知られている。がん抑制遺伝子のAPCに異常が起きると，その下流のMYC遺伝子の発現が抑えられなくなり，さらにはオルニチン脱炭酸酵素（ODC）と呼ばれるオルニチンからポリアミンを作る酵素が活性化する[20]。これらは大腸がん等でも同様のメカニズムが見られ，特にMYCによって早期でもがんの代謝が変化していることも報告されている[21,22]（図1）。

これらの代謝経路の物質は，血液や尿にて上昇することが膵がんと大腸がんだけでなく，様々ながんで報告されてきた[24〜28]。このポリアミン類が膵がんを検出できる可能性を示したのは，

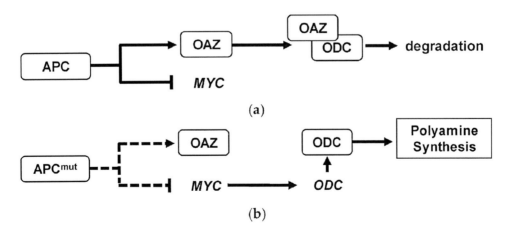

図1 ポリアミンの生合成，(a)は正常細胞，(b)はがん細胞内での代謝
がん細胞ではAPCがMYCを抑制できず，ODCが活性化し，ポリアミンの合成が活性化する（図は文献23）より引用）。

既に1990年代に論文で報告されており，膵がんのがん組織，血液，尿の中でその濃度が高くなり，その濃度は腫瘍サイズと相関するとされている[25]。膵管腺がんでは高頻度にKRASに変異が起き，MYC遺伝子（c-MYC）にコピーナンバー異常が起きる。MYC遺伝子ファミリーはヒトのがん全般で70%活性化されるために，MYCが原因で活性化するポリアミン経路を抑えることは治療ターゲットの一つであるとも考えられている[29]。ポリアミンの生合成が活性化する過程で，尿素回路のオルニチンからポリアミンの最初の物質であるプトレシンがODC酵素により生成される。スペルミジンやスペルミンを合成するのに，脱炭酸化S-アデノシルメチオニンを作るS-アデノシルメチオニン脱炭酸酵素が調整にかかわっており，これらはアミノ酸の一つのメチオニンの下流に位置する。これ以外に，プトレシンを直接細胞外から取り込むトランスポーター等も関与して細胞内外の調整をアンチザイムが調整している[30]。更にこれ以外にも細胞の様々なプロセスで中心的な役割を担っており，がん細胞では恒常的な活性化によりがんの生存や増殖にも関わっているPI3K/mTOR経路がポリアミン代謝を制御する[31]等も報告されている。mTORは糖代謝も調整するために，がんに関連する遺伝子は複雑に代謝に関係している。これらの様々な機構が複雑に重なり合って結果としてがん特有の代謝を示しており，ここで上げた以外の機構も十分考えられる。

2.3 なぜ単独物質ではないのか？

肺がん患者と健常者の間の血液でメタボローム解析を実施して，ジアセチルスペルミンががん患者で健常者と比べて相対的に濃度が高いという報告がある[32]。この物質が大腸がん患者や乳がん患者などの尿中で濃度が上昇することも報告が行われてきている[33〜35]。一方，本物質だけでなく他のポリアミン分子の変動も報告されている[36]。我々は唾液においてもこれらの物質の濃度上昇があることを見つけてきた[37]。膵がんにおいては少なくともステージⅢでスペルミン・スペルミジンあるいはこれらのアセチル化した物質などの様々なポリアミン類が上昇していることも報告した[38]（図2）。一方，乳がんでも同様の報告が行われている[39]。従って単体物質では特異性は低く，高精度な検査のためには複数物質の複合的なパターンを見ることが重要である。我々は人工知能（A.I.）を用いてこのパターンを学習する方法論の開発を行ってきた[23]。特異性を出すために様々なデータを組み合わせて，多分子の同時測定とそのデータベースを更新し，分子を組み合わせる識別モデルを繰り返し学習しなおす仕組みが重要となる。

第 5 章　唾液のメタボローム解析による膵がん検査の可能性

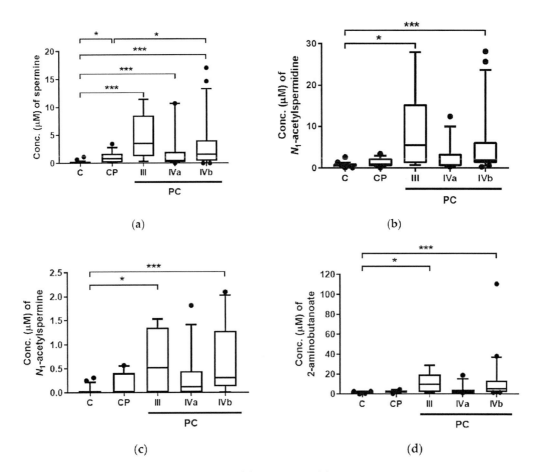

図2　唾液中代謝物の濃度，(a) spermine；(b) N1-acetylspermidine；
　　(c) N1-acetylspermine；(d) 2-aminobutanoate
C，CP，PC はそれぞれ健常者，慢性膵炎，膵がん患者を示す。PC は
ステージも示す。(図は文献 30) より引用)。

3　唾液によるがん検査

唾液を用いることは，侵襲性がない点や採取場所を選ばないことがメリットだが，一方で，開放系で得られる検体であるため血液検体に比べて慎重な取り扱いが必要とされる。考慮すべき要因は，以下の 3 点があげられる。

① 生活習慣や食事の影響などの環境要因
② 採取方法
③ 採取後の検体の取り扱い

3.1 生活習慣や口腔内環境などの影響

唾液は性周期などの影響を受ける。また，食事や喫煙，薬やサプリメント等の影響も受ける[40,41]。年齢依存性のアミノ酸絶対濃度の変化も観測されている[42]。当然想定されるが，口腔内疾患として，口内炎[43]，咬合不良[44]，シェーグレン症候群[45]，歯周病の影響などが報告されている[46,47]。更にはマイクロバイオフィルムや口腔内細菌なども影響する[48]。このため，これらの影響を最小化するようなSOPを確立する必要がある。血中アミノ酸濃度を上げたのち，しばらく唾液にアミノ酸濃度の変動が現れるが，9時間程度たつと元の濃度に戻ってくることを確認し，その後胃がんに特有のアミノ酸を調べる研究が50年ほど昔に報告されている[49]。これらの内容から，健康診断等と同じように前日の夜から食事をやめ，体内時計の影響を除くために午前中に採取するというプロトコルを採用している。

3.2 採取方法

UCLA大学のDavid T Wongらは統一した方法で唾液を採取している。①安静唾液で自然と垂れる唾液を採取する，②採取1時間程度前から歯磨き，タバコなどの禁止，③午前中の採取，④案性唾液を採取する，等を決めている。これらは唾液の代謝物に関係なく，mRNAやタンパク質をマーカーとしてがんの検出マーカーを探索する研究向けに確立されてきた[50]。しかし評価試験で多くのマーカーの再現性が取れないことも確認されている[51]。人種が多く異なるため，遺伝的な背景の違いや生活習慣の違いの可能性もあり，今後その特定とこのような乖離が起きない検体採取のSOPの確立が求められる。代謝物に関しては，刺激性唾液と非刺激性（安静唾液）でも，代謝物の絶対濃度が変わる[40]。刺激性唾液は，刺激の強さを一定にできずに再現性が低いこともあり，唾液腺から染み出る血液成分に近い代謝物を得るために安静唾液を採用している。

3.3 採取後の検体の取り扱い

我々が注目している代謝物は安定した物質ではなく，検体採取後の取り扱いを厳密に規格化して，順守しなければ再現性のよいデータは得られない。血液検体であっても例えば血清と血漿のどちらかに遠心するかだけでも，定量化した代謝物の濃度の再現性の良し悪しが多数報告されている。我々もキャピラリー電気泳動・質量分析装置にて，血液採取後の遠心までの時間と温度，遠心後の代謝物抽出までの時間，融解・凍結の回数など，様々な条件でどの程度代謝物の値が変化するかというデータを蓄積してきた[52]。唾液の代謝物に関しては，口腔がんのマーカーとしてコリンやピペコリン酸などの4物質に関して，唾液採取後，短期的な保存条件と長期的な保存条件によってどの程度その値が変動するかという報告がある[53]。我々も，実際の採取のフローを考慮したうえで，唾液採取後に氷上や冷凍庫で数時間保存した場合，長期的に1週間程度冷蔵や冷凍で保存した場合どの程度定量値が劣化していくかを調べた。更に唾液の除タンパクに関する処理の比較も行った。唾液採取後にエタノール等を添加することができれば常温においてもほとんど定量値の変化はないが，未添加の場合は，当然温度が低いほうが安定する[54]。

第5章 唾液のメタボローム解析による膵がん検査の可能性

4 今後の課題

　唾液の代謝物は様々な影響を受けるために慎重なマーカー探索と特異性の評価が必要となる。我々が着目したポリアミン類は，経口摂取を継続しているほうが大腸がんのリスクが小さい[55]，あるいはより直接的に尿中に排出されている[56]，等が観測されている。代謝物全体に対象を広げると，喫煙などの生活習慣だけでなく，交通状態による汚染[57]やその他の環境汚染による空気の状態[58]などもその影響要因となる。一方で，様々ながんでの代謝物の変動は報告されており，頭頸部がん[59]，唾液腺がん[60]，肺がん[61]などがある。がん以外にもアルツハイマー[62]等の研究例もある。今後は，様々なオミックス[63]とそれらの統合[64]により，より精度の高い物質とその組み合わせを探索するとともに，様々な変動要因があっても精度の高い指標を探索し，かつ再現性がよく指標を出せるSOPの確立が必要である。

謝辞

　本執筆にあたり，当センターの山口，相田，富田の協力を得た。

文　　　献

1) 国立がん研究センターがん情報サービス．2018年のがん統計予測．Available from: https://ganjoho.jp/reg_stat/statistics/stat/short_pred.html
2) 国立がん研究センターがん情報サービス．最新がん統計．Available from: https://ganjoho.jp/reg_stat/statistics/stat/summary.html
3) A. Jemal *et al*., Cancer statistics, 2008. *CA Cancer J. Clin.*, **58** (2), 71-96 (2008)
4) M. I. Canto *et al*., Frequent detection of pancreatic lesions in asymptomatic high-risk individuals. *Gastroenterology*, **142** (4), 796-804 (2012)
5) C. Rosty and M. Goggins, Early detection of pancreatic carcinoma. *Hematol. Oncol. Clin. North Am.*, **16** (1), 37-52 (2002)
6) S. Kiriyama *et al*., Usefulness of a new tumor marker, Span-1, for the diagnosis of pancreatic cancer. *Cancer*, **65** (7), 1557-61 (1990)
7) G. Luo *et al*., Potential biomarkers in lewis negative patients with pancreatic cancer. *Ann. Surg.*, **265** (4), 800-805 (2017)
8) K. Tsutsumi *et al*., Monitoring of CA19-9 and SPan-1 can facilitate the earlier confirmation of progressing pancreatic cancer during chemotherapy. *Pancreatology*, **12** (5), 409-16 (2012)
9) K. S. Goonetilleke and A. K. Siriwardena, Systematic review of carbohydrate antigen (CA 19-9) as a biochemical marker in the diagnosis of pancreatic cancer. *Eur. J. Surg.*

Oncol., **33** (3), 266-70 (2007)

10) W. Steinberg, The clinical utility of the CA 19-9 tumor-associated antigen. *Am. J. Gastroenterol.*, **85** (4), 350-5 (1990)

11) T. Itoi *et al.*, Current status of diagnostic endoscopic ultrasonography in the evaluation of pancreatic mass lesions. *Dig. Endosc.*, **23**, 17-21 (2011)

12) T. Itoi *et al.*, Serum metabolomic profiles for human pancreatic cancer discrimination. *Int. J. Mol. Sci.*, **18**, 767 (2017)

13) H. Wen *et al.*, A new NMR-based metabolomics approach for the diagnosis of biliary tract cancer. *J. Hepatol.*, **52** (2), 228-33 (2010)

14) S. Wen *et al.*, Non-invasively predicting differentiation of pancreatic cancer through comparative serum metabonomic profiling. *BMC Cancer*, **17** (1), 708 (2017)

15) L. Michalkova *et al.*, Diagnosis of pancreatic cancer *via* ^{1}H NMR metabolomics of human plasma. *Analyst*, **143**, 5974-8 (2018)

16) D. OuYang *et al.*, Metabolomic profiling of serum from human pancreatic cancer patients using ^{1}H NMR spectroscopy and principal component analysis. *Appl. Biochem. Biotechnol.*, **165** (1), 148-54 (2011)

17) M. R. Monton and T. Soga, Metabolome analysis by capillary electrophoresis-mass spectrometry. *J. Chromatogr. A*, **1168** (1-2), 237-46 (2007)

18) J. Mayerle *et al.*, Metabolic biomarker signature to differentiate pancreatic ductal adenocarcinoma from chronic pancreatitis. *Gut*, **67** (1), 128-37 (2018)

19) Y. B. Lou *et al.*, The implication of diabetes metabolomics in the early diagnosis and pathogenesis of pancreatic cancer. *J. Biol. Regul. Homeost. Agents*, **32** (1), 75-82 (2018)

20) E. W. Gerner and F. L. Meyskens, Jr., Polyamines and cancer: old molecules, new understanding. *Nat. Rev. Cancer*, **4** (10), 781-92 (2004)

21) F. R. Dejure and M. Eilers, MYC and tumor metabolism: chicken and egg. *EMBO J.*, **36** (23), 3409-20 (2017)

22) K. Satoh *et al.*, Global metabolic reprogramming of colorectal cancer occurs at adenoma stage and is induced by MYC. *Proc. Natl. Acad. Sci. USA*, **114** (37), E7697-706 (2017)

23) T. Nakajima *et al.*, Urinary polyamine biomarker panels with machine-learning differentiated colorectal cancers, benign disease, and healthy controls. *Int. J. Mol. Sci.*, **19** (3), 756 (2018)

24) R. Liu *et al.*, Determination of polyamine metabolome in plasma and urine by ultrahigh performance liquid chromatography-tandem mass spectrometry method: application to identify potential markers for human hepatic cancer. *Anal. Chim. Acta*, **791**, 36-45 (2013)

25) C. Loser *et al.*, Polyamine concentrations in pancreatic tissue, serum, and urine of patients with pancreatic cancer. *Pancreas*, **5** (2), 119-27 (1990)

26) R. J. Niemi *et al.*, Urinary polyamines as biomarkers for ovarian cancer. *Int. J. Gynecol. Cancer*, **27** (7), 1360-6 (2017)

27) J. Mayerle *et al.*, Metabolic biomarker signature to differentiate pancreatic ductal

adenocarcinoma from chronic pancreatitis. *Gut*, **67**（1）, 128-37（2018）

28) T. H. Tsoi *et al.*, Urinary Polyamines: A pilot study on their roles as prostate cancer detection biomarkers. *PLoS One*, **11**（9）, e0162217（2016）

29) R. A. Casero Jr. and L. J. Marton, Targeting polyamine metabolism and function in cancer and other hyperproliferative diseases. *Nat. Rev. Drug Discov.*, **6**（5）, 373-90（2007）

30) K. Soda, The mechanisms by which polyamines accelerate tumor spread. *J. Exp. Clin. Cancer Res*, **30**, 95（2011）

31) A. Zabala-Letona *et al.*, mTORC1-dependent AMD1 regulation sustains polyamine metabolism in prostate cancer. *Nature*, **547**（7661）, 109-113（2017）

32) W. R. Wikoff *et al.*, Diacetylspermine is a novel prediagnostic serum biomarker for non-small-cell lung cancer and has additive performance with pro-surfactant protein B. *J. Clin. Oncol.*, **33**（33）, 3880-6（2015）

33) K. Hiramatsu *et al.*, N^1, N^{12}-Diacetylspermine as a sensitive and specific novel marker for early- and late-stage colorectal and breast cancers. *Clin. Cancer Res.*, **11**（8）, 2986-90（2005）

34) Y. Takahashi *et al.*, Significant correlation between urinary N^1, N^{12}-diacetylspermine and tumor invasiveness in patients with clinical stage IA non-small cell lung cancer. *BMC Cancer*, **15**, 65（2015）

35) Y. Takahashi *et al.*, Urinary N^1, N^{12}-diacetylspermine is a non-invasive marker for the diagnosis and prognosis of non-small-cell lung cancer. *Br. J. Cancer*, **113**（10）, 1493-501（2015）

36) M. Hamaoki *et al.*, Two enzyme-linked immunosorbent assay（ELISA）systems for N^1, N^8-diacetylspermidine and N^1, N^{12}-diacetylspermine using monoclonal antibodies. *J. Biochem.*, **132**（5）, 783-8（2002）

37) M. Sugimoto *et al.*, Capillary electrophoresis mass spectrometry-based saliva metabolomics identified oral, breast and pancreatic cancer-specific profiles. *Metabolomics*, **6**（1）, 78-95（2010）

38) Y. Asai *et al.*, Elevated polyamines in saliva of pancreatic cancer. *Cancers*, **10**（2）（2018）

39) T. Takayama *et al.*, Diagnostic approach to breast cancer patients based on target metabolomics in saliva by liquid chromatography with tandem mass spectrometry. *Clin. Chim. Acta*, **452**, 18-26（2016）

40) I. Takeda *et al.*, Understanding the human salivary metabolome. *NMR Biomed.*, **22**（6）, 577-584（2009）

41) M. Sugimoto *et al.*, Physiological and environmental parameters associated with mass spectrometry-based salivary metabolomic profiles. *Metabolomics*, **9**（2）, 454-63（2013）

42) S. Tanaka *et al.*, Changes in salivary amino acid composition during aging. *In Vivo*, **24**（6）, 853-6（2010）

43) Y. Li *et al.*, Salivary metabolomics profile of patients with recurrent aphthous ulcer as

revealed by liquid chromatography-tandem mass spectrometry. *J. Int. Med. Res.*, **46** (3), 1052-62 (2018)

44) N. Okuma *et al.*, Effect of masticatory stimulation on the quantity and quality of saliva and the salivary metabolomic profile. *PLos One*, **12** (8), e0183109 (2017)

45) G. Kageyama *et al.*, Metabolomics analysis of saliva from patients with primary Sjogren's syndrome. *Clin. Exp. Immunol.*, **182** (2), 149-53 (2015)

46) F. Romano *et al.*, Effect of non-surgical periodontal therapy on salivary metabolic fingerprint of generalized chronic periodontitis using nuclear magnetic resonance spectroscopy. *Arch. of Oral Biol.*, **97**, 208-14 (2019)

47) M. P. Singh *et al.*, Metabolic profiling by ^{1}H NMR spectroscopy of saliva shows clear distinction between control and diseased case of periodontitis. *Metabolomics*, **13** (11), 137 (2017)

48) J. Washio and N. Takahashi, Metabolomic Studies of Oral Biofilm, Oral Cancer, and Beyond. *Int. J. Mol. Sci.*, **17** (6), 870 (2016)

49) 伊藤嘉幸, 胃癌患者の唾液遊離アミノ酸に関する研究. 信州医学雑誌, **16** (2), 338-358 (1967)

50) Y. Li *et al.*, Salivary transcriptome diagnostics for oral cancer detection. *Clin. Cancer Res.*, **10** (24), 8442-50 (2004)

51) F. O. Gleber-Netto *et al.*, Salivary biomarkers for detection of oral squamous cell carcinoma in a taiwanese population. *Clin. Cancer Res.*, **22** (13), 3340-7 (2016)

52) A. Hirayama *et al.*, Effects of processing and storage conditions on charged metabolomic profiles in blood. *Electrophoresis*, **36** (18), 2148-55 (2015)

53) Q. Wang *et al.*, Investigation and identification of potential biomarkers in human saliva for the early diagnosis of oral squamous cell carcinoma. *Clin. Chim. Acta.*, **427**, 79-85 (2014)

54) A. Tomita *et al.*, Effect of storage conditions on salivary polyamines quantified via liquid chromatography-mass spectrometry. *Sci. Rep.*, **8** (1), 12075 (2018)

55) A. J. Vargas *et al.*, Dietary polyamine intake and colorectal cancer risk in postmenopausal women. *Am. J. Clin. Nutr.*, **102** (2), 411-9 (2015)

56) A. J. Vargas *et al.*, Dietary polyamine intake and polyamines measured in urine. *Nutr. Cancer*, **66** (7), 1144-53 (2014)

57) D. Liang *et al.*, Use of high-resolution metabolomics for the identification of metabolic signals associated with traffic-related air pollution. *Environ. Int.*, **120**, 145-154 (2018)

58) C. N. Ladva *et al.*, Metabolomic profiles of plasma, exhaled breath condensate, and saliva are correlated with potential for air toxics detection. *J. Breath Res.*, **12** (1), 016008 (2017)

59) J. J. W. Mikkonen *et al.*, Potential role of nuclear magnetic resonance spectroscopy to identify salivary metabolite alterations in patients with head and neck cancer. *Oncol. Lett.*, **16** (5), 6795-800 (2018)

60) M. Grimaldi *et al.*, Saliva of patients affected by salivary gland tumour: An NMR

metabolomics analysis. *J. Pharm. Biomed. Anal.*, **160**, 436-42（2018）
61） M. Hassanein *et al.*, The state of molecular biomarkers for the early detection of lung cancer. *Cancer Prev. Res.*, **5**（8）, 992-1006（2012）
62） A. Yilmaz *et al.*, Diagnostic biomarkers of alzheimer's disease as identified in saliva using ^{1}H NMR-based metabolomics. *J. Alzheimers Dis.*, **58**（2）, 355-359（2017）
63） E. Pappa, E. Kousvelari, and H. Vastardis, Saliva in the "Omics" era: A promising tool in paediatrics. *Oral Dis.*, **25**（1）, 16-25（2019）
64） J. Y. Ai, B. Smith and D. T. Wong, Bioinformatics advances in saliva diagnostics. *Int. J. Oral Sci.*, **4**（2）, 85-7（2012）

第6章　早期膵がんの血中バイオマーカーへの新しいアプローチ

米山敏広[*1]，大槻純男[*2]

膵がんはきわめて予後が悪いがんである。この原因は既存の膵がんマーカーが早期には異常値を示さないためであり，新しい膵がんマーカー同定による新規診断法の確立が望まれている。近年，我々は独自の定量的標的プロテオミクスを活用し血中の早期膵がんマーカーである水酸化修飾 α-fibrinogen，IGFBP2，IGFBP3 を同定しており，定量的標的プロテオミクスの技術概要とともに本稿で紹介する。

1　はじめに

膵がんは5年生存率が6%ときわめて予後が悪いがんである。この原因は，膵がんは初期症状に乏しいことに加え，既存の膵がんマーカーである carbohydrate antigen 19-9（CA19-9）は膵がんを早期診断できないためである[1]。したがって，早期膵がんマーカー同定による新規診断法の確立は膵がんの予後を改善するための最重要課題である。

近年のオミックス解析技術の進歩により，数多くの早期膵がんマーカー候補が探索されているが，臨床診断への応用のためには定量法を構築し，マーカーとしての有用性評価を行う必要がある。サンドイッチ ELISA 法によるマーカー評価が最も一般的であるが，タンパク質に対する特異的モノクローナル抗体（特に修飾部位を認識する抗体）の作製の成功確立は低く，定量法開発に比較的時間がかかることがボトルネックである。我々が開発した liquid chromatography-tandem mass spectrometry（LC-MS/MS）を用いた定量的標的プロテオミクス[2]は，タンパク質の修飾を含めた定量法を短期間で確立可能であるため，上記課題を明らかとするためには有用である。本稿では，定量的標的プロテオミクスの技術概要とともに近年我々が定量的標的プロテオミクスを用いて早期膵がんマーカーとして同定した水酸化修飾 α-fibrinogen，insulin-like growth factor-binding protein（IGFBP）2，IGFBP3 について紹介する。

[*1]　Toshihiro Yoneyama　東北大学　大学院薬学研究科
[*2]　Sumio Ohtsuki　熊本大学　大学院生命科学研究部　教授

第6章　早期膵がんの血中バイオマーカーへの新しいアプローチ

2　定量的標的プロテオミクス

　プロテオミクスは一般的に質量分析を用い試料中のタンパク質を網羅的に解析する技術である。特に試料中のタンパク質の量を網羅的に比較解析する定量プロテオミクスは，がんマーカーの探索には非常に重要であり，活用されている。定量プロテオミクスによってがん患者群と健常者群の血液中のタンパク質を網羅的に解析することで，両群で差のあるタンパク質をマーカー候補分子として多数同定可能である。がんマーカー探索によって同定されたマーカー候補分子は，次に，多検体を用いたマーカー検証によって，その性能を評価する必要がある。前述のように，定量的標的プロテオミクスはマーカー検証において ELISA 法にはない特徴を有し，マーカー検証を加速することが可能であると考え，我々の研究において技術開発からマーカー検証への応用を行っている[3,4]。

　定量的標的プロテオミクスでは，定量対象タンパク質をトリプシン消化して得られるペプチド断片のうち，各タンパク質に特異的な配列を持つペプチドに対して，安定同位元素標識したアミノ酸を含むペプチドを内標準として合成する（図1）。質量分析装置には三連四重極型質量分析装置の selected reaction monitoring or multiple reaction monitoring mode（SRM/MRM mode）を用いることで高感度な定量を実現する。また，高い分解能を有する Q-TOF 型質量分析装置を用いることで，三連四重極型質量分析装置ではバックグラウンドノイズに埋もれたピークでも定量を可能とする。SRM/MRM mode では質量分析装置の Q1 部でプリカーサーイオンの m/z を選択し，Q3 部でプロダクトイオンの m/z を選択する二重のフィルタリングによって夾雑物を排除し，S/N 比を向上させることができる（図1）。本手法は標的分子に特異的な配列を定量対象としており，質量分析装置を用いることで修飾情報を含めた1アミノ酸残基の違いから区別することが可能であるため，post-translational modifications（PTMs）に対して特異的抗体が作製困難である問題や，抗体の交差性の問題もない。質量フィルター（transition）を高速に切り換えることで，複数のペプチドを1分析で検出することが可能であるため，ⅰ）複数のバイオマーカー候補分子を絞り込む過程や，ⅱ）絞り込んだバイオマーカータンパク質の修飾も考慮してどのような部位がバイオマーカーとして有力であるかを判断するきわめて強力な手段である。さらに，標的とするタンパク質のアミノ酸配列情報からペプチド合成のみで定量系を短期間で構築できるため，これまで ELISA で定量できなかったマーカー候補分子の一斉定量が可能となる。このような特徴から，将来的にはマーカー検証だけではなく臨床診断の現場においても活用されることが期待される。

早期発見・予防に向けた次世代がん検査技術の最前線

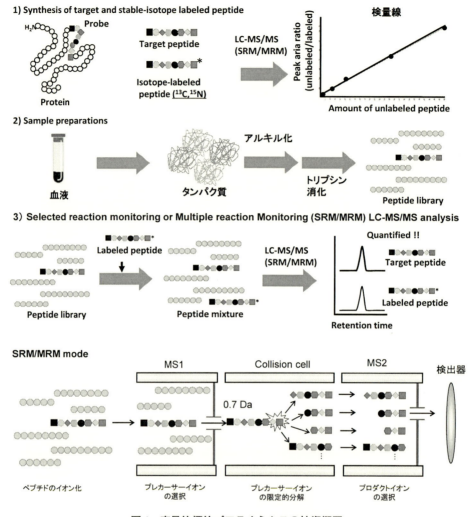

図1　定量的標的プロテオミクスの技術概要
定量対象タンパク質を仮想的にトリプシン消化して得られるペプチド断片のうち，各タンパク質に特異的な配列を持つペプチド（target peptide）に対して，安定同位元素標識したアミノ酸を含むペプチド（isotope-labeled peptide（^{13}C, ^{15}N））を合成する。血液中のタンパク質をトリプシンなどの消化酵素で断片化した後に，安定同位元素標識ペプチドを試料中に添加し，SRM/MRMモードで測定し，測定結果を検量線に当てはめることで定量値を算出する。

3　水酸化修飾 α-fibrinogen

　水酸化修飾 α-fibrinogen は国立がん研究センターの尾野雅哉博士らによって同定された早期膵がんマーカー候補であり，α-fibrinogen の530番目と565番目のプロリンの水酸化修飾体が増加することが 2-Dimensional Image Converted Analysis of LCMS を用いて明らかにされている（図2）[5]。565番目の水酸化プロリンに対する特異的な抗体は作製されているが，530番目

第 6 章　早期膵がんの血中バイオマーカーへの新しいアプローチ

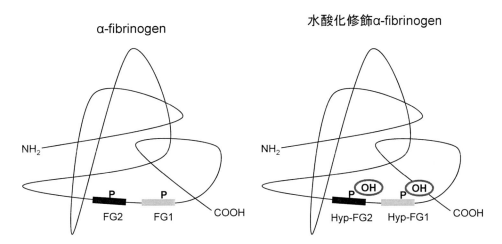

図 2　*α*-fibrinogen と水酸化修飾 *α*-fibrinogen
非修飾と水酸化修飾を区別し定量するペプチドとして FG1, FG2, Hyp-FG1, Hyp-FG2 用いた。

に対しては特異的な抗体が作製できておらず，530 番目に対するマーカーとしての有用性評価を行うことはこれまで不可能であった。そこで，定量的標的プロテオミクスに基づく定量法を構築し，水酸化修飾 *α*-fibrinogen の早期膵がんマーカーとしての有用性を検証した。

　まず，修飾部位を含むトリプシン断片として非修飾ペプチド（FG1 と FG2）および水酸化修飾ペプチド（Hyp-FG1, Hyp-FG2）を設計し，化学合成した（図 2）。同時に，内標準としてそれぞれに対する安定同位元素標識体も化学合成した。それぞれのペプチドを用いて検量線を作成した結果，いずれのペプチドにおいても 50〜5,000 fmol で R^2 値が 0.99 を超える良好な直線を得ることができた。そこで実際に水酸化修飾 *α*-fibrinogen の膵がんマーカーとしての評価を行うために，膵がん検体 70 例と健常者検体 27 例の合計 97 例について定量解析を実施した。Hyp-FG1 と Hyp-FG2 の水酸化割合と定量値を比較した結果，膵がん患者において有意に健常者よりも上昇していた（図 3）。Hyp-FG1 と Hyp-FG2 のマーカーとしての有用性を評価し，診断の基準値を算出するために receiver operating characteristics（ROC）解析を行った。Hyp-FG1 と Hyp-FG2 の水酸化割合および定量値の area under the curve（AUC）は 0.65〜0.689 であり，Hyp-TFP の定量値での AUC が最も高かった。一方で，既存のマーカーでは CA19-9, carcinoembryonic antigen（CEA），DUPAN-2 の AUC はそれぞれ，0.903, 0.682, 0.892 であり，水酸化修飾 *α*-fibrinogen は CEA とは同等の診断能を持つが，CA19-9 や DUPAN-2 には劣ることが明らかとなった。そこで，CA19-9 に陰性であった膵がん検体に着目したところ，CA19-9 に陰性な Stage I/II の早期患者 8 例に対して，水酸化修飾 *α*-fibrinogen は 6 例で陽性を示した（表 1）。以上の結果から水酸化修飾 *α*-fibrinogen は CA19-9 に陰性な早期膵がん診断に有用なマーカーであることが示唆された[6]。

早期発見・予防に向けた次世代がん検査技術の最前線

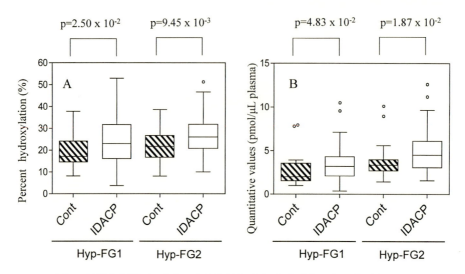

図3　健常者と膵がん患者の水酸化割合（A）と水酸化の定量値（B）比較

健常者（n=27）と膵がん患者（n=70）の水酸化修飾α-fibrinogenの割合と定量値を箱ひげ図として示した。Cont，健常者；IDACP，膵がん患者。文献6から引用。

表1　CA19-9 陰性患者への水酸化修飾 α-fibrinogen の有用性

Stage	CA19-9 (U/mL)	CEA (ng/mL)	DUPAN-2 (U/mL)	Percent hydroxylation		Quantification value (pmol/μL plasma)	
				Hyp-ESS	Hyp-TFP	Hyp-ESS	Hyp-TFP
I	8.1	1.9	24	33.2	35.2	3.43	4.4
I	8.8	1.1	24	15.8	23	1.53	3.09
II	11.7	1.3	24	31.8	37.3	4.08	6.2
II	11	1.4	24	29.5	29.9	3.98	7.57
II	11.8	2.4	24	23.2	31.7	2.73	6.6
II	23.3	2.9	24	25.9	29.4	4.67	6.29
II	25.9	1	40	16.1	22.7	1.87	3.37
II	31.8	1.5	24	14.8	16.6	1.24	1.96
III	0.9	3.6	1601	40.1	45.4	5.93	8.13
III	0.9	8.2	1601	13.7	13.4	1.56	2.26
III	8.3	34.8	1100	30.6	28.9	4.46	5.77
III	14.4	3.8	24	16.7	23.6	2.4	4.26
IV	0.9	168	1601	14.8	26	2.27	5.39
IV	18.4	2.7	88	40.1	44.4	6.33	8.77
IV	24.7	8.2	1601	19.3	24.2	2.84	5.05
IV	29.7	23.7	1601	33.4	36	5.14	6.75
IV	32.4	3.6	28	16.4	17.9	2.27	2.97

基準値を超えている数値は灰色で塗りつぶしてある。文献6から引用。

第6章　早期膵がんの血中バイオマーカーへの新しいアプローチ

4　IGFBP2, 3

　前節で水酸化修飾 α-fibrinogen は CA19-9 に陰性である早期膵がんの診断に有効であることを示した。しかし，すべての CA19-9 陰性な早期膵がん患者を診断できるわけではない点，偽陽性率が高い点が膵がんの診断マーカーとして実用化するためには不十分であり，新たな膵がんマーカー候補に対しても検討を行う必要がある。そこで，国立がん研究センターの本田一文博士らの逆相タンパク質アレイを用いた解析で同定された膵がんマーカー候補23分子および膵がんリスク関連6分子のうち，非濃縮血漿で検出可能な Adiponectin，Complement C2a（C2a），C2b，C-reactive protein（CRP），IGFBP2，IGFBP3 について，「短期間での定量法構築」，「多分子同時定量」の利点をいかし定量的プロテオミクスに基づく定量法を構築し，マーカーとしての有用性評価を実施した[7]。この際，数多くの臨床検体を効率的に解析するため，自動前処理ロボット，microLC-MS/MS，自動解析ソフトを用いた独自の解析手法を構築した（図4）。本手法は1週間に1,000検体以上を精度よく（CV15％以下）解析可能な手法である。

　上記6分子について，Stage I/II 早期膵がん患者38例および健常者65例の早期膵がんセットの定量解析を行った。その結果，IGFBP2 および IGFBP3 が健常者に比べ早期膵がん患者において有意に変動していた（図5）。これらの分子について ROC 解析を実施した結果，IGFBP2 と IGFBP3 は AUC の値は CA19-9 を下回ったが，陽性率は CA19-9 に比べても高く，有力な早期膵がんマーカーとして絞り込んだ。水酸化修飾 α-fibrinogen の時と同様に，IGFBP2, 3 の CA19-9 陰性患者に対する補填能を評価した結果，CEA と DUPAN-2 は CA19-9 陰性15検体中，いずれも3例のみで上昇していた。一方で，IGFBP2, 3 はそれぞれ，8例と10例で陽性を示した。よって，IGFBP2, 3 を CA19-9 と組合わせることは診断に有益であると考えられる。そこで，これらの分子を組合わせた多変量ロジスティック回帰式（式1）を作成した。式1と比較するため，CA19-9 単独のロジスティック回帰式も作成した（式2）。

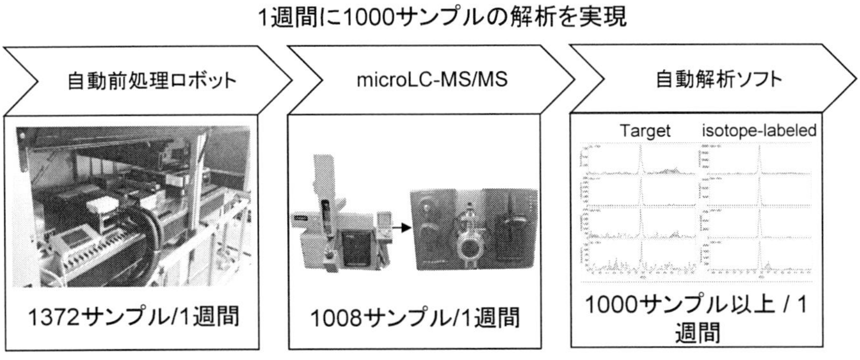

図4　質量分析装置を用いたスループットの高い定量プロテオミクス技術

$$p = 1/(1+\exp(-(0.652+0.0299\times CA19-9+0.0390\times IGFBP2-0.0245\times IGFBP3))) \quad (1)$$
$$p = (1/(1+\exp(-(2.57+0.0589\times CA19-9)))) \quad (2)$$

式1は早期膵がん患者と健常者を良く区別でき（AUC：0.900（95％ confidence interval (CI), 0.837～0.962), CA19-9単独に比べてAUCが上昇することが明らかとなった（図6A）。式1と式2のAUCを比較した結果, AUCの差は0.064（95％ CI, 0.001-0.127；p＝

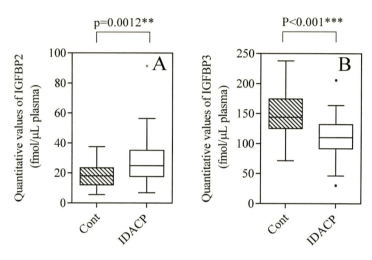

図5 早期膵がんセットにおける IGFBP2, 3 の定量比較

健常者（n=65）と早期膵がん患者（n=38）の6分子の箱ひげ図を示している。Stage I（n=4), tage II（n=34）。A IGFBP2, B IGFBP3。Cont, 健常者；IDACP, 膵がん患者。文献7から引用。

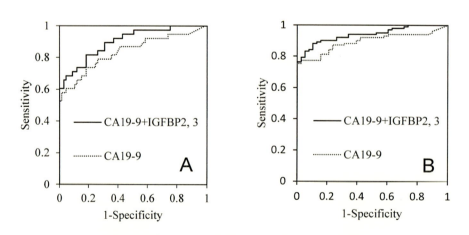

図6 ロジスティック回帰モデルに基づく ROC 解析

（A）早期膵がんセットの定量結果からロジスティック回帰式を算出し, ROC 解析を実施。（B）早期膵がんセットで作成したロジスティック回帰式に, 全ステージ膵がんセットの定量結果を当てはめて, ROC 解析を実施。文献7から引用。

第6章　早期膵がんの血中バイオマーカーへの新しいアプローチ

0.0477）であり，統計学的に有意にIGFBP2，3がCA19-9単独のAUCを押し上げた。

　式1の評価を行うため，式の作成には関与していない健常者（n=38）および膵がん患者（Stage Ⅰ〜Ⅳ，n=101）を含む全ステージ膵がんセットの定量解析を行った。定量の結果，IGFBP2，3は健常者に比べてStage Ⅱの早期より有意に膵がん患者で変動しており，早期膵がんセットの定量結果と一致した。式1の評価を行うため，CA19-9，IGFBP2，IGFBP3の定量結果を当てはめ，ROC解析を行った（図6B）。その結果，Stage Ⅰ-Ⅳ膵がん患者と健常者を良く区別し（AUC，0.940；95% CI，0.903-0.976），CA19-9単独（AUC 0.901（0.842〜0.946））に比べてAUCを上昇させた。本モデルのAUCとCA19-9単独のAUCを比較した結果，AUCの差は0.046（95% CI，0.006-0.085；p=0.0226）であり，統計学的に有意にIGFBP2，3がAUCを押し上げた。よって，上述した式を式の作成に関与しない全ステージ膵がんセットを利用して検証し，IGFBP2，IGFBP3およびCA19-9の組合わせは膵がんの診断に有用であることが明らかとなった。

　IGFBP2，3，CA19-9，DUPAN-2，式1の膵がんのリスクのある患者（粘液性嚢胞腫瘍（MCNs），膵管内乳頭粘液性腫瘍（IPMNs），慢性膵炎など）に対する評価を行うため，これらの疾患に対して定量解析を行った。ROC解析の結果，IGFBP2のAUCはIPMNs，内分泌腫瘍，慢性膵炎の病態において有意に上昇していた。一方で，そのほかのマーカーでは統計学的に有意ではなかった。このことから，IGFBP2は膵がんのリスク疾患患者の診断にも応用できると考えられる。膵がんリスク疾患患者を健常者と区別することが可能となれば，膵がんのより早期発見が実現する[8]。このことは，膵がんの劇的な予後改善に寄与するものであると考えられる。

　膵がん以外の悪性腫瘍に対するIGFBP2，IGFBP3，CA19-9，DUPAN-2，式1のマーカーとしての評価を行った。その結果，IGFBP2は胃がん，胆管がん，肝細胞がん，結腸がん，十二指腸がんで有意に上昇しており，IGFBP3は胆管がんと肝細胞がんにおいて有意に減少していた。式1は胃がん，胆管がん，肝細胞がん，結腸がんにおいて有意に上昇していたが，これらのAUCはIGFBP2もしくはIGFBP3のいずれか単独のAUCに比べても低かったことから，これらの悪性腫瘍の診断にはIGFBP2，3単独が式1よりも有益であることが明らかとなった。

5　おわりに

　本研究成果は，難治性のがんである膵がんの早期発見を実現することで，予後改善に貢献することが期待される。また，早期膵臓がんのスクリーニングにはIGFBP2，IGFBP3とCA19-9の組合わせによる診断が必要だが，IGFBP2，IGFBP3のみの検査であれば1滴の血液から診断することが可能であり，被験者の検査による負担を軽減できる可能性である。さらには，研究過程において今回開発した新たな質量分析システムも，今後臨床現場などにおいて多量の検体の計測診断を可能なものに発展することが期待される。

謝辞

本総説で紹介している成果の一部は，内閣府最先端最先端・次世代研究開発支援プログラム，国立研究開発法人日本医療研究開発機構 AMEDCREST，次世代がん研究シーズ戦略的育成プログラム，次世代がん医療創生研究事業の助成により行われたものであり，ここに感謝の意を表します。

文　　献

1) U. K. Ballehaninna & R. S. Chamberlain, *Indian. J. Surg. Oncol.*, **2** (2), 88 (2011)
2) J. Kamiie *et al.*, *Pharmaceutical Research*, **25** (6), 1469 (2008)
3) S. Ohtsuki *et al.*, *J. Pharm. Sci.*, **100** (9), 3547 (2011)
4) Y. Uchida *et al.*, *Fluids and Barriers of the CNS*, **10** (1), 21 (2013)
5) J. A. Ji *et al.*, *J. Pharm. Sci.*, **98** (12), 4485 (2009)
6) T. Yoneyama *et al.*, *J. Proteome. Res.*, **12** (2), 753 (2013)
7) T. Yoneyama *et al.*, *PloS ONE*, **11** (8), e0161009 (2016)
8) M. C. Chang *et al.*, *World. J. Gastroenterol.*, **20** (9), 2358 (2014)

第7章 がん遺伝子パネル検査による膵がんクリニカルシークエンス

林 秀幸[*]

1 はじめに

　近年，次世代シークエンサーの普及により大規模なゲノム情報を短時間かつ安価で解析することが可能となり，網羅的がん遺伝子検査を用いたがんクリニカルシークエンスの臨床実装が進んでいる。クリニカルシークエンスとは「臨床現場で治療介入を意図した遺伝子解析を行うこと」であるが，我が国においても個々の患者のがん細胞の遺伝子を解析して，遺伝学的背景から最も効果が期待できる治療法を選択して行う，いわゆる「がんプレシジョンメディシン」ががんに対する新たな治療戦略として注目されている。

　実際に非小細胞肺がんなどの一部のがん腫では実臨床においてがんプレシジョンメディシンが既に実施されているが，膵がんに対するプレシジョンメディシンは未だ開発途上にあり，その有用性は未知であるが，今後の膵がん治療開発において重要な位置を担うことが予測される。

　一方，実地医療における膵がんクリニカルシークエンスはシークエンス用の腫瘍検体採取の難しさ，また治療標的となりうる遺伝子異常が見つかった場合であっても薬剤へのアクセスが難しい点など，疾患特有の様々な難しさを有し，今後解決しなければならない課題も多い。本稿では特にがん遺伝子パネル検査を用いた膵がんクリニカルシークエンスの現状および今後の展望について概説する。

2 がん遺伝子パネル検査

　次世代シークエンサーを用いた網羅的がん遺伝子解析には全てのDNAを対象とした全ゲノムシークエンス，全てのエクソン領域を対象とした全エクソンシークエンス，全てのRNAを対象とした全トランスクリプトームシークエンス，特定の遺伝子またはその変異ホットスポット（高頻度で突然変異を起こす部位）を対象としたターゲットシークエンスに大きく分類される。中でもクリニカルシークエンスとしてのがん遺伝子診断に最も効率的で有用とされるのは特定のがん関連遺伝子を対象としたターゲットシークエンスであり，その際に複数のがん関連遺伝子をディープシークエンス（同一領域を複数回，時には数千回シークエンスすること）し，がんにお

---

　[*] Hideyuki Hayashi　慶応義塾大学　医学部　腫瘍センター　ゲノム医療ユニット
　　　特任助教

表1 代表的ながん遺伝子パネル検査（2019年1月現在）

検査名	標的遺伝子数	対象検体	承認状況	主な実施施設
MSK-IMPACT	468遺伝子	腫瘍由来DNA 正常組織由来DNA	FDA承認済	米国
FoundationOne CDx	324遺伝子	腫瘍由来DNA	FDA承認済 本邦承認済	米国
Oncomine Dx Target Test	46遺伝子	腫瘍由来DNA/RNA	FDA承認済 先進医療B	米国 大阪大学ほか
Guardant360	73遺伝子	血中循環DNA	自由診療	米国 東京医科歯科大学ほか
NCC Oncopanel	114遺伝子	腫瘍由来DNA 末梢血由来DNA	本邦承認済	国立がん研究センター 中央病院ほか
Todai OncoPanel	DNA 465遺伝子 RNA 467遺伝子	腫瘍由来DNA/RNA 末梢血由来DNA	先進医療B	東京大学ほか
PleSSision	160遺伝子	腫瘍由来DNA 末梢血由来DNA	自由診療	慶應義塾大学ほか
OncoPrime	223遺伝子	腫瘍由来DNA	自由診療	京都大学ほか
P5	52遺伝子	腫瘍由来DNA	自由診療	岡山大学ほか

ける体細胞変異の検出をシークエンサーで行うためのキットをがん遺伝子パネルという。がん遺伝子パネルを用いた網羅的がん遺伝子解析はターゲットを特定のがん関連遺伝子またはそのホットスポットに絞るため，少量のサンプルを用いて高精度に低頻度の変異の検出も可能であり，がんクリニカルシークエンスにおいて最も用いられる遺伝子解析手法である。現在，実臨床において使用されている代表的ながん遺伝子パネル検査を表1に示す。

3 膵がんにおける遺伝子異常

膵がんに対する過去の大規模な遺伝子解析研究の結果，膵がんにおいては*KRAS*，*TP53*，*CDKN2A*，*SMAD4*の4遺伝子が主要なドライバー遺伝子として発がんに寄与していることが知られている[1~5]。一方，これらの主要4遺伝子以外の遺伝子異常に関しては頻度は低いものの，中には薬物療法の治療標的になりうる遺伝子異常もいくつか存在する（表2）。

*KRAS*遺伝子異常は膵がんにおけるドライバー遺伝子異常の約95％を占めるが，そのうち治療標的の候補とされているのは現在のところ*KRAS G12C*変異のみであり[6~8]，膵がん*KRAS*変異型の多くを占める*KRAS G12D*，*KRAS G12V*に対する治療開発が今後の膵がん治療開発における最重要課題である。一方，*KRAS*野生型膵がんにおいては*BRAF*変異や*ALK*融合遺伝子など，既存の分子標的治療薬による治療標的になりうるドライバー遺伝子異常が比較的検出されやすいことが報告されている[9,10]。なお日本人膵がん症例における*KRAS G12D*，*KRAS G12V*，*KRAS G12C*，*KRAS*野生型の頻度はそれぞれ48％，32％，4％，4％と報告されている[5]。

第7章　がん遺伝子パネル検査による膵がんクリニカルシークエンス

表2　膵がんにおける遺伝子異常と治療標的

遺伝子名	異常割合（%）	主な異常パターン	標的薬剤
主要4ドライバー遺伝子			
KRAS	90-95	変異	－
（KRAS G12C）	（4-5）		KRAS G12C inhibitor
TP53	35-80	変異・欠失	－
CDKN2A	25-70	変異・欠失	CDK4/6 inhibitor
SMAD4	15-60	変異・欠失	－
その他			
KDM6A	10-55	変異・欠失	EZH2 inhibitor
MAP2K4	15-35	変異・欠失	－
ARID1A	10-30	変異・欠失	EZH2 inhibitor, PI3K/AKT/mTOR inhibitor
ROBO2	9-20	変異・欠失	－
PREX2	9-20	変異・増幅	－
TGFBR2	5-20	変異・欠失	－
ROBO1	7-15	変異・欠失	－
PIK3R3	6-15	欠失	PI3K/AKT/mTOR inhibitor
NALCN	4-15	変異・欠失	－
BRCA2	3-12	変異・欠失	PARP inhibitor, Platinum, Mitomycin C
ATM	9-10	変異・欠失	PARP inhibitor, Platinum, Mitomycin C
SF3B1	6-10	変異・増幅	－
SLIT2	6-10	変異・欠失	－
ARID2	3-10	変異・欠失	－
MLL3	6-9	変異・欠失	－
PIK3CA	4-9	増幅	PI3K/AKT/mTOR inhibitor
MET	3-9	増幅	MET inhibitor
ZIM2	3-9	変異・欠失	－
CDK6	2-9	増幅	CDK4/6 inhibitor
EPC1	0-9	変異・欠失	－
FANCC	0-9	変異・欠失	PARP inhibitor, Platinum, Mitomycin C
MAGEA6	0-9	変異・欠失	－
SLC16A4	0-8	変異・欠失	－
ERBB2	3-6	変異・増幅	ERBB2 inhibitor
FGFR1	2-6	変異・増幅	FGFR inhibitor
PALB2	1-6	変異・欠失	PARP inhibitor, Platinum, Mitomycin C
BRCA1	2-4	変異・欠失	PARP inhibitor, Platinum, Mitomycin C
FANCA	1-3	変異・欠失	PARP inhibitor, Platinum, Mitomycin C

4　膵がんクリニカルシークエンスの実際

膵がんクリニカルシークエンスの流れを図1に示す。

早期発見・予防に向けた次世代がん検査技術の最前線

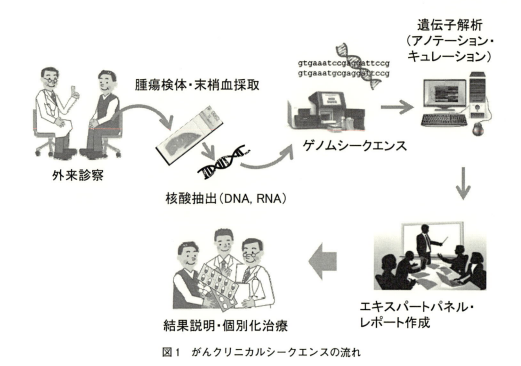

図1　がんクリニカルシークエンスの流れ

4.1　対象患者

がん遺伝子パネル検査の対象は原則,「原発不明がん」「標準治療のない稀少がん」「標準治療が終了,または終了が見込まれる固形がん」で「PS (performance status) 0〜1 までの比較的全身状態が良好な担がん患者」とされる。筆者らの検討においては実臨床における膵がん患者を対象としたクリニカルシークエンスにおいて PS：0, PS：1 症例はそれぞれ全体の 75％, 10％であったが, PS：2 症例も 15％の症例で認められた。また標準治療がすべて終了していない患者の割合は 65％と, 比較的早い段階でがん遺伝子パネル検査を申し込まれる患者も多く[11], 膵がんの場合はその病勢を考慮すると, 将来的には全ての病期でがん遺伝子パネル検査の対象とすることが望ましい。

4.2　検体準備と核酸抽出

がん遺伝子パネル検査においては遺伝子解析用の検体として腫瘍検体のほか, シークエンス精度の向上や生殖細胞系列遺伝子バリアントの検出を目的として正常検体（末梢血あるいは正常組織）を準備する。筆者らの施設では腫瘍検体に関しては病理診断用に HE 標本 1 枚, 追加の免疫染色用に未染色標本 4 枚（5 μm 厚, コーティングガラス）, 核酸抽出用に未染色標本 5 枚（10 μm 厚, ノンコーディングガラス）を準備し, 正常組織として末梢血を用いている。検体が準備できたら, 病理組織の確認および腫瘍細胞含有率の測定を行うが, シークエンス用検体の腫瘍細胞含有率は 20％以上を目標に, FFPE (formalin fixed paraffin embedded) 薄切標本から

第 7 章　がん遺伝子パネル検査による膵がんクリニカルシークエンス

間質などの腫瘍細胞以外の成分をカミソリ刃で除去し（マクロダイセクション），腫瘍細胞含有率を高めて核酸抽出を行っている。マクロダイセクションで十分に腫瘍細胞含有率を高められない場合はレーザーマイクロダイセクションを適宜追加することもある。これらの検体からシークエンス用の核酸を抽出するが，がんクリニカルシークエンスを成功させるにあたっては核酸品質が重要であり，既存検体から抽出した核酸品質は検体採取の時期（原則 3 年以内が望ましい）や固定法（10％中性緩衝ホルマリンで 6〜48 時間の固定が望ましい）で大きく異なる。従って，筆者らの施設ではシークエンス前に核酸品質の測定を行い，準備した検体でのシークエンス不良が予測された場合には事前に再生検を検討している。また，特に膵がんクリニカルシークエンスにおいては既存検体での提出が超音波内視鏡下穿刺吸引生検法（EUS-FNA）や内視鏡的逆行性胆管膵管造影（ERCP）下生検によるものが多く，核酸の収量不足でシークエンス用検体の再生検が必要となる場合が多い。筆者らの検討では膵がんクリニカルシークエンスでは核酸の品質不良あるいは収量不足による再生検率は 25％であり，特に手術検体で 14％，EUS-FNA 検体で 18％，ERCP 検体で 100％の再生検率であった[11]。

4．3　遺伝子解析

検体から抽出した核酸を用いてシークエンス用のライブラリーを調整し，次世代シークエンサーによるゲノムシークエンスを行う。読み取られたシークエンスデータに遺伝子情報が付加され（アノテーション・キュレーション），遺伝子変異（SNVs：single nucleotide variants, Ins/Del：insertions/deletions），VUS（variant of unknown significance）遺伝子，コピー数多型異常（遺伝子増幅，遺伝子減少），マイクロサテライト（MSI：microsatellite instability）不安定性，変異率（TMB：tumor mutation burden），生殖細胞系列遺伝子バリアントなどの遺伝子情報が記載された解析レポートが完成する。

4．4　エキスパートパネルの実施とレポート作成

解析レポートを元にエキスパートパネル（がん遺伝子パネル検査の結果を医学的に解釈するための多職種検討会）を開催し，個々の患者の遺伝学的情報および遺伝学的背景から考えられる推奨治療について検討する。筆者らの検討では膵がんクリニカルシークエンスにおいて初回の外来診察から解析レポートの完成および患者への結果説明までの turnaround time はそれぞれ 20 日，26 日であった。また検査申し込み後の生存期間中央値は 10.3 ヶ月であり，比較的早い段階で検査を希望される方が多い結果となった[11]。

4．5　治療対応

がん遺伝子パネル検査の結果，治療対象となりうる遺伝子異常（druggable 遺伝子異常）が検出された場合，全身状態に問題なければ genotype matched therapy の適応を検討する。保険適応内で使用できる薬剤がなければ，参加可能な治験への紹介を第一に検討するが，実際にがん遺

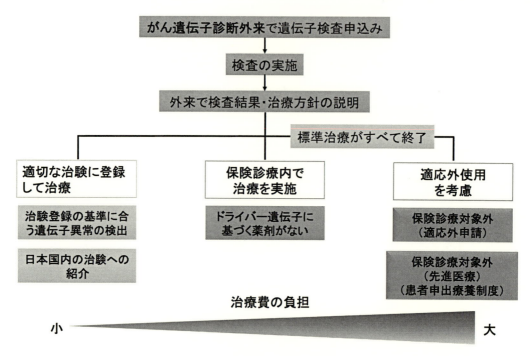

図2　がん遺伝子診断後の治療

伝子パネル検査を受けた結果，遺伝子型に適合した治験へ紹介できるのは約10％程度と少数であることが報告されている[12,13]。特に膵がんの場合は筆者らの検討によるとdruggable遺伝子異常の検出率は35％であったが，最終的に遺伝子情報に基づいた治療を実施できた症例は全体の10％に過ぎなかった[11]。膵がんにおいては現状ではがん遺伝子診断実施後に保険診療内で投与できる治療や参加可能な治験が特に少なく，適応外使用を検討せざるを得ない場面に多く直面する（図2）。がんプレシジョンメディシンの臨床実装に当たっては検査後の治療実施率の向上を目指した治療実施体制の構築が早急の課題である。

4.6　二次的所見の扱い

がんクリニカルシークエンスにおいてしばしば問題となるのが検査の結果，偶発的に判明する二次的所見（生殖細胞系列遺伝子バリアント）の取扱いである。膵がんにおいても約3〜4％の症例でBRCA1/2, ATM, PALB2, MLH1, CDKN2A, TP53などの膵発がんに関与する病因遺伝子における生殖細胞系列遺伝子バリアントが二次的所見として検出されることが報告されている[14,15]。筆者らの検討においてもがん遺伝子パネル検査を受けた膵がん患者の5％の症例において膵発がんの原因と考えられる二次的所見が検出された[11]。

二次的所見の扱いについてはまだ統一したコンセンサスが得られていないが，筆者らの施設ではがん遺伝子パネル検査の結果，生殖細胞系列遺伝子バリアントの可能性が疑われる二次的所見

第7章　がん遺伝子パネル検査による膵がんクリニカルシークエンス

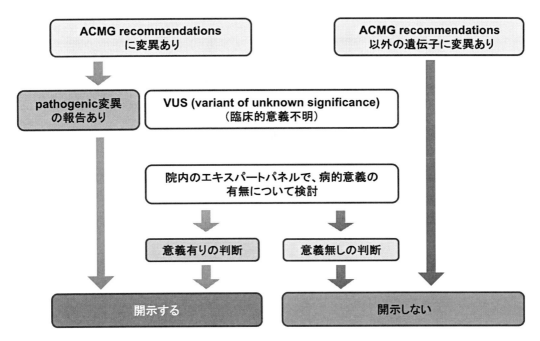

図3　慶應義塾大学病院がん遺伝子外来における二次的所見の対応

が検出され、さらにご本人が情報開示を希望された場合には遺伝子カウンセリングを受けることを推奨している。その際に米国臨床遺伝・ゲノム学会（American College of Medical Genetics and Genomics：ACMG）が提供している、ゲノムシークエンスに伴う偶発的所見・二次的所見（incidental or secondary findings）のうち、結果の開示を推奨する遺伝子のリスト（ACMG recommendations：ACMG SF v2.0)[16]に記載されている遺伝子の中で、がんに関連する遺伝子バリアントを有する症例に関しては結果を開示し、その後の対応を当院に開設されている臨床遺伝学センターに依頼している（図3）。

5　膵がんクリニカルシークエンスの今後の展開

現在は腫瘍組織検体を対象としたがん遺伝子パネル検査によるクリニカルシークエンスが主流であるが、遺伝子解析技術の発展およびコストの低下に伴い、今後は新技術を応用したクリニカルシークエンスが臨床実装されることが予測される。特に膵がんクリニカルシークエンスにおいてはシークエンスに必要な十分量の検体採取がしばしば困難であることから、体液中（主に血液）にわずかに漏れ出した腫瘍由来（原発巣および転移巣）のDNA（血中循環腫瘍DNA, circulating tumor DNA；ctDNA），がん細胞（血中循環腫瘍細胞，circulating tumor cell；CTC），がん細胞が分泌する膜小胞（エクソソーム）などを対象としたリキッドバイオプシーが注目されている。また、リキッドバイオプシー検体を用いたシークエンスでは腫瘍組織検体を用

いたシークエンスで課題となっていた tumor heterogeneity の問題が解決される他，病勢のモニタリング，治療効果のモニタリング，早期発見などにも有用な画期的手法としての側面も期待されている[17]。実際，腫瘍組織採取が困難な場合であっても，体液中のリキッドバイオプシー検体を遺伝子解析することで比較的高い感度で遺伝子解析をすることが膵がんにおいても可能となっており，新たなシークエンス手法としてその臨床実装が期待されている[18]。また，シークエンスコストの低下に伴い，従来は研究レベルで行われてきた全エクソンシークエンスや全ゲノムシークエンスによるクリニカルシークエンスの臨床実装など膵がんクリニカルシークエンスにおける更なる展開が見込まれる。クリニカルシークエンスに基づく膵がんプレシジョンメディシンは未だ開発途上にあり，その有用性については更なる検証が必要であるが，今後の膵がん治療開発において極めて有望な治療戦略となることが期待される。

文　献

1) S. Jones, RH. Hruban, M. Kamiyama et al., Exomic sequencing identifies PALB2 as a pancreatic cancer susceptibility gene. *Science*, **324**, 217 (2009)
2) AV. Biankin, N. Waddell, KS. Kassahn et al., Pancreatic cancer genomes reveal aberrations in axon guidance pathway genes. *Nature*, **491**, 399-405 (2012)
3) N. Waddell, M. Pajic, AM. Patch et al., Whole genomes redefine the mutational landscape of pancreatic cancer. *Nature*, **518**, 495-501 (2015)
4) P. Bailey, DK. Chang, K. Nones et al., Genomic analyses identify molecular subtypes of pancreatic cancer. *Nature*, **531**, 47-52 (2016)
5) H. Hayashi, T. Kohno, H. Ueno et al., Utility of Assessing the Number of Mutated KRAS, CDKN2A, TP53, and SMAD4 Genes Using a Targeted Deep Sequencing Assay as a Prognostic Biomarker for Pancreatic Cancer. *Pancreas*, **46**, 335-340 (2017)
6) JM. Ostrem, U. Peters, ML. Sos et al., K-Ras (G12C) inhibitors allosterically control GTP affinity and effector interactions. *Nature*, **503**, 548-551 (2013)
7) P. Lito, M. Solomon, LS. Li et al., Allele-specific inhibitors inactivate mutant KRAS G12C by a trapping mechanism. *Science*, **351**, 604-608 (2016)
8) MP. Patricelli, MR. Janes, LS. Li et al., Selective Inhibition of Oncogenic KRAS Output with Small Molecules Targeting the Inactive State. *Cancer Discov.*, **6**, 316-329 (2016)
9) Y. Shimada, T. Kohno, H. Ueno et al., An Oncogenic ALK Fusion and an RRAS Mutation in KRAS Mutation-Negative Pancreatic Ductal Adenocarcinoma. *Oncologist*, **22**, 158-164 (2017)
10) AJ. Aguirre, JA. Nowak, ND. Camarda et al., Real-time Genomic Characterization of Advanced Pancreatic Cancer to Enable Precision Medicine. *Cancer Discov.*, **8**, 1096-1111 (2018)

11) H. Hayashi, S. Tanishima, K. Fujii *et al.*, Genomic testing for pancreatic cancer in clinical practice as real-world evidence. *Pancreatology*, **18**, 647-654（2018）
12) Y. Tanabe, H. Ichikawa, T. Kohno *et al.*, Comprehensive screening of target molecules by next-generation sequencing in patients with malignant solid tumors, guiding entry into phase I clinical trials. *Mol. Cancer*, **15**, 73（2016）
13) A. Zehir, R. Benayed, RH. Shah *et al.*, Mutational landscape of metastatic cancer revealed from prospective clinical sequencing of 10,000 patients. *Nat. Med.*, **23**, 703-713（2017）
14) RC. Grant, I. Selander, AA. Connor *et al.*, Prevalence of germline mutations in cancer predisposition genes in patients with pancreatic cancer. *Gastroenterology*, **148**, 556-564（2015）
15) K. Shindo, J. Yu, M. Suenaga *et al.*, Deleterious Germline Mutations in Patients With Apparently Sporadic Pancreatic Adenocarcinoma. *J. Clin. Oncol.*, **35**, 3382-3390（2017）
16) SS. Kalia, K. Adelman, SJ. Bale *et al.*, Recommendations for reporting of secondary findings in clinical exome and genome sequencing, 2016 update（ACMG SF v2.0）, a policy statement of the American College of Medical Genetics and Genomics. *Genet. Med.*, **19**, 249-255（2017）
17) G. Siravegna, S. Marsoni, S. Siena, A. Bardelli, Integrating liquid biopsies into the management of cancer. *Nat. Rev. Clin. Oncol.*, **14**, 531-548（2017）
18) E. Takai, Y. Totoki, H. Nakamura *et al.*, Clinical utility of circulating tumor DNA for molecular assessment in pancreatic cancer. *Sci. Rep.*, **5**, 18425（2015）

第8章 効率的な膵がん検診のための血液バイオマーカー

鬼谷　薫[*1], 本田一文[*2]

1　はじめに

　膵がんは日本，全国がん（成人病）センター協会の調査によると（2016年集計），膵がんの5年相対生存率（2004〜2007年）が最も低い固形悪性腫瘍の1つである[1,2]。

　膵がん患者の多くは進行期で発見され，診断時にはその多くが切除不能と診断[3,4]されているのが現状である。一方，最近の研究では膵がんは最初に膵管に異変が起きてから転移するまでに少なくとも15年はかかるという報告がある[5]ことから，膵がんといえども早期発見が可能な期間が存在することが示唆されている。

　膵がん早期発見のために一般集団からスクリーニングを行う際，現在使用されている画像検査（超音波内視鏡，MR胆管膵管撮影，内視鏡的逆行性胆管膵管造影）では侵襲が大きく医療経済性も効率がよいとはいいがたい。膵がん早期発見のためには，非侵襲的でかつ頻回に検査が可能なバイオマーカーにより一次スクリーニングを実施し，膵がんハイリスク群を囲い込んだ後，2次スクリーニングとして実施する精密画像検査の検査前陽性確率を高めることによる効率の高い検診戦略の策定が必要となってくる。

　既存の血液バイオマーカーとしてはCA19-9やCEA，などが挙げられる。この中でもCA19-9は，膵がんの診断やフォローアップの際に使用する最も一般的なバイオマーカーであり，米食品医薬品局（FDA）で承認されている[6]。しかし，CA19-9は進行がんを除くと陽性率は低く一般的に早期膵がんの検出には適さず[7〜9]，American Society of Clinical Oncology（ASCO）のガイドラインではCA19-9を利用した膵がん検診は推奨されていない[10]。

　本稿では，我々が探索し同定した新規膵がん・膵がんリスク疾患検出バイオマーカーであるapolipoprotein-A2 isoform（以下 apoA2 isoform）の有用性とその実用化に向けた取り組みについて概説する。

[*1] Kaoru Onidani　（国研）国立がん研究センター研究所
　　　　　　　　　早期診断バイオマーカー開発部門　特任研究員；東京歯科大学
　　　　　　　　　口腔顎顔面外科学講座

[*2] Kazufumi Honda　（国研）国立がん研究センター研究所
　　　　　　　　　早期診断バイオマーカー開発部門　ユニット長

2 早期膵がん診断用バイオマーカーとしてのapoA2 isoformの同定

トップダウンプロテオミクス解析を利用して，膵がん患者103検体と健常者112検体から血漿タンパク質のプロファイルを行ったところ，膵がん患者検体で有意に減少する17,252 m/zのMSピークを見出し，apoA2のホモ2量体を構成する片側単鎖のC末端からグルタミンの1アミノ酸分が欠損したものであることが判明した[11]。

また，質量分析プロファイルから循環血漿中のapoA2にはC末端アミノ酸が異なる5個のisoformがあることを同定した。C末端が-ATQ/ATQ（以下apoA2-ATQ/ATQ，分子量

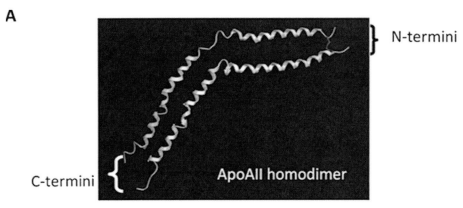

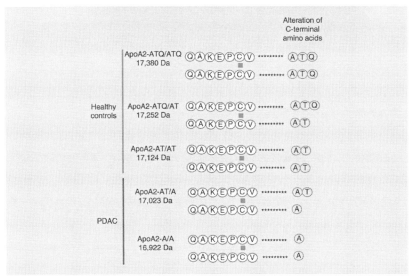

図1 apoA2二量体の構造
A：apoA2二量体の立体構造を予測したモデル構造。この予測モデルの作製には，タンパク質立体構造解析ソフトMOE（株式会社菱化システム）を使用した。
B：5種類おapoA2二量体のアミノ酸配列とその計算値の分子量。
（文献11, 12より転載）

17,380 Da), -ATQ/AT（以下 apoA2-ATQ/AT, 分子量 17,252 Da), -AT/AT（以下 apoA2-AT/AT, 分子量 17,124 Da), -AT/A（以下 apoA2-AT/A, 分子量 17,023 Da), -A/A（以下 apoA2-A/A, 分子量 16,922 Da）の 5 つである（図1）。apoA2-ATQ/ATQ, apoA2-ATQ/AT, apoA2-AT/AT は健常者, apoA2-AT/A, apoA2-A/A は膵がんおよびそのリスク疾患の患者にみられた[11]。

さらに, 我々が apoA2 isoforms を計測するために特化して最適化したマトリックス支援レーザー脱離イオン化法-飛行時間質量分析（matrix assisted laser desorption/ionization-hybrid quadrupole-time of flight mass spectrometer：MALDI-Qq-TOF-MS）法を用いて apoA2 の診断精度を, 健常者・膵がん・膵がんのリスク疾患・他の消化器がん患者の血液検体を日本の7医療施設から前向きに集めて検証した（n＝833）。その結果, 健常者と比較し膵がん患者では apoA2-ATQ/AT が減少していることが分かり, Area Under the Curve（AUC）＝0.866 であった。さらに, ドイツのハイデルベルグ大学のコホートでも検証を行ったところ AUC＝0.958 であり, 膵がん患者と健常者を判別することが可能であった[11]。

3 ELISA キットを用いた apoA2 isoform 測定の臨床サンプルによる検討

実際の医療機関の臨床検査室では質量分析装置を日常の検査機器として使用するにはいまだ課題が多い。そのため, 一般の臨床検査室や検査センターで使用できる enzyme-linked immunosorbent assay（ELISA）法を用いて apoA2 isoform 濃度を測定するキットを新規に開発した。これは, apoA2-AT/AT および apoA2-ATQ/ATQ に対する特異抗体を用いた新しいサンドイッチ ELISA 法である。この ELISA 法は, apoA2-AT 測定と apoA2-ATQ 測定の 2 つの測定系から構成さている[12]。

開発した ELISA キットで, 各ステージの膵がん患者, 膵がんのリスク疾患患者, 他の消化器がん患者と健常者の血漿中の apoA2 isoform 濃度の測定を行った[13]。

研究で集積された血液検体の検証用集団で, 膵がん患者と健常者間での AUC は国内単施設コホートで 0.935（n＝261）, 国内他施設共同コホートで AUC＝0.944（n＝242）であった。また, 国内単施設・他施設コホート共に早期膵がん（stage I / II 期）において AUC が 0.9 以上であり, 他施設共同コホートでは stage I, II, III, IV 期の AUC はそれぞれ, 0.939, 0.957, 0.926, 0.946 であり apoA2-ATQ/AT の有意な減少はどの stage でも認められた[13]。

さらに早期膵がんの検出に対する感度と特異度を上げるために, apoA2-ATQ/AT と CA19-9 の組み合わせを試みた。この組み合わせでは, 膵がんに対する感度は 95.4 %, 特異度は 98.3 % であり特に感度は stage I 期で 100 %, stage II 期で 97.1 % であり, apoA2-ATQ/AT と CA19-9 を組み合わせることで早期膵がんを検出できる可能性が示唆された[13]。

国内他施設共同研究で集積された血液検体で apoA2 isoform 濃度を測定したところ, 膵がん患者では C 末端のパターンが大きく 2 つに分類できた。1 つは翻訳後修飾を多く受けた light

第8章　効率的な膵がん検診のための血液バイオマーカー

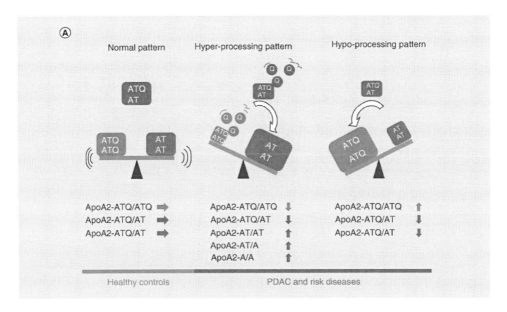

図2　apoA2 isoforms のC末端切断パターン
（文献12より転載）

isoform である apoA2-AT/AT が優位に認められる"過剰切断型"，他方は翻訳後修飾を受けていない heavy isoform である apoA2-ATQ/ATQ が優位に認められる"切断抑制型"で，健常者ではどちらの切断パターンも認められなかった。どちらの切断パターンでも，結果的に light isoform と heavy isoform の中間型である apoA2-ATQ/AT が減少する。このため，膵がん患者では apoA2-ATQ/AT が減少するということが判明した[12,13]。これが，膵がん患者で apoA2-ATQ/AT が減少する所以である（図2）。

4　米国国立がん研究所早期診断研究ネットワーク（NCI EDRN）での apoA2 isoform の臨床的有用性の確認

米国国立がん研究所（National Cancer Institute：NCI）主導の早期発見ネットワーク（Early Detection Research Network：EDRN）は，がんの早期診断の臨床応用を加速することを目的とした機関であり，全米規模で医療機関から検体を集めてアカデミアや企業等で同定されたがん診断マーカーに対して，研究予算の支援，第三者による科学的な検証を行い，企業とのマッチング，体外診断薬（in vitro diagnostics：IVD）の承認支援などを行っている。

我々は，apoA2 isoform の ELISA キットの臨床的有用性を確認するため，NCI EDRN の膵がんリファレンスセットを用いて apoA2 のブラインド検証を行った[13]。EDRN で集積された，健常者（n=61），慢性膵炎患者（n=62），急性良性胆道狭窄患者（n=31），膵がん患者（stage ⅠA，ⅠB，ⅡA；n=55，stage ⅡB；n=42）の血清検体を用いて，ELISA キットで各検体の

apoA2 isoform 濃度を測定し，CA19-9 との比較も行った。得られた結果は NCI EDRN Data Management and Coordination Center でバイオマーカーの性能評価が行われた。

その結果，膵がん患者（stage ⅠA/ⅠB/ⅡA/ⅡB）で apoA2-ATQ/AT の有意な減少を認め，AUC＝0.809，CA19-9 は AUC＝0.783 という結果であった（図3A，B）。また，CA19-9 と apoA2-ATQ/AT を組み合わせると，CA19-9 単独検査に比べて AUC＝0.879 と有意に押し上げた（95％信頼区間 0.828～0.930）（図3C）。

さらに，CA19-9 は，急性良性胆道狭窄患者，膵がん患者 stage ⅠA/ⅠB/ⅡA/ⅡB で有意に増加しており，apoA2-ATQ/AT では急性良性胆道狭窄患者，膵がん患者 stage ⅠA/ⅠB/ⅡA/ⅡB に加え慢性膵炎で有意な減少を認めた[13]。

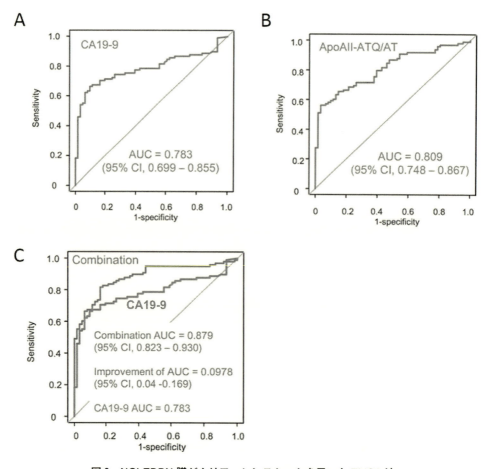

図3　NCI EDRN 膵がんリファレンスセットを用いた ELISA 法 apoA2-ATQ/AT と CA19-9 の ROC 解析

A，B：CA19-9（A）と ELISA 法 apoA2-ATQ/AT（B）の ROC 解析と AUC
C：CA19-9 単独と CA19-9・ELISA 法 apoA2-ATQ/AT の組み合わせによる ROC 解析と AUC
（文献13より改変して転載）

5 European Prospective Investigation into Cancer（EPIC）コホートによる検証

EPIC はヨーロッパ 10 カ国，23 機関で 50 万人を超える参加者が登録され，15 年近く追跡を行っている世界最大の他施設前向きコホートの 1 つであり，食生活，栄養状態，生活習慣，環境要因とがんや慢性疾患との発生率との関係を調査するよう設計されている。このコホートで集積された血液検体は膵がん診断前症例の検体であるため，診断までの期間とバイオマーカーの濃度の相関を解析することにより，膵がん無症候性症例の早期発見やハイリスク群設定に関するバイオマーカーの臨床性能を検討することが可能である。

我々は 1992～2000 年の間に，EPIC に登録された 35～70 歳の男女 519,978 人の中から，献血後 5 年以内に膵管腺がんと臨床的に診断された 156 例と無作為に選ばれたコントロール群 213 例を対象として，apoA2 isoform と CA19-9 を測定し膵管腺がん発症との相関を調査した[14]。コントロール群は献血後 3 年間膵がんの発症がないことが確認されている。

膵がん診断前の期間ごとの CA19-9，apoA2-ATQ/AT それぞれの特異度 98% のときの感度を解析した。CA19-9 の特異度 98%（カットオフ値 38.0 U/mL）での感度は，診断 6ヶ月前までの検体で 0.50，6～18ヶ月間前は 0.29，18～36 カ月前では 0.07 であった。また，apoA2-ATQ/AT の特異度 98%（カットオフ値 27.7 μg/mL）での感度は，診断 6ヶ月前の検体で 0.14，6～18ヶ月間前は 0.21，18～36 カ月前では 0.05 であった。どちらのバイオマーカーも診断前の期間が長くなるほど感度は低下した[14]。

次に CA19-9 と apoA2-ATQ/AT を組み合わせて解析を行ったところ，特異度 98% のときの感度は診断 6ヶ月前，6～18ヶ月前でそれぞれ 0.57，0.36 であり，18 カ月前全ての検体の特異度 98% のときの感度は 0.43 という結果であった[14]。CA19-9 と apoA2-ATQ/AT を組み合わせることで，CA19-9 単独より感度は改善した。apoA2-ATQ/AT と CA19-9 の組み合わせで，診断 18 か月前の特異度 98% で感度 43% という結果により，通常の診断よりも前に手術可能な状態の膵がんを検出でき生存率改善の可能性が示唆された。

6 今後の展望

ApoA2 isoform は膵がん患者の判別に有用なだけでなく，膵がん発症のリスクがある患者を判別することへの概念実証も確立できた。これらの研究成果を踏まえ 2015 年から神戸大学などと共同で検診研究を開始した。2017 年 7 月からは鹿児島県で行われた地域健康診断をはじめとして前向き検診登録を実施中で，今後 8,000～20,000 人を目標として試験的膵がん検診検証を行っている（UMIN000028015）。ApoA2 isoform を測定することで膵がんや膵がんのリスク疾患をスクリーニングし，ハイリスク集団を濃縮後に画像検査等を用いて膵がんを検出する「効率的な早期膵がん検診法」の開発を目指している。

謝辞

本研究は，国立研究開発法人日本医療研究開発機構（AMED）「革新的がん医療実用化研究事業」，「次世代がん医療創生研究事業」の支援を受けて遂行されたものである。

文　　献

1) M. Hori et al., *Jpn. J. Clin. Oncol.*, **45**, 884-891（2015）
2) R. Siegel, D. Naishadham, A. Jemal, *CA Cancer J. Clin.*, **63**, 11-30（2013）
3) D. P. Ryan, T. S. Hong, N. Bardeesy, *N. Engl. J. Med.*, **371**, 1039-1049（2014）
4) S. T. Chari et al., *Pancreas*, **44**, 693-712（2015）
5) S. Yachida et al., *Nature*, **467**, 1114-1117（2010）
6) K. E. Poruk et al., *Curr. Mol. Med.*, **13**, 340-351（2013）
7) C. R. Ferrone et al., *J. Clin. Oncol.*, **24**, 2897-2902（2006）
8) M. A. Tempero et al., *Cancer Res.*, **47**, 5501-5503（1987）
9) H. Takasaki et al., *Cancer Res.*, **48**, 1435-1438（1988）
10) *J. Oncol. Pract.*, **2**, 314-316（2006）
11) K. Honda et al., *PLoS ONE*, **7**, e46908（2012）
12) K. Honda, S. Srivastava, *Biomark. Med.*, **10**, 1197-1207（2016）
13) K. Honda et al., *Scientific Reports*, **5**, 15921（2015）
14) K. Honda et al., *Int. J. Cancer*,（2018）

第9章　血中マイクロRNAを用いた膵がん診断の展望

松﨑潤太郎*

1　はじめに

　膵がんは，我が国での悪性腫瘍による死亡数において男性で第5位，女性で第3位に位置づけられる。しかし胃がん・肺がん・大腸がん・乳がん・子宮頸がんのような対策型がん検診は実施されていない。これは対象集団の死亡率を下げる科学的根拠を有する検診法が現時点では存在しないためである。また検診による死亡率低下が困難な理由として，腹部エコー検査などで偶然発見されたような症例でさえ，発見時には腫瘍が進行して治癒切除が困難であることが多いことが問題となる。ゆえに膵がん克服のためには，従来の検査法では発見し得なかったような超早期の段階での膵がん発見が予後改善の突破口となる可能性がある。またその検査法は当然低侵襲であることが望ましい。

　これまでのCEAやCA19-9といった腫瘍マーカーは，StageⅠの膵がん症例における陽性割合が50％未満と十分でなく，現在世界中の研究者がより高性能な血中マーカーの探索を行っている。国立がん研究センターでは以前より血中マイクロRNAによる膵がん早期診断の可能性に注目し，その実用化を目指して研究・開発を進めている。本稿では，これまでに蓄積された膵がんの血中マイクロRNA診断に関する国内外の研究結果を総覧し，克服すべき課題についても触れたい。

2　血中マイクロRNAとは

　マイクロRNAとは18～25塩基ほどで構成される小さな一本鎖non-coding RNAである。2001年にヒトを含む多くの生物において進化的に保存された配列としてマイクロRNAが認知され[1]，最新のデータベース（miRBase rel. 22）[2]によれば2,600種類以上のヒト成熟マイクロRNAが様々な生命活動の調節に寄与している。マイクロRNAは主に，標的mRNAの3'非翻訳領域（UTR）に位置する相補的配列に，5'末端の2～8塩基（シード領域）の短い配列を用いて結合することにより，mRNAから蛋白質への翻訳を抑制する機能を有する。ほとんどの場合，マイクロRNAとその相補的標的mRNA配列との完全な一致は必要とされず，1種のマイクロ

　＊　Juntaro Matsuzaki　（国研）国立がん研究センター研究所　分子細胞治療研究分野
　　　特任研究員

RNAが複数のmRNAを調節することができる。がん組織中では、がん抑制遺伝子を阻害するマイクロRNAや、がん遺伝子を阻害するマイクロRNAの多様な発現異常がみられ、がんの発生および進行に関与する。各がん組織内のマイクロRNAプロファイルは、各臓器によって異なるプロファイルを示していることが知られている[3]。

一方、全身のあらゆる細胞はエクソソームと呼ばれる直径約50〜150 nm程の脂質二重膜に包まれた細胞外小胞（extracellular vesicles；EV）を分泌しており、こちらは従来、細胞にとっての不要物を細胞外へ放出するための機構と解釈されていた。しかし2007年にValadiら[4]によって、mRNAやマイクロRNAがエクソソームに内包されて細胞外へ分泌された後、他の細胞へと送達され、受け取った細胞内でも機能しうる可能性が指摘され、エクソソームを介した核酸の授受が新たな細胞間コミュニケーションツールであることが徐々に明らかとなった。すなわち細胞外へと分泌されたマイクロRNAは単なる細胞逸脱マーカーではなく、遠隔細胞へとシグナルを伝達する、いわばホルモンやサイトカインのような機能性分子として存在する。これまでDNAやRNAなどの核酸は、細胞内にのみ存在し、その機能を果たしていると考えられてきたが、細胞外においても情報伝達の役割を担っているという事実は、まさに世紀の大発見であった。

特にがん細胞が能動的に分泌するエクソソームは、がんが生存、浸潤、転移する過程において周囲環境を自己に有利な環境に改変する役割を有していると考えられている。例えば乳がん細胞が分泌するエクソソーム中にはmiR-181cが内包されており、このエクソソームが脳の血管内皮細胞に取り込まれるとmiR-181cの標的であるPDPK1を低下させ、結果として血液脳関門が破壊され、乳がんの脳転移の促進に寄与している[5]。また卵巣がん細胞はMMP1 mRNAを含むエクソソームを分泌し、このエクソソームを取り込んだ腹膜中皮細胞においては、MMP1蛋白合成が亢進し、アポトーシスを誘導することにより、卵巣がんの腹膜播種の促進に寄与している[6]。逆に、がん周囲の微小環境を構成する細胞は、がんの増殖と浸潤をブロックする腫瘍抑制性miRNAを分泌することができる[7,8]。血中miRNAのプロファイルはこれらの総体として固有の発現パターンを示し、その変化はがんが血管浸潤に至っていない発生早期の段階でも生じうることから、従来の腫瘍マーカーでは実現できなかったような超早期診断バイオマーカーとしての活用が十分に期待できる。マイクロアレイ解析や次世代シーケンサーの性能の向上により、マイクロRNAの網羅的解析技術の精度は飛躍的に向上しており、1 mLに満たない血清または血漿から全マイクロRNAの定量を行うことができる。この技術により、従来では精密な画像診断などでしか発見できなかった疾患が、血液などの体液採取で簡便にスクリーニングできるようになるものと期待される（図1）。

第 9 章　血中マイクロ RNA を用いた膵がん診断の展望

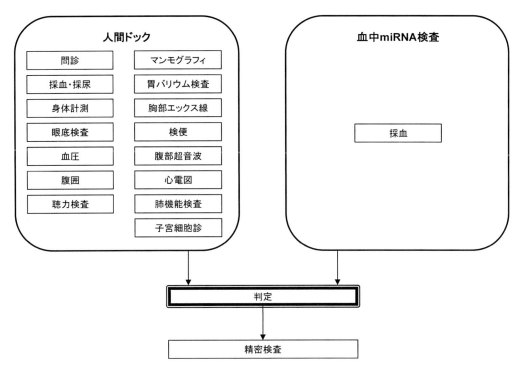

図1　miRNA による未来型診断
これまで疾患の診断のためには，多くの種類の検査を受ける必要があった。体液中 miRNA 検査によって，従来より高い精度で，様々な疾患が簡便に診断できるようになると期待される。

3　血中マイクロ RNA 診断を支える基礎研究の現状

　がん細胞が分泌するエクソソーム内のマイクロ RNA の機能については，まだまだ十分に理解が進んでいるとは言えず，世界中で盛んに研究がなされている（図 2）。膵がん細胞が分泌するマイクロ RNA に関しては，例えば放出された miR-155 がまた膵がん細胞内に取り込まれると，エクソソーム分泌が亢進し，また抗アポトーシス活性を促進することによってゲムシタビンなど化学療法への抵抗性が増強された[9]。この機序において miR-155 は deoxycytidine kinase（DCK）を標的としていることも報告されている[10]。また Chen らは，健常者 20 例，慢性膵炎患者 18 例，膵がん患者 16 例より血清を採取し，miR-23b-3p が膵がん患者のみで上昇していることを見出した。膵がん細胞における miR-23b-3p の過剰発現は，増殖，遊走および浸潤能力を促進したことから，やはり膵がん細胞間でこのマイクロ RNA のやり取りが想定された[11]。

　異なる細胞種間でのマイクロ RNA のやり取りはより生物学的に興味深い。例えば膵がん細胞由来エクソソーム内に含まれる miR-203 は，樹状細胞に取り込まれると，toll-like receptor 4（TLR4）とその下流サイトカインである TNF-α および IL-12 のシグナルを減少させた。これは膵がん細胞の免疫回避機構のひとつと考えられる[12]。また膵がんは高度な線維化を伴って成熟

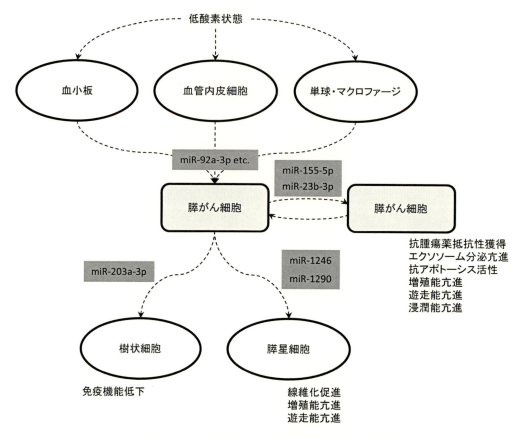

図2 膵臓がんの病態形成における細胞外 miRNA の機能

し，化学療法薬剤の浸透を妨げているが，この線維化に中心的な役割を果たす膵星状細胞（pancreatic stellate cells：PSC）とのコミュニケーションにもエクソソームの関与が知られている。膵がん細胞より単離したエクソソームには miR-1246 と miT-1290 が豊富に含まれており，膵がん由来エクソソーム曝露により，PSC の増殖，遊走，および ERK と Akt の活性化，α-smooth muscle actin（ACTA2）など線維化関連遺伝子の mRNA 発現上昇，および PSC におけるプロコラーゲンⅠ型 C-ペプチド産生を刺激した。マイクロアレイデータの真核生物経路分析は，トランスフォーミング増殖因子 β1 および腫瘍壊死因子を上流調節因子として同定した。PCC は，PSC において，PCC 由来のエクソソームに豊富に含まれる miR-1246 および miR-1290 の発現を増加させた。miR-1290 の過剰発現も，PSC における ACTA2 および線維症関連遺伝子の発現を誘導した[13]。

また Almendros らは，マウスを慢性断続的低酸素状態で飼育した際に，血清中の miR-92a-3p など 11 種類のマイクロ RNA が上昇し，この変化は血小板，血管内皮細胞，単球，マクロファージなどから分泌されるマイクロ RNA の変化によるものと推察した。興味深いことにこの

第 9 章 血中マイクロ RNA を用いた膵がん診断の展望

変動したマイクロ RNA を含むエクソソームは膵がん細胞の増殖，遊走，浸潤などを促進した。このことから腫瘍増生による低酸素環境は，周辺微小環境に存在する細胞が腫瘍の生存に有利になるエクソソームを放出する一因になりうるものと推察された[14]。

このような細胞外マイクロ RNA の機能の解明は，血中マイクロ RNA 診断に至適なマイクロ RNA 選択の場面，および血中マイクロ RNA 診断における偽陰性や偽陽性の可能性を考察するうえでの重要な情報を与えるものであり，さらには，腫瘍の浸潤，転移などを阻害する新たな治療標的の発見にも貢献すると考えられる。

また単に血中の全 RNA を抽出してマイクロ RNA を測定するのではなく，膵がん細胞由来と思われるエクソソームにターゲットを絞ることでマイクロ RNA 診断性能が向上するという報告も興味深い。Ko らは，新しい磁気ナノ捕獲技術を用いて血漿からエクソソームを分離し，さらに上皮細胞マーカーである EpCAM 陽性のエクソソームサブセットを分離することに成功した[15]。モデルマウスでの検討ではあるが，EpCAM 陽性エクソソーム内マイクロ RNA に注目することにより，単に膵がんの有無のみならず，膵がんの前がん病変である PanIN 保有マウスと健常マウスとの判別も可能であった。

4 血中マイクロ RNA 診断による膵がん診断の臨床研究の現状

上記のような，基礎研究的アプローチとは別に，臨床サンプルの網羅的解析から血中マイクロ RNA 診断の可否について多くの研究がなされている。膵がんは，血中マイクロ RNA 診断について世界中で比較的よく検討されているがん種の一つである。古いものは 2009 年に Wang らが，28 名の膵がん患者および 19 名の非がん対照群より血漿を収集し，既報において膵がん組織中で高発現していることが報告されていた 4 種のマイクロ RNA（miR-21，miR-210，miR-155，miR-196a）について定量的 RT-PCR を実施し，その全てががん患者の血漿中で有意に高値であったことを報告した[16]。これらを組み合わせることにより，感度 64％，特異度 89％，ROC 曲線下面積（AUC）0.78 の性能で膵がんと非がんを判別しえたと報告されている。

血中マイクロ RNA による膵がん診断の可能性を大規模に評価するため，Schultz らは 409 名の膵がん患者および，25 名の慢性膵炎患者と 312 名の健常群より血液を採取し，探索群，訓練群，検証群の 3 群にランダムに分割した[17]。探索群において定量的 RT-PCR により 754 種のマイクロ RNA を測定し，膵がん診断マーカー候補マイクロ RNA を 38 種に，さらに訓練群において 13 種に絞り込んだ。そして 4 種のマイクロ RNA（miR-145，miR-150，miR-223，miR-636）よりなる Index I と 10 種のマイクロ RNA（miR-26b，miR-34a，miR-122，miR-126*，miR-145，miR-150，miR-223，miR-505，miR-636，miR-885.5p）よりなる Index II を構築した。Index I の AUC は 0.86，感度 85％，特異度 64％で，Index II の AUC は 0.93，感度 85％，特異度 85％であった。一方，CA19-9 の AUC は 0.90，感度 86％，特異度 99％とマイクロ RNA を上回る性能を示した。CA19-9 と組み合わせたモデルとすることにより，

index I の AUC は 0.94, Index II の AUC は 0.93 まで向上し, いずれも CA19-9 単独での性能を有意に上回った。また Stage I A-II B の膵がんに限った場合にも, Index I と CA19-9 の組み合わせによる AUC は 0.83, Index II と CA19-9 の組み合わせによる AUC に達したことから, 血中マイクロ RNA は早期の段階から膵がんを診断しうるという期待が明確になった。

また膵がんのみならず, 膵がんのハイリスク集団である膵管内乳頭粘液性腫瘍（IPMN）についても血中マイクロ RNA によってある程度診断できる可能性が指摘されている。Permuth-Wey らは, 42 名の IPMN 患者と 24 名の健常群の血漿中より, 800 種類のマイクロ RNA を nCounter 技術を用いて定量し, 30 種のマイクロ RNA によって達成しうる判別性能は AUC 0.74 であった[18]。また 21 名の膵がん症例と 21 例の IPMN 症例の 2 群間についても, 5 種のマイクロ RNA による判別性能は AUC 0.73 であった。この結果は, がん/非がんの判別能力には劣るものの, IPMN のスクリーニングおよび IPMN から膵がん発症のモニタリングに血中マイクロ RNA を活用しうるものと考えられた。

Li らは, 健常群と比較して, 膵がん患者では AUC 0.86, 慢性膵炎患者では AUC 0.85 という明確な差をもって血清中で上昇がみられる miR-200 family（miR-200a, miR-200b）に注目し, 膵がん組織内での miR-200 family とその関連分子の発現を検討した[19]。膵がん組織において, miR-200 family は低メチル化状態であり, 一方 miR-200 family と相互に抑制しあうことが知られている ZEB2 は高メチル化状態であった。メチル化修飾は主にその修飾部分の転写を阻害することから, これが miR-200 family の発現上昇および ZEB2 の発現低下に寄与していると考えられた。実際, 膵がん細胞株において miR-200 family の阻害を行っても, ZEB2 の回復はみられなかった。

さらに膵がんの存在診断のみならず, 疾患予後を予測しうるマイクロ RNA の探索も行われている。Liang らは膵がん組織中と血漿中で miR-33a が相関しており, また非がん部よりも発現が低下していることを発見した[20]。また膵がん患者の血漿中 miR-33a の低下は術後の全生存率の悪化とも有意に関連した。さらに膵がん細胞株において miR-33a を過剰発現させると細胞増殖が抑制され, ゲムシタビンへの感受性が向上した。また miR-33a の標的遺伝子として Pim-3 を見出し, miR-33a の過剰発現によって Pim-3 を阻害すると, その下流の AKT/Gsk-3β/β-catenin 経路のシグナル伝達も阻害された。このような膵がん組織中での miR-33a の腫瘍抑制性の機能を反映して, 血漿中 miR-33a が膵がんの予後予測マーカーになりうると考えられた。

5 血中マイクロ RNA 診断の実用化に向けた取り組み

このように血中マイクロ RNA は低侵襲で早期のがん診断を可能とするツールとして大いに期待されている。また早期診断のみならず, 治療方針の決定など実臨床の様々な局面で, 血中マイクロ RNA をバイオマーカーとして活用することにより, 個別化医療の実現に大きく貢献できる可能性がある。一方, 血中マイクロ RNA 診断の技術的課題として, その測定方法によって定量

第9章　血中マイクロ RNA を用いた膵がん診断の展望

性が一定していないという点が挙げられる。そのため，測定方法に依存しない普遍的な血中内部標準マイクロ RNA も定められたものは存在しない。研究者間で測定方法やデータの正規化の方法などが異なることで，結果的に世界中から様々な異なるマイクロ RNA が診断マーカー候補として報告され，収拾がついていない現状がある。また血中マイクロ RNA を診断マーカーとした場合の，疾患特異性も十分に評価されていない。例えば miR-21 などのよく知られたマイクロ RNA は膵がん以外にも大腸がんや乳がん，肝臓がんなどで血中マーカーとしての報告があり，このような疾患特異性の低いマイクロ RNA は実臨床においては診断マーカーとしての有用性が不十分である[21]。

　この混沌とした状況を交通整理するため現在，『体液中マイクロ RNA 測定技術基盤開発プロジェクト』と称して，血清マイクロ RNA による 13 種類の悪性腫瘍（胃がん，食道がん，肺がん，肝臓がん，胆道がん，膵臓がん，大腸がん，卵巣がん，前立腺がん，膀胱がん，乳がん，肉腫，神経膠腫）と認知症の早期診断マーカーの実用化をめざす産学官連携プロジェクトが進行中である。本プロジェクトは複数の大学および企業との共同研究であるが，国立がん研究センターでは当センターバイオバンクに蓄積された 70 万検体を超える悪性腫瘍患者の血清を活用し，高感度マイクロアレイによる網羅的マイクロ RNA 解析情報と臨床情報とを統合した大規模な疾患血清マイクロ RNA データベースの構築を担当している。これを用いることで，血中マイクロ RNA によって何が診断できて何が診断できないのか，その全体像を俯瞰することができつつある。例えば卵巣がんや乳がんは血中マイクロ RNA を用いて健常者とがん患者の判別を極めて高い精度で判別しうるが，一方，卵巣がんと良性卵巣疾患の鑑別，もしくは乳がんと良性乳疾患の鑑別は困難であることが判明しており，これらのがん種については，一次スクリーニングとしての血中マイクロ RNA 検査の用途は想定されるが，確定診断には使用困難であることが明らかとなった[22,23]。この研究で集積された情報および 2017 年度より前向きに収集を開始した新鮮な検体での検証をふまえ，数年以内には診断ツールとして現場に導出したい考えである。

　その他，国立がん研究センター東病院を中心として「膵・胆道癌患者の血清由来マイクロ RNA 発現を用いた検出マーカーの前向き研究（UMIN000022063）」も並行して進行している。Kojima らによる，健常者 150 名と膵がん患者 100 名を含む大規模な比較検討から 81 個の血清マイクロ RNA を膵・胆道がん診断マーカーとして同定しており[24]，そのデータをもとにして適切な診断マーカーの選定が進められており，結果の公開が待たれる。また大阪大学消化器外科学を中心とした研究グループにおいても「包括的統合的アプローチによる日本人早期膵癌の高精度診断の具現化（文科省科学研究費 基盤 S）」研究が進められており，日本全国から早期膵がん患者が登録され，検体収集が進められており，血中マイクロ RNA を含む包括的な解析が進められている。

6 おわりに

　以上のように，膵がんの血中マイクロ RNA 診断の実用化に向けた動きは急ピッチで進捗しており，ここ数年以内にそのプロトタイプが完成しうる状況となっている。しかし実用化にむけては血液検体の保存方法などの品質管理の標準化や，年齢・性別・人種などの因子による補正の必要があるか，など課題も多い。また，上記のような臨床研究では収集対象とならなかった，様々な背景を有する方々がこの検査を受診した場合に，どのような結果が得られてくるのかといった点は，市販後により明確化されてくるものと思われ，それを受けて更なるブラッシュアップを続けていく必要も生じると予想される。

　また最近では心筋梗塞・脳梗塞急性期・急性膵炎といった迅速な診断・治療を要する疾患も体液中マイクロ RNA 診断できるという報告もあるが，これの実用化にはマイクロ RNA 診断に要する時間を劇的に短縮させる必要がある。生命科学および技術開発の研究者の密な連携により，品質の高い診断ツールの研究開発と臨床応用が今後も展開することを期待したい。

文　　献

1) R. C. Lee *et al.*, *Scinece*, **294**, 862 (2001)
2) A. Kozomara *et al.*, *Nucleic Acids Res.*, **42**, D68 (2014)
3) J. Lu *et al.*, *Nature*, **435**, 834 (2005)
4) H. Valadi *et al.*, *Nat. Cell Biol.*, **9**, 654 (2007)
5) N. Tominaga *et al.*, *Nat. Commun.*, **6**, 6716 (2015)
6) A. Yokoi *et al.*, *Nat. Commun.*, **8**, 14470 (2017)
7) T. Y. Ha, *Immune. Netw.*, **11**, 11 (2011)
8) S. Toffanin *et al.*, *J. Hepatology*, **57**, 490 (2012)
9) M. Mikamori *et al.*, *Sci. Rep.*, **7**, 42339 (2017)
10) G. K. Patel *et al.*, *Br. J. Cancer*, **116**, 609 (2017)
11) D. Chen *et al.*, *Oncol. Rep.*, **38**, 2182 (2017)
12) M. Zhou *et al.*, *Cell Immunol.*, **292**, 65 (2014)
13) A. Masamune *et al.*, *Biochem. Biophys. Res. Commun.*, **495**, 71 (2018)
14) I. Almendros *et al.*, *Chest*, **150**, 1030 (2016)
15) J. Ko *et al.*, *Cancer Res.*, **78**, 3688 (2018)
16) J. Wang *et al.*, *Cancer Prev. Res.*, **2**, 807 (2009)
17) N. A. Schultz *et al.*, *JAMA*, **311**, 392 (2014)
18) J. Permuth-Wey *et al.*, *Cancer Prev. Res.*, **8**, 826 (2015)
19) A. Li *et al.*, *Cancer Res.*, **70**, 5226 (2010)

20) C. Liang *et al.*, *Oncotarget*, **6**, 14440 (2015)
21) J. Matsuzaki *et al.*, *Int. J. Clin. Oncol.*, **22**, 413 (2017)
22) A. Shimomura *et al.*, *Cancer Sci.*, **107**, 326 (2016)
23) A. Yokoi *et al.*, *Nat. Commun.*, **9**, 4319 (2018)
24) M. Kojima *et al.*, *PLoS ONE*, **10**, e0118220 (2015)

第 3 編

消化器・泌尿器がん検査

第10章 メタボロミクスによる早期大腸がんスクリーニングシステムの開発

西海 信*

1 はじめに

　大腸がんは，先進国において，がん死因のひとつとして共通認識されており[1]，大腸内視鏡や外科的手術，化学療法，放射線療法により治療される。大腸がんは，早期の段階で発見できれば，その5年生存率は非常に高い一方で，大腸がんが進行するにつれ，患者のクオリティ・オブ・ライフ（Quality of life：QOL）は低下する。そのため，大腸がんを早期の段階で発見・診断できる新たな手法の確立が強く望まれている。現状では，大腸がんを発見するためのスクリーニング検査として，便潜血検査や腫瘍マーカーによる血液検査が活用されている。便潜血は，非侵襲性で，かつ，低コストであるものの，感度・特異度ともに低い。腫瘍マーカーに関しては，CEAやCA19-9が大腸がんに対して使用されているが，それらの感度は低いことから，早期の段階での大腸がんの発見には向いていない。大腸内視鏡は，早期の段階の大腸がんを発見するのに非常に有用な手法であるが，その侵襲性の高さやコストの面などから，スクリーニング法としては適していない。最近では，大腸内視鏡より侵襲性が低いコンピュータ断層撮影（Computed tomographic：CT）コロノグラフィー検査が，大腸がんの検出に活用されはじめているが，特殊X線撮影装置が必要であり，コスト面などの問題もある。さらには，従来のスクリーニング方法を組み合わせた手法も採用されているが，やはりその感度は低いままである[2]。これらの現状から，高感度，高特異度，低侵襲性の大腸がん早期発見スクリーニング法の確立が強く求められている。

2 メタボロミクスとは

　これまで，ゲノミクス，プロテオミクスといったオミクスに基づいたバイオマーカー研究が，幅広く実施されており，疾患の早期発見を目指したバイオマーカーのみならず，治療効果予測や再発予測，予後予測に有用なバイオマーカーの探索が進められている。さらには，近年，メタボロミクスによるバイオマーカー研究が，注目を浴びている。メタボロミクスとは，体液，組織，細胞などに存在する低分子代謝物を網羅的に解析し，生体内代謝機能を系統的に解釈すること

＊　Shin Nishiumi　神戸大学　大学院医学研究科　内科学講座消化器内科学分野
　　　　　　　　　　特命准教授

で，生物をシステムとして理解することを目的とした研究分野であり，有機酸，アミノ酸，脂肪酸，糖類など多種多様な低分子代謝物群を，メタボロミクスの分析対象としている。メタボロミクスの分析対象である低分子代謝物の変動は，DNAやRNA，タンパク質よりも下流で観察される，すなわち，セントラルドグマの下流に位置することから，生体内における低分子代謝物の動きが細胞機能をより詳細に反映している可能性があり，比較的，表現型に近い生体反応と捉えられているとされている（図1）。ゲノムに含まれる情報は，環境要因や食事要因といった外的要因で変動する可能性はほとんどなく，ゲノムに基づいた情報を評価しても，これらの外的要因の影響を理解することが困難であるものの，セントラルドグマの下流に位置する低分子代謝物変動を評価することで，それらの要因による影響を検討することが可能である。さらに，プロテオミクスでは，一般的に，タンパク質の発現レベルを評価するものであり，一部，タンパク質のリン酸化状態を評価することで，その活性を明らかにできる場合はあるが，タンパク質活性の変動を検証することは難しい。生体内の低分子代謝物レベルの変動は，タンパク質活性，すなわち，酵素活性に基づいているものが多く，このことから，低分子代謝物に基づいた情報には，タンパク質活性情報も包括している可能性がある。また，遺伝子におけるDNA配列やタンパク質におけるアミノ酸配列は，同種の遺伝子・タンパク質であったとしても，異種動物（例えば，ヒトとマウスなど）間で異なる。その一方，低分子代謝物は動物種が違った場合でも，分子構造は全く同じであり，低分子代謝物の解析は全ての生物種に応用が可能である。メタボロミクスの欠点としては，分析対象となる低分子代謝物の物理的性質や化学的性質が多岐にわたっていることから，生体内に存在するすべての低分子代謝物を一斉に測定する分析手法は存在しない。より多く

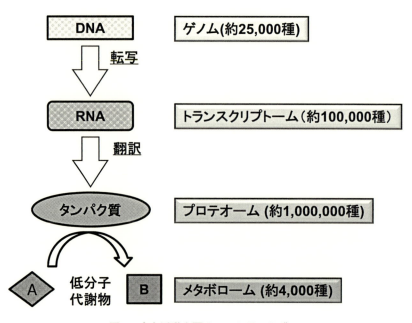

図1　生命活動を司るセントラルドグマ

第10章 メタボロミクスによる早期大腸がんスクリーニングシステムの開発

```
液体クロマトグラフィー質量分析
（Liquid chromatography/Mass spectrometry: LC/MS）
　⇒脂質、脂肪酸、有機酸、アミノ酸、アミン、ペプチドなど

核磁気共鳴分析
（Nuclear magnetic resonance: NMR）
　⇒脂質、脂肪酸、有機酸、アミノ酸、アミン、ペプチド、糖、糖アルコール、塩基、
　　糖リン酸、ヌクレオチドなど

ガスクロマトグラフィー質量分析
（Gas chromatography/Mass spectrometry: GC/MS）
　⇒有機酸、アミノ酸、アミン、脂肪酸、糖、糖アルコールなど

キャピラリー電気泳動質量分析
（Capillary electrophoresis/Mass spectrometry: CE/MS）
　⇒有機酸、アミノ酸、アミン、糖、糖アルコール、塩基、糖リン酸、ヌクレオチドなど
```

図2　メタボロミクスで使用される測定機器により分析できる低分子代謝物の一般的な分類

の低分子代謝物を分析するためには，複数の分析機器，ならびに，それに伴った分析手法が必要となる（図2）。一方，ゲノムは数種類の塩基のみで構成されており，タンパク質は，約20種類のアミノ酸で構成されている。しかし，メタボロミクスに基づいて取得できる低分子代謝物プロファイルは上流のオミクスカスケードの集大成として捉えることが可能であり，メタボロミクスにより，代謝経路の微小な変動とともに，表現型が現れる直前の生体の状態も検出できるかもしれない。この特徴は，生体における様々な反応を分析するために極めて有益であり，メタボロミクスは，医学研究分野でも広く利用されるようになってきている[3]。

3　医学分野におけるメタボロミクス研究

　医学研究分野におけるメタボロミクスの活用は，各種疾患の病態解明，創薬における標的酵素の探索，各種バイオマーカーの探索などの研究で散見され，その中でも，特定の疾患で特異的に変動する低分子代謝物を探索し，そして，その低分子代謝物がバイオマーカーとして有用であるのか否かを評価する研究が多く存在する。低分子代謝物バイオマーカー研究においては，疾患と健常とを比較することで，疾患の発見・診断を目的とした研究が主である[4,5]。しかし，最近では，低分子代謝物が疾患リスク評価，治療効果予測，予後予測，副作用予測，治療効果モニタリングなどに有用であるのか否かを評価する研究も行われており[6]，バイオマーカー研究におけるメタボロミクスの活躍の場は広がっている。低分子代謝物の分析対象となる生体試料は，血液などの体液から，組織など様々なものが挙げられるが，低分子代謝物バイオマーカー研究においては，採取方法が比較的非侵襲である血液が，やはり，断然多い。また，浸潤・転移能の違いを判

別することが可能な低分子代謝物を見出すために，生検組織を中心とした組織検体を対象としたものや，採取方法が簡便で，非侵襲であるということから，尿や便，唾液なども用いられて，メタボロミクス研究が実施されている。さらに，最近では脳脊髄液や腹水，涙液などの体液試料も分析対象とされている。低分子代謝物バイオマーカー研究を含めた医学分野におけるメタボロミクス研究においては，どのような疾患でも対象となりうるが，やはり，消化器がんなどのがんを対象としたものが非常に多い。

4 大腸がんの早期発見を目指したメタボロミクスによるバイオマーカー研究

　大腸がんは，早期の段階で発見できれば，根治可能ながんと言われており，がんの進行の程度によっては，5年生存率，10年生存率が低下するものの，転移がない状態の早期発見であれば，その100％近くが完治できる。大腸がんの主な自覚症状としては，血便や下血，便通異常，腹痛などが挙げられるが，このような症状は，痔など大腸がんでない疾患でも観察されることが多く，かつ，大腸がんも他のがんと同様に初期の段階では自覚症状に気づきにくいという問題があり，たとえ発見できたとしても，ある程度，がんが進行している可能性がある。そこで，我々は，転移がない早期の段階の大腸がんを発見できる低分子代謝物バイオマーカーの探索を目的として，ステージ0からIIまでの転移のない大腸がん患者から血漿を提供していただき，血漿中の低分子代謝物分析を実施して，大腸がんの早期発見に寄与できる代謝物バイオマーカーの探索を行った[7]（図3）。この研究では，がん転移のないステージが0からステージIIまで（大腸がんのステージは，UICC（Union for International Cancer Control）のTNM分類第7版に従って決定した）の大腸がん患者282例（ステージ0：79例，ステージ1：80例，ステージ2：123例）と，性別と年齢とをマッチさせた健常者291例とを対象としている。なお，本研究におけ

1. 大腸がん患者と健常者間の個々の血漿中代謝物レベルの比較・統計解析
　⇒統計学的に有意な差のある代謝物の選定

2. 線形単回帰分析によるAUC値、感度、特異度の評価
　⇒バイオマーカーとしての性能が高い代謝物の選定

3. ステップワイズ変数選択法、ならびに、多重ロジスティック回帰分析
　⇒複数の代謝物バイオマーカーを組み合わせたモデルの構築

4. 複数の代謝物バイオマーカーを組み合わせたモデルの評価
　⇒早期大腸がんスクリーニングシステムの構築

図3　'Nishiumi S, et al., Oncotarget（2017）'（Ref7）における研究の流れ

第10章 メタボロミクスによる早期大腸がんスクリーニングシステムの開発

る健常者は，大腸がんを含めたがんの既往歴がなく，かつ，大腸ポリープも発症していないことを条件とした。大腸がん患者と健常者の間の年齢とBMI（Body Mass Index）値に関しては，統計学的に有意な差は存在しなかった。血漿中の低分子代謝物の測定は，ガスクロマトグラフ質量分析（Gas Chromatography/Mass Spectrometry：GC/MS）分析により実施した。GC/MSによる低分子代謝物分析の結果，ヒト血漿中から64種類の低分子代謝物を安定的に検出することができた。続いて，大腸がん患者と健常者との間で比較解析を行い，統計学的に有意な差がある低分子代謝物の探索を実施した。なお，大腸がん患者と健常者との間の比較は，Mann-Whitney U検定による統計解析により実施した。その結果，大腸がん患者と健常者との間で，41種類の低分子代謝物の血漿中レベルが，P値が0.05未満で統計学的有意な違いを示した。有意確率p値をBonferroni補正によって調整した場合には，p値は0.000781となり，これを基準とした場合には，統計学的に有意な差を示した低分子代謝物は，29種類存在した。そこで，この29種類の低分子代謝物に関して線形単回帰分析を実施し，ROC（Receiver Operating Characteristic）曲線下面積値であるAUC（Area Under the Curve）値，感度，特異度の評価を行った。その結果，ピルビン酸，グリコール酸，乳酸，そして，フマル酸のAUC値は0.8以上であった。ピルビン酸と乳酸の感度と特異度は，いずれも80％以上であり，バイオマーカーとしての性能が高い可能性を示した。

　バイオマーカーとしての判別能を上げるための一つの方策として，複数の低分子代謝物を組み合わせたバイオマーカーとしての活用が挙げられる。複数の低分子代謝物を組み合わせてバイオマーカーとするためには，ステップワイズ変数選択法と多重ロジスティック回帰分析とを組み合わせた方法が，一つの手段として採用することができ，これにより，より精度の高い低分子代謝物バイオマーカーを見出すことができる可能性がある。そこで，Bonferroni補正に従って統計学的に有意な差を示した29種類の低分子代謝物をステップワイズ変数選択法に供し，続けて，多重ロジスティック回帰分析を実施した。ステップワイズ変数選択法とは，複数ある説明変数の候補から，何かを予測したり判別したりするのに有用である説明変数を選択するための手法であり，今回は，多重ロジスティック回帰分析における最適な説明変数を選択するためにステップワイズ変数選択法を使用した。また，多重ロジスティック回帰分析とは，2つ以上の説明変数を用いて，ある事象の発生確率を予測・判別する場合に使用される多変量解析手法のひとつであり，今回は，ある事象を大腸がんの発症として評価を行った。その結果，ピルビン酸，グリコール酸，トリプトファン，パルミトレイン酸，フマル酸，オルニチン，リジン，3-ヒドロキシイソ吉草酸の8種類の代謝物が多重ロジスティック回帰モデルの説明変数として選択され，これら8種類に基づいた多重ロジスティック回帰モデルを構築することができた。この多重ロジスティック回帰モデルは，感度，特異度ともに90％以上であり，高精度の低分子代謝物バイオマーカー候補として捉えることができる。低分子代謝物分析に供した大腸がん患者，ならびに，健常者に関して，腫瘍マーカーであるCEAやCA19-9を分析した結果，特異度は95％以上である一方，感度は20％以下であり，やはり，腫瘍マーカーにより早期の大腸がんを発見するのは難しいこ

とを示している。このことから，低分子代謝物バイオマーカーは，腫瘍マーカーに代わる新たな大腸がんマーカーとしての可能性を明らかにできた。

5 メタボロミクスによる早期大腸がんスクリーニングシステムの開発に向けた試み

大腸がんの確定診断には，大腸内視鏡検査に基づいた病理検査が必要であることから，早期大腸がんのスクリーニングに有用な低分子代謝物バイオマーカーを実用化するためには，その低分子代謝物バイオマーカーが健康診断や人間ドックにおいて適用できることが重要である。通常，バイオマーカー探索・検証研究では，健常者に対して患者の割合が高い検体セットで評価される。しかし，2012 年における大腸がんの年齢調整罹患率は 0.1% 未満であり，スクリーニング検査としての適用を考えた場合，研究条件と実情とは，患者と健常者の比率とは全く異なる。このことから，低分子代謝物バイオマーカーの実用化へ向けた次への試みとして，一般集団を対象とした低分子代謝物バイオマーカーの有用性の検証が必要である。

一般集団を対象とした検証では，分析検体数がかなり多くなることから，検体採取方法や前処理方法，分析手法，データ解析方法など，メタボロミクスに関わる各種手法の標準化が重要となってくる。これまでに，ヒト検体を用いた大規模，かつ，長期にわたる臨床研究における，GC/MS や Liquid Chromatography/Mass Spectrometry（LC/MS）を用いたメタボロミクス研究のプロトコールに関する論文も報告されており，検体収集，検体前処理，データ解析などについて推奨する方法が提案されている[8]。また，我々は，血液検体採取方法によって，血中低分子代謝物濃度が変動することを明らかにした[9]。例えば，血清中低分子代謝物濃度と血漿中低分子代謝物濃度とは異なり，いくつかの低分子代謝物においては，血清と血漿との間で，2 倍以上の濃度の違いが見られた。また，血漿を収集する際，採血後の血液を 15 分間室温放置するだけで，その濃度が大きく変動する低分子代謝物の存在も明らかにできた。これらの研究成果は，血液検体採取方法を標準化する必要性を示唆している。さらに，研究手法の標準化のためには，低分子代謝物の抽出，前処理，データ解析といった各プロセスの自動化が好ましい。我々は，低分子代謝物分析の自動化に関する研究も進めており[10]，各ステップの自動化が達成することにより，分析精度の個人的誤差などを防ぐことが可能となる。これにより精度の高い低分子代謝物分析システム，さらには，早期大腸がんスクリーニングシステムの確立につながると考えられる。

6 最後に

医学研究はこれまで，基本的には，仮説証明型研究に基づいて進められてきた。これまでの研究成果から，ある仮説を立て，それを証明するために，様々な実験を進めていくという手順である。しかし，メタボロミクスはデータ先導型・課題発見型研究と位置づけられており，まず，あ

第 10 章　メタボロミクスによる早期大腸がんスクリーニングシステムの開発

る対象に対してメタボロミクスを採用してデータを取得し，そのデータから全く新しい知見を見出して研究を進めるという手順である。メタボロミクス研究は，これまでにない新たな発見の可能性を秘めた非常に魅力的な研究であり，医学研究を含めた様々な研究分野での，メタボロミクス研究の今後の大いなる発展が期待される。

　本稿では，メタボロミクスによる早期大腸がんスクリーニングシステムの開発に関わる内容について紹介した。大腸がんは，これまでの疫学的調査から，運動不足や肥満，飲酒などの生活習慣要因がリスクとなる可能性が指摘されている。このことから，メタボロミクスにより確立できた早期大腸がんスクリーニングシステムに関わる低分子代謝物バイオマーカーは，このような大腸がんリスクとなる生活習慣要因に関連している可能性も否定できない。バイオマーカーの場合，疾患リスク，あるいは，疾患原因を捉えている場合と，疾患が発症した結果を捉えている場合のどちらかであることがほとんどであるが，低分子代謝物バイオマーカーの変動メカニズム，すなわち，なぜ特定の低分子代謝物が大腸がん患者血中にて変動しているのかを明らかにすることで，低分子代謝物バイオマーカーが何を捉えているのかを明確にすることが必要である。このことはメタボロミクスによる早期大腸がんスクリーニングシステムの実用化に向けて非常に重要な課題であり，今後の進展が大いに期待される。

文　　献

1) World Cancer Report 2014 (Edited by Stewart BW and Wild CP). International Agency for Research on Cancer/World Health Organization (2014)
2) T. Matsuda, T. Marugame, K. Kamo, K. Katanoda, W. Ajiki, T. Sobue, Japan Cancer Surveillance Research Group, *Jpn. J. Clin. Oncol.*, **40**, 1192-1200 (2010)
3) M. Yoshida, N. Hatano, S. Nishiumi, Y. Irino, Y. Izumi, T. Takenawa, T. Azuma, *J. Gastroenterol.*, **47** (1), 9-20 (2012)
4) M. Suzuki, S. Nishiumi, A. Matsubara, T. Azuma, M. Yoshida, *J. Chromatogr. B: Analyt. Technol. Biomed. Life Sci.*, **966**, 59-69 (2014)
5) S. Nishiumi, M. Suzuki, T. Kobayashi, A. Matsubara, T. Azuma, M. Yoshida, *Metabolites*, **4** (3), 547-71 (2014)
6) S. Fujigaki, S. Nishiumi, T. Kobayashi, M. Suzuki, T. Iemoto, T. Kojima, Y. Ito, H. Daiko, K. Kato, H. Shouji, K. Honda, T. Azuma, M. Yoshida, *Biomarkers in Medicine* (in press)
7) S. Nishiumi, T. Kobayashi, S. Kawana, Y. Unno, T. Sakai, K. Okamoto, Y. Yamada, K. Sudo, T. Yamaji, Y. Saito, Y. Kanemitsu, N. T. Okita, H. Saito, S. Tsugane, T. Azuma, N. Ojima, M. Yoshida, *Oncotarget.*, **8** (10), 17115-17126 (2017)
8) W. B. Dunn, D. Broadhurst, P. Begley, E. Zelena, S. Francis-McIntyre, N. Anderson,

M. Brown, J. D. Knowles, A. Halsall, J. N. Haselden, A. W. Nicholls, I. D. Wilson, D. B. Kell, R. Goodacre, Human Serum Metabolome (HUSERMET) Consortium. *Nat. Protoc.*, **6** (7), 1060-83 (2011)

9) S. Nishiumi, M. Suzuki, T. Kobayashi, M. Yoshida, *J. Biosci. Bioeng.*, **125** (5), 613-618 (2018)

10) S. Nishiumi, K. Shima, T. Azuma, M. Yoshida, *J. Biosci. Bioeng.*, **123** (6), 754-759 (2017)

第11章 頭頸部がん,消化管がんの circulating tumor cells (CTC) の同定とその臨床応用

庄司広和[*1],本田一文[*2]

1 はじめに

がん細胞は治療の介入によりさらに遺伝子異常の蓄積をきたし,様々な特性を獲得する。さらなる生存期間延長のためには,がんの個性に基づいた治療法の選択,すなわち個別化医療が必須であり,がんの個性を的確に捉え最適な治療を予測するコンパニオン診断法が必要になる。継時的・空間的に変化するがん細胞の個性を適確かつ非侵襲的にとらえる技術の創出が求められている。近年のテクノロジーの進歩により,血中循環腫瘍細胞(circulating tumor cells:CTC)に関する研究が進み始めた。CTCを利用した liquid biopsy への注目は高まっており,臨床応用にむけた研究開発も進んでいる。

本稿では,liquid biopsy のなかでも特にCTCを用いた臨床応用の可能性について紹介したい。

2 Liquid biopsy

これまで biopsy といえば固形がんを対象としていたが,2008年頃より血液から回収した核酸や腫瘍細胞を解析するという手技が開発され,その有用性が報告されるようになってきた。2012年にはこの手技に対して,E. Vilar[1]らにより blood biopsy,LA. Diaz Jr.[2]らにより liquid biopsy という言葉が提唱され[3],液性試料を対象とした biopsy として注目を集めるようになってきた。

固形がん患者から繰り返し組織採取を行うことは高齢者や体力を失った患者に多大な負担を強いることがあり,侵襲の観点から検査ができないときもある。Liquid biopsy 自体は,まだ研究から実際の診療への過渡期にあるが,血液採取が容易であることから,今後,日常的な検査手技の一つとなりうる可能性が非常に高い[4〜6]。実際,我が国において非小細胞肺がんにおけるEGFR変異について cobas EGFR Mutation Test v2 を用いた circulating tumor DNA(ctDNA)の検査が承認されている。

現在,実施されている liquid biopsy としては,ctDNAの他,CTCや細胞外小胞であるエク

---

*1 Hirokazu Shoji (国研)国立がん研究センター中央病院 消化管内科 医員
*2 Kazufumi Honda (国研)国立がん研究センター研究所
早期診断バイオマーカー開発部門 ユニット長

ソソーム（exosome）が挙げられる。

3 Circulating tumor cells（CTC）

CTC の存在は，歴史的には 1869 年のオーストラリアの内科医師 Ashworth の報告にまで遡ることになる[7]。さらにその 20 年後にはイギリス人外科医 Stephan Paget により「種と土壌の仮説（"seed and soil" theory）」が提唱されたと報告されている。

CTC の特徴としては，epithelial cell adhesion molecule（EpCAM）+/CD45-/DAPI +，cell morphology and size がある[8～11]。すなわち，epithelial cell adhesion molecule（上皮細胞接着分子）や，CK（サイトケラチン）上皮性腫瘍のマーカーが陽性であることが必要である。さらに CD45 は血液細胞のマーカー（混入した白血球を識別する目的）であり，これが陰性，さらに DAPI 陽性（DNA 染色物質で細胞の核を認識する目的），細胞形態がいびつであり，細胞の大きさが大きいことが挙げられる。

CTC を用いた研究はがん細胞の転移性，幹細胞性，上皮間葉転換（epithelial-mesenchymal transition，EMT）といった生物学的な特性を理解することに繋がるため，多くのグループが効率のよい CTC 分離のための機器の開発に取り組んでいる。実際，近年の処理技術の急速な発展により，がんの転移性を定量的に計測することを目的とした CTC 分離の開発は飛躍的に進んできている。

CTC の分離技術には大きく二つの方法がある。すなわち，細胞表面の分子標的による識別や細胞内部のゲノムレベルでのテロメラーゼ活性などの分子生物学的な識別法と，がん細胞特有の大きさ・形状などの物理的特性を利用した識別法である。

3．1 分子生物学的識別法

分子レベルからの識別法に基づいた CTC 補足法として代表的な機器は Veridex 社 Cell search system®が挙げられる。Cell search system®は細胞表面の上皮接着分子である EpCAM の発現に基づく抗体との反応による選択を用いた機器であり，FDA で承認されている。この機器の認可により臨床レベルでの研究成果の報告が増大した。この Cell search system®を用いた研究として，CTC 数が進行大腸がん，乳がん，前立腺がんなどのがん腫において予後予測因子としての有用性が報告されている[8, 12, 13]。さらに，CTC を予後予測マーカーとしてだけでなく，治療効果判定のためのツールとして利用することについても試みられている。転移性乳がんを対象とした SWOG S0500 試験においては，CTC 数の推移による治療変更の意義について検討された。1 サイクルの化学療法後に CTC 数の減少がない症例において，現行の治療を継続する群と治療を変更する群にランダム化することで，CTC 数による効果判定の意義を検証する試験であった。残念ながら試験結果は negative であり，CTC 数に基づいて治療を変更しても無増悪生存期間（PFS）および全生存期間（OS）の延長は証明されなかったが，CTC 数は従来の報告ど

第 11 章　頭頸部がん，消化管がんの circulating tumor cells（CTC）の同定とその臨床応用

おり本試験においても予後不良因子であった[14]。

　一方，CTC 研究の進歩により，CTC の数だけでなく CTC の分子生物学的特性を利用した解析を基に治療選択の変更を行おうとする試みについては，いくつかのがん種において実施されている。DETECT study program は転移性乳がんを対象として，Cell search system®を用いて分離された CTC の HER2 status に基づいて標準治療と標準治療＋抗 HER2 療法の有効性を比較するランダム化試験である[15]。HER2 陰性乳がんにおいて CTC が HER2 陽性の場合はラパチニブを併用する DETECT III 試験や，CTC が HER2 陰性であれば，閉経後かつホルモン受容体陽性であれば mTOR 阻害薬およびホルモン療法を行う DETECT IV 試験が進行中である（図 1）。CTC における HER2 陽性症例において，抗 HER2 療法の上乗せ効果があるかどうか，本試験の結果について非常に興味がもたれるところである。また，EORTC で行われている Treat CTC では，HER2 陰性乳がん患者のうち術後補助化学療法が終了，あるいは術前化学療法後に腫瘍遺残があった患者を対象に，Cell search system®を用いて CTC が検出された患者が trastuzumab 療法での治療を受ける群と，無治療観察群に割り付けられ，両群の CTC の検出率を比較する研究が進行中である[16]。

　近年，免疫療法が著しい進歩を遂げ，がんに対する新しい免疫療法の時代を迎えつつある。抗 PD-1 抗体である nivolumab や pembroliziumab の効果予測マーカーとして腫瘍組織における PD-L1 発現が有用であるという報告がなされている。切除不能進行非小細胞肺がんを対象とした KEYNOTE-024 試験では腫瘍細胞の 50％以上が PD-L1 を発現している患者が対象とされ，primary endpoint である無増悪生存期間において化学療法群と比べ pembrolizumab 群で有意に延長する結果であった[17]。CTC を用いた PD-L1 発現検索の試みもすでに行われており，Mazel らは Cell search system®を用いて PD-L1 発現検出に取り組んでおり，HER2 陰性乳がん患者の 16 人中 11 人に PD-L1 陽性 CTC を認めたと報告している[18]。CTC を用いた PD-L1 染色の assay が確立されればさまざまな治療開発に繋がる可能性が期待できる。

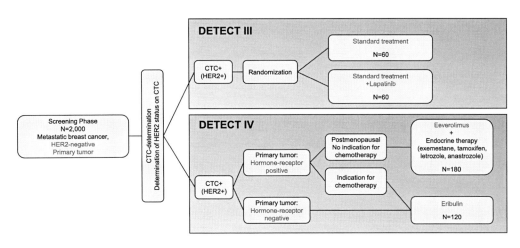

図 1　The DETECT study program

3.2 物理的識別法

抗体による分離法は，CTC が上皮マーカーを発現していることが前提となるため，血行性転移の第一段階である EMT[19, 20] を起こした場合は，上皮マーカーによる CTC のセレクションが困難な場合がある。

NUS（シンガポール国立大学）は，本問題を解決するため上皮表面マーカーを利用せず細胞径により CTC を血球から分離する微小流路（microfluidic separation tool）を用いた分離法の開発に成功した[21]（CTChip-spiral）（図2）。我々は，NUS と 2013 年から共同研究を開始し，NUS が開発した CTChip-spiral のプロトタイプを用いて，CTC の分離に取り組んだ。本方法を用いると，リンパ球・白血球・赤血球・血小板（血液細胞成分）は外側のセルに分離され，それより大きい CTC 細胞は内側のセルに濃縮される。この際，上皮表面マーカーを用いた分離を行っていないため，EMT をおこした CTC についても捕捉が理論上可能になる。事実，切除不能進行大腸がん患者を対象とし，同一患者の血液検体で，上皮表面マーカーによる分離法と CTChip-spiral による分離法を比較してみたが，血液中のサイトケラチン陽性細胞を分離する能力は，CTChip-spiral で CTC 数中央値（range）は 14 個（3～26）/mL vs. 0（0～1）/7.5 mL と明らかに優れていた[22]。

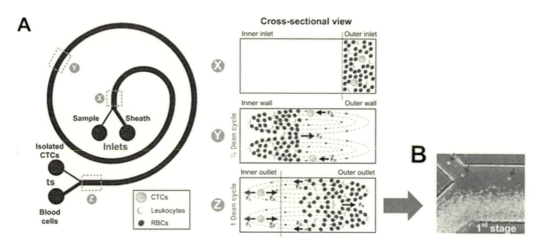

図2 微小流路（microfluidic separation tool）を用いた分離法
A：リンパ球・白血球・赤血球・血小板（血液細胞成分）は外側のセルに分離され，それより大きい CTC は内側にセルに濃縮される。B：Z 部分の代表的なイメージが B になる。赤の矢印が CTC。
HW. Hou et al., Sci. Rep., 3:1259, 2013. より改変

3.3 腫瘍関連遺伝子の変異検出

回収した CTC や ctDNA をいかに臨床へ応用していくかに関心が移行しつつある。つまり，大腸がんにおける *RAS* 変異，非小細胞肺がんにおける *EGFR* や *EML4-ALK* 変異，悪性黒色腫における *BRAF* 変異など，分子標的薬の標的となる遺伝子の変異の有無を非侵襲的に調べる

第11章 頭頸部がん，消化管がんの circulating tumor cells（CTC）の同定とその臨床応用

ために，NGS（next generation sequencing）などへの応用である。

しかしながら，現状では，回収できる CTC の数に限界があり，そのまま DNA を回収して NGS に持ち込むことは困難である。一方，解析技術の工夫による問題解決方法としては，whole genome amplification（WGA）や PCR 回数を増やすことで産物たる DNA 量をふやすという方法（Ion AmpliSeq, Thermo Fisher Scientific）があり，これらの方法を用いることにより微量の CTC から NGS による解析が可能になり，実際我々は，この手法を用いて CTChip-spiral により採取した CTC の遺伝子変異を検出した。その際注意すべきことは，CTC 自体のシグナルではなく増幅後のものを見ているという点であり，CTC 本来のシグナルと増幅後のシグナルに矛盾がないかどうかについても検証が必要である。私たちの施設では，CTC 回収解析のための血液採取と同時に得られた buffy coat を用いた NGS を行い，増幅後のシグナルから buffy coat 由来のシグナルを引き算することで CTC のみのシグナルを浮かび上がらせる方法を開発し，解析を行っている。

2014 年 6 月より 2018 年 2 月までに 11 例の頭頸部がん（口腔がん 5 例，唾液腺がん 1 例，喉頭がん 4 例，頸部食道がん 1 例），20 例の進行消化管がん（食道がん 8 例，胃がん 1 例，大腸がん 11 例）を対象として EDTA 採血管由来の全血 5 mL より CTC の回収を行い，WGA を行うことで十分量の DNA を得たのち NGS を行い，その後の解析を可能とした[23]。NGS については，Life Technology 社の Ion AmpliSeq Cancer Panel を用いた。現在論文投稿中のため詳細は報告できないが，各がん種から遺伝子変異は検出されており，大腸がん患者の CTC からは *APC*, *KRAS* などの変異が検出できている。さらに検討可能な場合は，原発巣の FFPE 由来 DNA を用いた NGS を行い，原発巣と CTC の遺伝子変異の比較を検討したが，必ずしも一致していない。また，私たちは分子標的薬の投与をうける切除不能進行大腸がん患者 7 症例を対象に継時的な CTC, ctDNA の分離を行い，腫瘍関連遺伝子の変異検出，一致率を検討したが，同様に一致していない症例もあった。

4　将来の臨床応用への期待

がんの早期診断，外科的切除後の早期再発診断，前述したように分子標的薬投与時の real-time monitoring, HER2 や PD-L1 expression status による層別化・治療介入など，CTC を用いた可能性は非常に多彩である。さらに CTC を用いた培養を行うことにより薬剤標的の探索，薬剤耐性のメカニズムの解明が期待される。CTC の培養の報告はそれほど多くはないが Haber, DA らにより培養成功の報告がなされている[24]。さらに Caroline Dive らのグループでは CTC-derived xenograft（CDX）モデルの作製に成功したと報告がなされている[25, 26]。今後このような培養や CDX モデル手技の進歩が進めば，drug sensitivity test や，proteomic analysis が可能となり新たな創薬につながる可能性が期待される。

5 最後に

　近年の liquid biospy のうち特に CTC における研究トレンドの変遷から，その臨床応用についてまとめた。前述した通り CTC を含む liquid biopsy は低侵襲であり，患者負担が最低限であることから，検診等のスクリーニングへの応用も期待され，がん患者のみならず，多くの人にとって良い手段になりえる。また，CTC は ctDNA や microRNA とは異なりがん細胞そのものであり，CTC の幹細胞性，上皮間葉転換，生存促進性などの生物学的な特性を理解することにより化学療法の抵抗性の原因の解明につながる可能性があり，このことは将来の創薬へとつながる可能性がある。

　将来的にどの程度まで CTC が原発巣あるいは転移巣の腫瘍組織の代替としての役割を担うかどうかは現時点では不明であるが，肺がんのように腫瘍組織を何度も re-biopsy することが困難である場合が多く，現在の CTC を用いた取り組みは必ずがん自体のバイオロジーの解明にもつながり，将来の医療に大きく貢献すると期待している。

文　　　献

1) E. Vilar, J. Tabernero, Cancer: Pinprick diagnostics, *Nature*, **486**, 482-3（2012）
2) LA. Diaz Jr., RT. Williams, J. Wu *et al.*, The molecular evolution of acquired resistance to targeted EGFR blockade in colorectal cancers, *Nature*, **486**, 537-40（2012）
3) A. van de Stolpe, K. Pantel, S. Sleijfer *et al.*, Circulating tumor cell isolation and diagnostics: toward routine clinical use, *Cancer Res.*, **71**, 5955-60（2011）
4) LA. Diaz Jr., A. Bardelli, Liquid biopsies: genotyping circulating tumor DNA, *J. Clin. Oncol.*, **32**, 579-86（2014）
5) IS. Batth, A. Mitra, S. Manier *et al.*, Circulating Tumor Markers: Harmonizing the yin and yang of CTCs and ctDNA for precision medicine, *Ann. Oncol.*, **28**（3），468-477（2016）
6) C. Alix-Panabieres, K. Pantel, Clinical Applications of Circulating Tumor Cells and Circulating Tumor DNA as Liquid Biopsy, *Cancer Discov.*, **6**, 479-91（2016）
7) T. Ashworth, A case of cancer in which cells similar to those in the tumor were seen in the blood after death, *Australian Med. J.*, **14**, 146-147（1869）
8) M. Cristofanilli, GT. Budd, MJ. Ellis *et al.*, Circulating tumor cells, disease progression, and survival in metastatic breast cancer, *N. Engl. J. Med.*, **351**, 781-91（2004）
9) S. Riethdorf, H. Fritsche, V. Muller *et al.*, Detection of circulating tumor cells in peripheral blood of patients with metastatic breast cancer: a validation study of the CellSearch system, *Clin. Cancer Res.*, **13**, 920-8（2007）

第 11 章　頭頚部がん，消化管がんの circulating tumor cells（CTC）の同定とその臨床応用

10) S. Riethdorf, V. Muller, L. Zhang *et al.*, Detection and HER2 expression of circulating tumor cells: prospective monitoring in breast cancer patients treated in the neoadjuvant GeparQuattro trial, *Clin. Cancer Res.*, **16**, 2634-45（2010）
11) JM. Hou, MG. Krebs, L. Lancashire *et al.*, Clinical significance and molecular characteristics of circulating tumor cells and circulating tumor microemboli in patients with small-cell lung cancer, *J. Clin. Oncol.*, **30**, 525-32（2012）
12) JS. de Bono, HI. Scher, RB. Montgomery *et al.*, Circulating tumor cells predict survival benefit from treatment in metastatic castration resistant prostate cancer, *Clin. Cancer Res.*, **14**, 6302-9（2008）
13) SJ. Cohen, CJ. Punt, N. Iannotti *et al.*, Relationship of circulating tumor cells to tumor response, progression-free survival, and overall survival in patients with metastatic colorectal cancer, *J. Clin. Oncol.*, **26**, 3213-21,（2008）
14) JB. Smerage, WE. Barlow, GN. Hortobagyi *et al.*, Circulating tumor cells and response to chemotherapy in metastatic breast cancer: SWOG S0500, *J. Clin. Oncol.*, **32**, 3483-9（2014）
15) A. Polasik, A. Schramm, TWP. Friedl *et al.*, The DETECT study concept: Individualized therapy of metastatic breast cancer, *J. Clin. Oncol.*, **34**（suppl; abstr TPS634）（2016）
16) M. Ignatiadis, B. Rack, F. Rothe *et al.*, Liquid biopsy-based clinical research in early breast cancer: The EORTC 90091-10093 Treat CTC trial, *Eur. J. Cancer*, **63**, 97-104（2016）
17) M. Reck, D. Rodriguez-Abreu, AG. Robinson *et al.*, Pembrolizumab versus Chemotherapy for PD-L1-Positive Non-Small-Cell Lung Cancer, *N. Engl. J. Med.*, **375**, 1823-1833（2016）
18) M. Mazel, W. Jacot, K. Pantel *et al.*, Frequent expression of PD-L1 on circulating breast cancer cells, *Mol. Oncol.*, **9**, 1773-82（2015）
19) R. Kalluri, EMT: when epithelial cells decide to become mesenchymal-like cells, *J. Clin. Invest.*, **119**, 1417-9（2009）
20) N. Bednarz-Knoll, C. Alix-Panabieres, K. Pantel, Plasticity of disseminating cancer cells in patients with epithelial malignancies, *Cancer Metastasis Rev.*, **31**, 673-87（2012）
21) HW. Hou, ME. Warkiani, BL. Khoo *et al.*, Isolation and retrieval of circulating tumor cells using centrifugal forces, *Sci. Rep.*, **3**, 1259（2013）
22) K. Kato, H. Shoji, F. Kakizaki *et al.*, Next generation sequencing of circulating tumor cells isolated from the peripheral blood of patients with gastrointestinal cancer. Circle-1 trial, *Ann. Oncol.*, **25**（suppl_4）, iv558（2014）
23) H. Shoji, K. Kato, S. Yoshimoto *et al.*, Next-generation sequencing of circulating tumor cells isolated from peripheral blood of patients with head and neck or gastrointestinal cancer, *Ann. Oncol.*, **27**（suppl_6）, 1558P（2016）
24) M. Yu, A. Bardia, N. Aceto *et al.*, Cancer therapy. Ex vivo culture of circulating breast tumor cells for individualized testing of drug susceptibility, *Science*, **345**, 216-20（2014）
25) CL. Hodgkinson, CJ. Morrow, Y. Li *et al.*, Tumorigenicity and genetic profiling of

circulating tumor cells in small-cell lung cancer, *Nat. Med.*, **20**, 897-903（2014）
26) MR. Girotti, G. Gremel, R. Lee *et al.*, Application of Sequencing, Liquid Biopsies, and Patient-Derived Xenografts for Personalized Medicine in Melanoma, *Cancer Discov.*, **6**, 286-99（2016）

第12章 エクソームによる泌尿器がんの診断

川上恭司郎[*1], 藤田泰典[*2], 伊藤雅史[*3]

細胞から分泌される膜小胞,エクソソームには由来する細胞のタンパク・核酸等が含まれ,その特徴を反映していることから,血液・尿等体液中のエクソソームは新たなタイプのバイオマーカーとして注目されている。これまでにがん等の様々な疾患で体液中エクソソームがバイオマーカーとして有用である可能性が報告されている。本稿では,泌尿器がんについてこれまでに報告された知見を紹介し,エクソソーム診断の問題点,展望について概説する。

1 エクソソーム

細胞から放出される膜小胞である細胞外小胞(EV:extracellular vesicle)には,直径40～100 nm程度のエクソソーム(Exosome)の他に,細胞膜が出芽して形成される50～1,000 nm程度の微小小胞(MV:microvesicle)やアポトーシスの際に形成される500～2,000 nm程度のアポトーシス小体(Apoptotic body)がある。エクソソームはエンドソーム由来のEVであり,図1に示すように,エンドサイトーシスにより形成された前期エンドソームがさらに陥入すると,腔内に多数の小胞を含む多胞体(MVB:multivesicular body)ができる。これが細胞膜と融合すると,エキソサイトーシスにより腔内の小胞が細胞外に分泌される。このように産生され分泌されたエクソソームは,細胞間質および血液・尿・脳脊髄液等の体液中に存在する。エクソソーム表面には細胞膜タンパクが,中には細胞内のタンパクと核酸(miRNA・mRNA・DNA等)が含まれており,由来する細胞の特徴を反映している。

したがって,エクソソームに含まれるタンパク・核酸を検出することにより,疾患に関連する情報,例えばがん細胞の状態に関するタイムリーな情報が得られる可能性があることから,体液中エクソソームは新たなタイプのバイオマーカーとして注目されている。がんでは組織生検により診断,悪性度の判定等が行われるが,侵襲的であることから繰り返し実施することは難しい。また,がんの種類によっては,がん細胞が存在しない部分から組織を採取した可能性も否定できない。組織生検と異なり,血液・尿等の体液は低・非侵襲的に繰り返し採取できる点で優れてお

[*1] Kyojiro Kawakami 東京都健康長寿医療センター研究所 老化機構研究チーム 研究員
[*2] Yasunori Fujita 東京都健康長寿医療センター研究所 老化機構研究チーム 研究員
[*3] Masafumi Ito 東京都健康長寿医療センター研究所 老化機構研究チーム 研究部長

早期発見・予防に向けた次世代がん検査技術の最前線

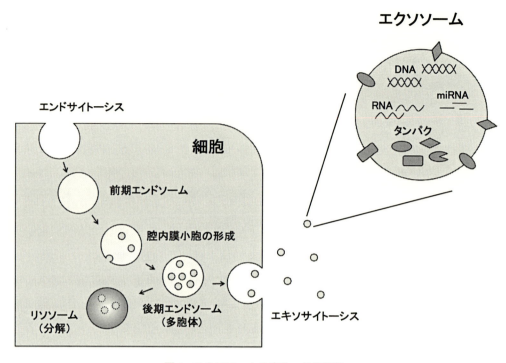

図1　エクソソームの産生・分泌経路

り，体液を使ったリキッドバイオプシー（Liquid biopsy）による診断や治療効果予測の実用化が期待されている。これまでは，血液中を循環しているがん細胞（CTC），セルフリーDNA，miRNA，分泌タンパク等が主なターゲットであったが，近年，体液中エクソソームのバイオマーカーとしての有用性を示す報告が相次いでいる。

　一方で，エクソソームは細胞間の情報伝達手段として機能していることが知られている。エクソソームが細胞に取り込まれ，内包されるタンパク・核酸が機能するとその表現型が変わる。例えば，miRNAは転写後の調節により，mRNAは翻訳されることにより細胞内で特定のタンパクの発現レベルを変化させる。また，エクソソーム上のタンパクが細胞表面の受容体に結合すると細胞内にシグナルが伝達される。このようなエクソソームを介した細胞間情報伝達は，分泌された細胞周囲のみならず血流で運ばれた遠隔部位でも起こっており，生体の生理的機能の維持および様々な疾患の病態に関わっているものと考えられている。

2　エクソソームの単離法

　エクソソームを単離する最も基本的な方法は超遠心法であるが，低収量，低純度であり，手間と時間がかかる。密度勾配遠心法では，超遠心法より純度を上げることはできるが，さらに労力を必要とする。エクソソーム表面に存在するタンパクに対する抗体を用いた免疫沈降法により，

第 12 章 エクソソームによる泌尿器がんの診断

特異的なエクソソームを単離することはできるが，低収量である。簡便にエクソソームを単離する方法として沈殿法があり，キットも市販されているが，エクソソーム以外のタンパク等が大量に混入する。限外ろ過法は簡便ではあるが，低純度である。サイズ排除クロマトグラフィー法では比較的純度の高いエクソソームが得られるが，手間がかかる。エクソソームに親和性のある膜や分子によるアフィニティー法では，単離されるエクソソームにバイアスがかかる。このように単離法にはそれぞれ一長一短があり，研究の目的に合わせて選択することになる。

3 がんにおけるエクソソームの役割

がん細胞は様々なメカニズムを介して自らの生存すなわち増殖，転移に有利な環境を作り出しているが，エクソソームが果たす役割についても多くのことが分かってきている。がん細胞から分泌されたエクソソームは，MMP を放出し細胞外マトリックスを分解することにより浸潤・転移を促進し[1]，miRNA や mRNA を血管内皮細胞に移入することにより血管新生を促進し[2]，表面に発現している Fas リガンドと細胞表面の受容体との結合を介した T リンパ球のアポトーシス誘導により免疫監視機構を回避し[3]，抗がん剤を内包させて細胞外に放出することにより薬剤耐性を促進する[4,5]。脳転移性乳がん細胞から分泌されたエクソソームに含まれる miR-181c は脳血管内皮細胞内で PDPK1 の発現抑制を介してコフィリンを活性化し，血液脳関門の血管透過性を亢進することにより脳転移を促進する[6]。また，Cre-loxP システムを用いた実験により，高悪性度細胞由来のエクソソームは局所のみならず遠隔部位でも低悪性度細胞を悪性化することが示されている[7]。さらには，骨・肺・脳転移性乳がん細胞株由来のエクソソームはそれぞれ骨・肺・脳に集積し，予め肺転移性がん細胞由来のエクソソームを投与されたマウスでは，骨転移性がん細胞の肺転移が促進されることが報告されている[8]。このように，がん細胞由来のエクソソームの様々な役割が明らかにされたことにより，今後これらエクソソームを治療標的とした新規治療法の開発が進むものと予想される。

4 がんのエクソソーム診断

体液中エクソソームに含まれるタンパク・核酸に着目したがんのエクソソームによる診断，すなわちエクソソーム診断の候補マーカーを同定した報告は多数あるが，実際に検出システムを構築し，臨床的有用性を確認した報告は限られている。ここでは，がんのエクソソーム診断に関する先駆的な論文を紹介する。いずれもがん細胞株を用いた実験により候補マーカーを同定した後に検出システムを構築し，がん診断における臨床的有用性を示している。

Yoshioka らは，大腸がん細胞株から単離したエクソソームのプロテオーム解析により候補マーカーとして同定した CD147 について，Alpha technology を利用して CD147 とエクソソームマーカーである CD9 を共発現する血清中のエクソソームを検出するシステムを構築した（図

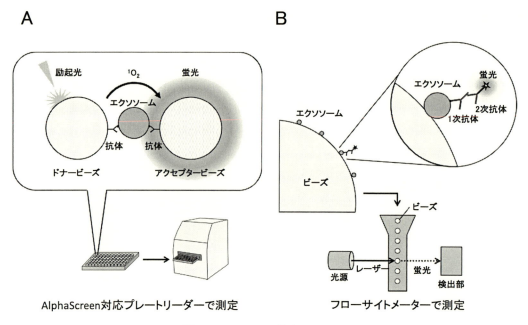

図2 エクソソーム検出システム
A：ExoScreen，B：フローサイトメトリー

2A)[9]。血清にCD9またはCD147に対する抗体を結合させた励起用ドナービーズと蛍光用のアクセプタービーズを加えると，両者を発現しているエクソソームは，励起用と蛍光用のビーズに挟まれる。ドナービーズが励起されると一重項酸素がアクセプタービーズに受け渡され蛍光を発するが，一重項酸素の飛距離は200 nm以下なのでビーズで挟み込まれたエクソソームを特異的に検出していることになる。このシステム（ExoScreen）により，既存の腫瘍マーカーであるCEA・CA19-9より高い精度で大腸がんの診断が可能と報告されている。

MeloらはS，乳がん細胞由来のエクソソームのプロテオーム解析により同定した候補マーカーであるGlypican-1について，超遠心法で単離した血液中のエクソソームを非特異的に結合させたビーズ上で抗Glypican-1抗体を反応させ，フローサイトメトリーにより検出する方法を構築した（図2B）[10]。乳がん・膵がん患者の血液中エクソソームでGlypican-1は増加しており，膵がんでは，100％の特異度・感度で膵良性疾患，IPMN等の膵嚢胞性腫瘍との鑑別診断ができるとされている。

5 泌尿器がんのエクソソーム診断

泌尿器がんでは，前立腺がん・腎がん・膀胱がんについては，エクソソーム診断の候補マーカーとなるタンパク・核酸が報告されているが，睾丸・精巣腫瘍についてはまだ報告がない。一方で，前立腺がんについては診断キットとして海外で上市されているものもある。以下，血液・

第12章　エクソソームによる泌尿器がんの診断

尿中エクソソームに分けて，これまでに報告されている候補マーカーを紹介するが，体液からのエクソソーム単離法は研究ごとに異なり，それにより同定される候補マーカーも違ってくる可能性が高く，その点に留意する必要がある。

5.1 前立腺がん
5.1.1 血液中エクソソーム
(1) miRNA

限外ろ過法で単離した血液中エクソソームでは，miR-141 と miR-375 が転移性 CRPC（去勢抵抗性前立腺がん）の診断マーカー[11]，沈殿法で単離した血液中エクソソームでは miR-1290 と miR-375 が転移性 CRPC の予後予測マーカー[12]として報告されている。

(2) RNA

膜アフィニティー法で単離した血液中エクソソームにはエンザルタミドやアビラテロン抵抗性に関わるアンドロゲン受容体の変異 AR-V7 mRNA が含まれており，転移性 CRPC 患者の薬剤効果予測に有用である可能性が示されている[13]。

(3) タンパク

超遠心法で単離した血液中エクソソームでは，健常者では検出されない PTEN が前立腺がん患者で検出され[14]，Survivin[15]と EphrinA2[16]は前立腺肥大患者・健常者と比較し前立腺がん患者で増加していると報告されている。我々は，超遠心法で単離した血液中エクソソームで，多剤耐性遺伝子 MDR1 にコードされる P-gp のレベルが，未治療の患者と比較しドセタキセル耐性患者で増加していることを報告している[17]。近年，P-gp との親和性が低いことからドセタキセル耐性患者でも有効なカバジタキセルが使われているが，重篤な副作用である好中球減少症の頻度が高い。我々は，エクソソーム中の P-gp が高い場合にはカバジタキセルを，低い場合には副作用の頻度が低い従来のタキサン系抗がん剤を使うことにより，治療の選択と副作用の回避ができる可能性を示唆した。他のグループも，密度勾配遠心法で単離した血液中エクソソームに含まれる MDR1, MDR3, PABP4 のレベルがドセタキセル感受性患者と比較して耐性患者で増加していることを報告している[18]。さらに，我々は超遠心法により単離した血液中エクソソーム上の GGT（γ-glutamyltranspeptidase）の酵素活性を蛍光プローブで測定することにより，前立腺肥大と前立腺がんを鑑別できる可能性を示している[19]。また，前立腺特異的膜抗原（PSMA：prostate specific membrane antigen）に対する抗体を用いた免疫沈降により単離したエクソソームの量が，健常者と比較し前立腺がん患者，特に転移を伴う患者で増加していること，すなわち悪性化に伴い前立腺細胞特異的エクソソームが増加する可能性を報告している[20]。他のグループも，沈殿法の変法により単離した血液中エクソソームで，PSMA が前立腺肥大患者と比較して前立腺がん患者で増加していることを示している[21]。

5.1.2 尿中エクソソーム
(1) miRNA
　超遠心法の変法で単離した尿中エクソソームで，miR-34a と miR-148a が前立腺肥大患者と比較して前立腺がん患者で減少していることが報告されている[22]。超遠心法で単離した尿中エクソソームでは，健常者と比較して前立腺がん患者で miR-21 と miR-375 が高く[23]，miR-196a-5p と miR-501-3p が低い[24]ことが示されている。

(2) RNA
　超遠心法で単離した前立腺がん患者の尿中エクソソームで，PCA-3 mRNA と TMPRSS2:ERG mRNA が検出できること[25]，膜アフィニティー法で単離した尿中エクソソームで lncRNA-21p が前立腺肥大患者と比較して前立腺がん患者で増加していることが報告されている[26]。一方で，FDA で認可された尿中エクソソームによる前立腺がんの診断キット，ExoDx Prostate IntelliScore urine exosome assay が上市されている。EXOPRO Urine Clinical Sample Concentrator Kit (Exosome Diagnostics) を用いて単離した尿中エクソソームに含まれる PCA3・ERG・SPDEF RNA のコピー数を測定し，算出したスコア (ExoDx Prostate IntelliScore) により，低グレードと高グレードのがんの鑑別が可能であり，侵襲的な前立腺がんのバイオプシーを減らすことができるとしている[27,28]。

(3) タンパク
　超遠心法で単離した尿中エクソソームで，エクソソームマーカーである CD9 と CD63 を測定し，前立腺がん患者では非前立腺がん患者と比較し，尿中 PSA で補正した CD9 と CD63 のレベルが増加していることが報告されている[29]。

5.2 腎がん
5.2.1 血液中エクソソーム
(1) miRNA
　沈殿法により単離した血液中エクソソームで，miR-224 が予後予測マーカーになることが報告されている[30]。

(2) タンパク
　腎がん組織と隣接する正常組織を短時間培養した後に回収したエクソソームのプロテオーム解析により，Azurocidin 1 が腎がんの候補マーカーとして同定されている[31]。

5.2.2 尿中エクソソーム
(1) RNA
　超遠心法で単離した尿中エクソソームで，GSTA1・CEBPA・PCBD1 mRNA は腎がん患者で増加していることが示されている[32]。

(2) タンパク
　超遠心法で単離した尿中エクソソームで，MMP-9, PODXL, DKK4, CAIX と

第 12 章　エクソソームによる泌尿器がんの診断

Ceruloplasmin が健常者と比較して腎がん患者で増加していることが報告されている[33]。

5.3　膀胱がん
5.3.1　尿中エクソソーム
(1)　miRNA

　超遠心法で単離した尿中エクソソームで，miR-21-5p は細胞診陰性の早期膀胱がんの診断に有用と報告されている[34]。

(2)　RNA

　超遠心法で単離した尿中エクソソーム中の LASS2, GALNT1[35] および HOTAIR, HOX-AS-2, ANRIL, MALAT1, linc-RoR[36] 等の lncRNA は，膀胱がんの診断マーカーとして報告されている。

(3)　タンパク

　超遠心法で単離された尿中エクソソームで，EDIL-3[37] および TACSTD2[38] は膀胱がんの診断マーカー，Periostin[39] は予後判定のマーカーになる可能性が示されている。

6　エクソソーム診断における問題点

6.1　単離法

　先に述べたように，エクソソームを単離する標準的な方法論はなく，泌尿器がんのエクソソーム診断の項で示したように，報告ごとに単離法が異なるため，研究間での結果の比較は難しい。候補マーカーの探索にあたっては，いずれの方法を用いて血液から単離した場合でも，血清タンパクの混入は避けられない。実際に単離したエクソソームのプロテオーム解析を行うと，検出されるタンパクの殆どは血清タンパクであり，候補マーカーの同定を困難にしている。miRNA を対象にした場合も，血清タンパクに結合している miRNA の混入は不可避であり，必ずしもエクソソームに含まれている miRNA だけを検出していることにはならない点に留意すべきである。尿は血液と異なり非侵襲的に採取できることから，リキッドバイオプシーのサンプルとして理想的であるが，尿からのエクソソーム単離にあたって問題になるのが，遠位尿細管上皮細胞から分泌される Tamm-Horsfall protein（THP）によるエクソソームの捕捉である。それを回避する方法はいくつか提唱されているものの，標準化されたものはなく，検体の前処理と解凍後の処理の方法，解凍後のエクソソーム単離法の違いにより THP による影響も異なるものと想像される。また，エクソソーム診断を実用化するためには，多検体の処理が必要であり，候補マーカー探索の場合とは異なり，自動化も念頭に，より簡便な単離法を採用する必要があろう。

6.2　検出法

　候補マーカーを同定後，単離したエクソソーム中のタンパクを検出する方法としては，ウエス

タンブロット解析やELISAが，核酸では定量RT-PCRが一般に用いられている。実用化を念頭としたアプローチとして，先述したように，大腸がんではAlpha technologyによりCD147とCD9を共発現するエクソソームを血清から直接測定する方法，膵がんでは，超遠心で単離したエクソソームを結合させたビーズ上のGlypican-1をフローサイトメトリーにより検出する方法が用いられている。最近になり，沈殿法で単離した血液中エクソソーム上のPD-L1を2種類の抗PD-L1抗体を用いてサンドイッチELISAにより測定すると，悪性黒色腫の抗PD-1抗体による治療の効果予測ができる可能性が報告されている[40]。我々もサンドイッチELISAによる検出系を構築しているが，エクソソームマーカー等の発現レベルが高いマーカーについては容易に検出システムを構築できるが，発現レベルが低いマーカーについては，抗体の能力，血清タンパクの影響，検出基質の特性等を十分に考慮した上でシステムを構築する必要がある。特に特異性・親和性の高い捕捉・検出抗体が必須である。モノクローナル抗体でも非特異的に血清タンパクも認識する可能性があり，抗体の選択はシステム構築の成否の鍵となる。一般に，細胞表面上のタンパクの立体構造を認識する抗体を得るのは困難とされており，それを克服する方法の開発が待たれる。また，低レベルのエクソソームマーカーの検出においては，タンパクでは1分子カウント技術を用いた高感度イムノアッセイシステムが，核酸ではデジタルPCRが有効かもしれない。

7　展望

泌尿器がんにおけるエクソソーム診断の現状と問題点について概説した。体液中にはいろいろな細胞から分泌されたエクソソームが存在するが，実際にがん細胞から分泌されたエクソソームが全体に占める割合は不明であり，がんの種類，悪性化，治療によってエクソソームの分泌量が大きく変動する可能性もある。これら未だ不明な点があることを念頭に，がんのエクソソーム診断の実用化に向けた取り組みを行う必要があろう。診断システム構築にあたって問題点は多いが，この分野は日進月歩であり，近い将来それぞれに解決策が見出されることが期待される。本稿では触れなかったが，ナノサイズを認識できるフローサイトメーターやマイクロ流体デバイスによるエクソソーム検出の試み等も報告されている。最近になり，血液中の脳由来エクソソームによりアルツハイマー病の診断ができる可能性も示されており[41]，今後がん以外の疾患でもエクソソーム診断の実用化に向けた取り組みが進むものと期待される。

第 12 章　エクソソームによる泌尿器がんの診断

文　　献

1) V. Dolo et al., *Cancer Res.*, **58** (19), 4468 (1998)
2) J. Skog et al., *Nat. Cell Biol.*, **10** (12), 1470 (2008)
3) J. W. Kim et al., *Clin. Cancer Res.*, **11** (3), 1010 (2005)
4) K. Shedden et al., *Cancer Res.*, **63** (15), 4331 (2003)
5) R. Safaei et al., *Mol. Cancer Ther.*, **4** (10), 1595 (2005)
6) N. Tominaga et al., *Nat. Commun.*, **6**, 6716 (2015)
7) A. Zomer et al., *Cell*, **161** (5), 1046 (2015)
8) A. Hoshino et al., *Nature*, **527** (7578), 329 (2015)
9) Y. Yoshioka et al., *Nat. Commun.*, **5**, 3591 (2014)
10) S. A. Melo et al., *Nature*, **523** (7559), 177 (2015)
11) R. J. Bryant et al., *Br. J. Cancer*, **106** (4), 768 (2012)
12) X. Huang et al., *Eur. Urol.*, **67** (1), 33 (2015)
13) M. Del Re et al., *Eur. Urol.*, **71** (4), 680 (2017)
14) K. Gabriel et al., *PLoS One*, **8** (7), e70047 (2013)
15) S. Khan et al., *PLoS One*, **7** (10), e46737 (2012)
16) S. Li et al., *J. Cancer*, **9** (15), 2659 (2018)
17) 医薬品・医療機器等安全性情報 320 号, (2015)
18) P. Kharaziha et al., *Oncotarget*, **6** (25), 21740 (2015)
19) K. Kawakami et al., *BMC Cancer*, **17** (1), 316 (2017)
20) K. Mizutani et al., *Anticancer Res.*, **34** (7), 3419 (2014)
21) Y. H. Park et al., *Sci. Rep.*, **6**, 30386 (2016)
22) C. Corcoran et al., *Prostate*, **74** (13), 1320 (2014)
23) L. Foj et al., *Prostate*, **77** (6), 573 (2017)
24) M. Rodriguez et al., *Mol. Cancer*, **16** (1), 156 (2017)
25) J. Nilsson et al., *Br. J. Cancer*, **100** (10), 1603 (2009)
26) M. Isin et al., *Front. Genet.*, **6**, 168 (2015)
27) M. J. Donovan et al., *Prostate Cancer Prostatic Dis.*, **18** (4), 370 (2015)
28) J. McKiernan et al., *JAMA Oncol.*, **2** (7), 882 (2016)
29) D. Duijvesz et al., *Int. J. Cancer*, **137** (12), 2869 (2015)
30) N. Fujii et al., *Oncotarget*, **8** (66), 109877 (2017)
31) K. Jingushi et al., *Int. J. Cancer*, **142** (3), 607 (2018)
32) G. De Palma et al., *J. Cancer*, **7** (14), 1960 (2016)
33) F. Raimondo et al., *Mol. Biosyst.*, **9** (6), 1220 (2013)
34) K. Matsuzaki et al., *Oncotarget*, **8** (15), 24668 (2017)
35) A. Perez et al., *Cancers* (*Basel*), **6** (1), 179 (2014)
36) C. Berrondo et al., *PLoS One*, **11** (1), e0147236 (2016)
37) C. J. Beckham et al., *J. Urol.*, **192** (2), 583 (2014)
38) C. L. Chen et al., *J. Proteome Res.*, **11** (12), 5611 (2012)

39) C. R. Silvers *et al.*, *Oncotarget*, **7** (17), 23335 (2016)
40) G. Chen *et al.*, *Nature*, **560** (7718), 382 (2018)
41) M. S. Fiandaca *et al.*, *Alzheimers Dement.*, **11** (6), 600 (2015)

第13章 うがい液からのDNAメチル化異常検出による口腔がん早期発見の試み

浜田倫史[*1], 杉浦 剛[*2]

1 はじめに

　口腔顎顔面領域の悪性腫瘍は，その解剖学的位置から比較的発見しやすい部位に発症する。しかし早期の口腔がんなどはしばしば自覚症状が乏しく，大きくなるまで放置される傾向があり，早期発見・治療という点では必ずしも満足できる現状にあるとは言えない。また口腔がんは，比較的早い時期から顎骨などの隣接組織に浸潤拡大しリンパ節転移をきたすことがあり，これらは予後不良の原因となる。たとえ予後不良を免じることができたとしても，生活に欠かせない咀嚼・嚥下・構音といった重要な機能を持つ口腔のがん治療は重篤な機能障害を後遺する。そのため，口腔がんにおける早期発見の意義は生存予後と機能温存の両者の観点から極めて重要である。しかし口腔がんには，大腸がんの便潜血検査や胃がんのバリウム検査などのような，比較的良好な感度と特異度を有する1次検診法が確立されていない。近年，患者安全性などの観点から，医学的検査には尿，呼気や分泌体液などを用いた非侵襲的かつ簡便な方法が求められている。このような背景から，これまで我々は，早期発見，発がんリスク評価や予後予測を可能にする非侵襲的な口腔がん診断法の確立を目標として研究を重ねてきた。診断法の試料としては血清，うがい液や唾液などを，バイオマーカーとしてはDNAメチル化，ヒストン修飾，microRNA，循環腫瘍細胞（CTC）などを用いている。本稿では，うがい液からのDNAメチル化検出による口腔がんおよび口腔前がん病変の検出についてこれまで得られた知見の概要を紹介する。

2 口腔がん領域におけるプレシジョンメディシンと液体生検

　近年がん治療において「プレシジョン治療（最適治療）」の概念が急速に普及している。プレシジョン治療とは，同一疾患の患者をグループ化し，各グループにその時点での最適な治療法を選択するという概念である[1)]。これまでのがん治療は，平均的な患者用にデザインされた「標準

[*1] Tomofumi Hamada 鹿児島大学　大学院医歯学総合研究科　顎顔面機能再建学講座
　　　　顎顔面疾患制御学分野　講師
[*2] Tsuyoshi Sugiura 鹿児島大学　大学院医歯学総合研究科　顎顔面機能再建学講座
　　　　顎顔面疾患制御学分野　教授

治療」が画一的に用いられてきた。しかしがん治療におけるプレシジョン治療は，遺伝情報・環境・ライフスタイルを含むビッグデータから数理腫瘍学的なアルゴリズムを構築し，精緻に定義した患者群にグループ化したうえで，各グループに対して最適な時期に最適な治療法の選択を目指すものである（図1）。この考え方は2015年に米国オバマ大統領が一般教書演説で新しい医療施策として発表して以来急速に普及し，既に欧米では実用化に向けて莫大な予算が投じられている。わが国においては2018年3月に公表された第3期がん対策推進基本計画において，①ゲノム・エピゲノム情報を統合したデータベースの構築，②次世代シークエンサーを用いたゲノム解析に基づくがんゲノム医療を推進し，個人に最適化されたがん医療を実現することが重点目標とされている。しかし口腔がん領域においては，遺伝情報に基づき個別化されるプレシジョン治療は実用化に至っていない。口腔がんは代表的な希少がんの一つでありそのエビデンスの蓄積は少なく，第3期がん対策推進基本計画においてもこれらの希少がんのゲノム医療やプレシジョン治療開発の必要性が強く指摘されている。

　がんの遺伝子異常は経時的に変化するためがんのゲノム構造は非常に不安定で，遺伝子異常は発がん後も，増大・浸潤・転移・薬剤耐性などの全ての段階で蓄積されていく。よって最適な治療法の選択には，非侵襲的に採取できる体液サンプルを使って腫瘍をリアルタイムに分子病理学的にプロファイリングすること（＝液体生検）が必要である。その概念図を図2に示す。液体生検を用いたリアルタイムモニタリングにより，腫瘍の形質変化のタイミングと原因の両方を予測でき，より適切な治療法への変更が可能となる。近年，口腔がんにおいても分子標的治療法が保険適応となり，今後は多様な新規治療法が導入されると考えられる。よって治療法選択や再発腫瘍の発見に有用な，精度の高い分子マーカーによる液体生検，および診断アルゴリズムの開発が必要である。

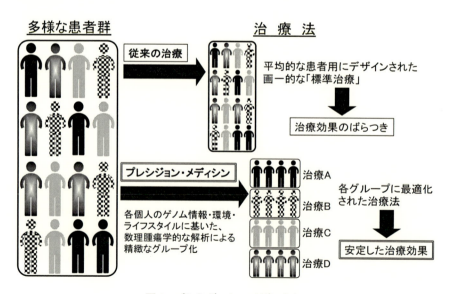

図1　プレシジョン・メディシン

第 13 章　うがい液からの DNA メチル化異常検出による口腔がん早期発見の試み

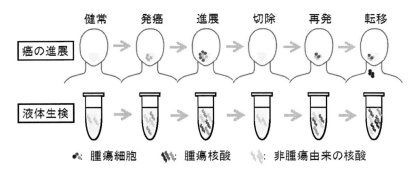

図 2　液体生検（liquid biopsy）による腫瘍病態のリアルタイムモニタリング

3　わが国における口腔がんの位置づけと口腔がん検診

2017 年 10 月にわが国のがん対策の指針である第 3 期がん対策推進基本計画が閣議決定され，「科学的根拠に基づくがん予防・がん検診」が重要施策とされた。また，がん研究 10 か年戦略（文部科学省/厚生労働省/経済産業省，2014）においても，「がんの予防法や早期発見手法に関する研究」が重点項目に指定され，①遺伝情報による個人の発がんリスクの同定と評価をめざした研究，②がん検診に活用できる診断技術の開発研究，③新たな検診手法の実用化をめざし，多くの人に参加していただく研究が推奨されている。そのうち口腔がんは同指針にて「特に重要な希少がん」と位置づけられ，早急な対策が必要とされている。このように，本研究はまさに現在求められている，国のがん医療における喫緊の課題といえる。前述の通り，口腔がんを含む頭頸部

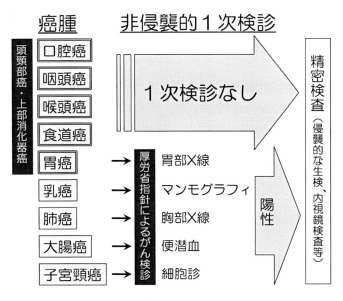

図 3　口腔がんを含む頭頸部がんには有効な大規模一次検診がない

がんにおいても早期発見は重要であるが，頭頸部がんにおいては，図3に示すとおり，有効な1次検診法が未だ確立されていない。また近年，患者安全性などの観点から，医学的検査には尿，呼気や分泌体液などを用いた非侵襲的かつ簡便な方法が求められている。

4 うがい液からのDNAメチル化異常検出

非侵襲的な液体生検の鍵を握るのは，①診断試料と②バイオマーカーである。我々は，口腔がんにおける非侵襲的な1次検診法の確立を目標として研究を進めるなかで，検査試料としてうがい液を，バイオマーカーとしてDNAメチル化を選択している。それぞれの特徴を下記に示す。

4.1 検査試料としてのうがい液

医学検査の診断試料としては，非侵襲的かつ簡便に採取でき患者負担が軽減されることから，尿，唾液やうがい液が注目されている。これらのうち，うがい液はただ唾液を採取するだけではなく，一定量の液体で口をすすぎ，剥離した口腔粘膜細胞を採取する方法である。従来の組織生検や採血では合併症として疼痛や出血を伴うが，うがい液中の細胞からは核酸を十分に抽出することができ，安全に腫瘍の遺伝情報を得られる。うがい液を選択する利点は下記の通りである。

① 非侵襲的，安価，簡便かつ何度でも採取できることから，患者に負担が少なく，気軽に検査を受けられ，医学検査の理想的な試料である。
② 口腔粘膜全体の細胞が含まれるため，1口腔単位での発がんプロセスの進行を検知できる。
③ 唾液を含むため，血液中の物質組成をある程度反映する。
④ 専門家や医療従事者が不在でも容易に採取でき，大規模スクリーニングに用いる検体として極めて有利である。

4.2 バイオマーカーとしてのDNAメチル化

遺伝情報の発現制御は塩基配列だけで規定されるわけではなく，エピゲノム（DNAやクロマチンの化学的修飾）によっても影響される。我々はバイオマーカーとしてDNAメチル化を研究の中心に据えている。DNAメチル化の異常に代表されるエピゲノム異常は発がん過程の初期から細胞に蓄積され，がん抑制遺伝子をサイレンシングすることで細胞のがん化を促進する。すでに口腔がんにおいても，多くのがん関連遺伝子の異常なDNAメチル化が報告されている。本研究でエピゲノム異常，特にDNAメチル化に着目した理由は以下の4点である。

① がん関連遺伝子の発現を直接的に調節する。
② メチル化異常は臨床的発がんの前から潜在的に蓄積されているため，早期発見や発がんリスクの評価に有用である。
③ ほとんどの実験系はPCRを用いるため，微量サンプルからでも鋭敏に結果を検出しう

④ DNA はタンパクや RNA に比べ安定であり多様な保存・輸送方法に対応するため，実用化に有利である。

　上記および 4.1 に示した理由から，「うがい液」を用いて「DNA メチル化異常」を検出する我々の方法は，大規模スクリーニングや家庭用検査としてはまさに理想的な非侵襲的検査法である。さらに本法は既に被験者に蓄積されているがん抑制遺伝子の異常を評価できるため，病変検出のみならず，将来の罹患リスクなも判定できる可能性を有する。よって個人のエピゲノム情報に基づいた発がん予測システムへの応用が期待でき，近年のがん医療の風潮である「個人の遺伝情報に基づいたオーダーメイドがん予防医療」の確立に寄与しうると考えられる。

5　うがい液からエピゲノム異常を検出する実験系の確立

　まず我々は，それまで報告のなかった「うがい液からエピゲノム異常を検出するプロトコル」の確立に着手した。被験者に生理食塩水 20 mL を 30 秒含嗽させ，全量採取する。生理食塩水での洗浄と遠心分離を 2 回繰り返しペレットにし，以後の使用まで −80℃に保存した。ペレットから市販キットで DNA を抽出し，少量のうがい液から DNA メチル化・ヒストン修飾・遺伝子発現を包括的に検出しうることを初めて示した[2]。また口腔がん症例のうがい液から *CDKN2A* 遺伝子のエピゲノム異常を高頻度に検出した[2]（図 4）。

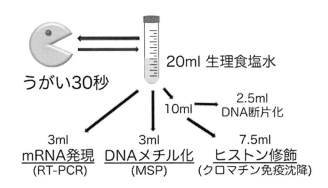

図 4　うがい液を用いた包括的エピゲノム検出プロトコル

6　うがい液からの DNA メチル化を指標とした口腔がんの検出

　次に口腔がん群と健常者群からうがい液を採取し，13 種類のがん抑制遺伝子の異常メチル化を検討し，その口腔がん検出法としての有用性を検討した。候補遺伝子のうち E-cadherin，RARβ，TMEFF2，TMEFF2，MGMT，FHIT，WIF-1，DAPK，p16 の異常メチル化が健常

者に比べ口腔がん群で高頻度に認められた[3]（図5）。さらに検査ツールとしての精度を検討したところ，4種の遺伝子を組み合わせた診断法が非常に高い感度と特異度で口腔がんを検出し得た[3]（図6，表1）。

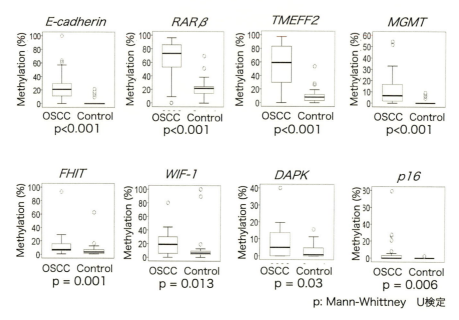

図5　うがい液から検出した口腔がん群（OSCC）と健常者群（Control）における異常メチル化

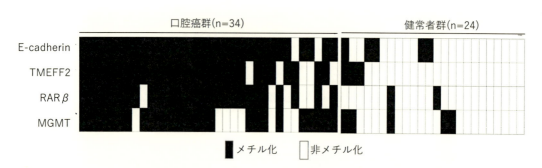

図6　口腔がん群と健常者群における4遺伝子の異常メチル化プロファイル

第13章 うがい液からのDNAメチル化異常検出による口腔がん早期発見の試み

表1 口腔がん検出法としての有用性

遺伝子	サンプル	異常メチル化遺伝子数		p	感度，%	特異度，%
		1以下（n）	2以上（n）			
ECAD + TMEFF2 + RARβ + MGMT	OSCC	0	34	<0.001	100.0	87.5
	Control	21	3			
ECAD + TMEFF2 + MGMT	OSCC	1	33	<0.001	97.1	91.7
	Control	22	2			
ECAD + TMEFF2 + RARβ	OSCC	2	32	<0.001	94.1	95.8
	Control	23	1			
ECAD + RARβ + MGMT	OSCC	3	31	<0.001	91.2	91.7
	Control	22	2			

OSCC：口腔がん群，Control：健常者群

7 うがい液からのDNAメチル化を指標とした口腔前がん病変の検出

次に我々は，白板症に代表される口腔前がん病変のうがい液による検出に着手した。その際，診断に有用なDNAメチル化異常を特定するためには可及的に多くの遺伝子のメチル化状態を検討することが重要であるが，遺伝子数が増えるにつれ実験に要する時間的コストおよび労力は多大なものになる。よって検査コストの圧縮を目指し，従来のPCRによる検出ではなく，1チューブの反応で26遺伝子までのDNAメチル化異常を一期的かつ定量的に解析できるMS-MLPA法[4]を導入した。これによりメチル化状態の検出を低コストかつ包括的に行うことができる（図7）。

具体的には，口腔内に病変がないことを確認した口腔健常者，および鹿児島大学病院口腔外科にて生検/切除され組織学的に確定された白板症症例から，生理食塩水20 mLを30秒含嗽させ全量採取した。生理食塩水での洗浄と遠心分離を2回繰り返しペレットにし，以後の使用まで−80℃に保存する。ペレットから市販キットでDNAを抽出し，MS-MLPA KIT（MRC-Holland社）を用いてがん抑制遺伝子のメチル化状態を検索した。プローブセットはがん抑制遺伝子が26種含まれるME001-C1 Tumor suppressor-1を用いた。ハイブリダイゼーション，ライゲーション後PCRを行い産物をフラグメント解析し，26種の遺伝子のDNAメチル化状態を一期的に定量化した。

MLPA法はメチル化状態を定量的にアウトプットするため，メチル化異常の「あり/なし」のカットオフ値をROC解析にて決定した。各症例・各遺伝子のメチル化をカットオフ値により「あり/なし」の2変量に変換すると検討した26遺伝子の中のうち7種の遺伝子（RASSF1, DAPK1, CD44, BRCA2, FHIT, CDKN2A，及びHIC1）にAUC値>0.8の結果が得られた。これらの遺伝子の異常メチル化の状況を図8に示す。図8の通り，健常者と白板症患者の間にメチル化プロファイルの明らかな相違を認めた。これらのうち，RASSF1, DAPK1, CD44, BRCA2, FHITを用いた場合に80%以上の感度で口腔がんを検出することができた。

早期発見・予防に向けた次世代がん検査技術の最前線

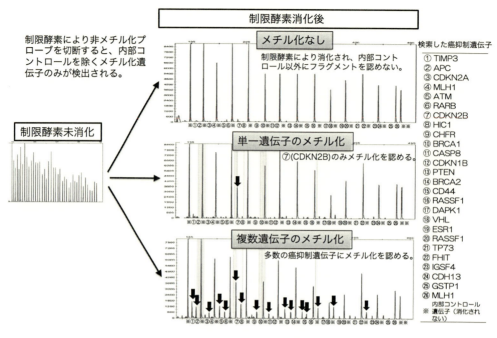

図7　MS-MLPA法の結果の例

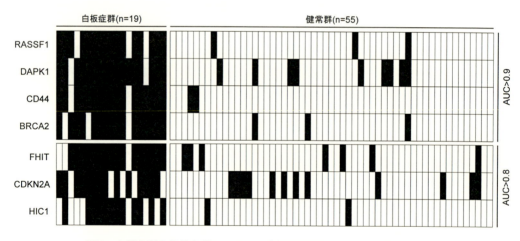

図8　白板症群と健常者群における7遺伝子の異常メチル化プロファイル

8　おわりに

　うがい液は非侵襲的で安価かつ簡便に採取できることから，医学検査のための理想的な試料である．我々が提唱する本法は非侵襲的で容易に実施でき，安定性に優れたDNAの特性を活かして多様な手段でのサンプル移送・保存に向くことから，大規模スクリーニングに用いる手法とし

第13章　うがい液からのDNAメチル化異常検出による口腔がん早期発見の試み

て極めて有利である。しかし，現在に至るまで「うがい液」と「DNAメチル化」を用いた検査法は実用化されていない。今回述べたようなうがい液を用いた検査法が実用化された場合，国民は口腔がんの1次検診を気軽に検診を受けることができ，ハイリスク群が専門医療機関を受診する契機になる。これにより口腔がんの早期発見/治療が一般的となり，患者の身体的，経済的な負担を軽減させる。

　DNAメチル化異常は発がん前に相当量が蓄積されていることから，本法は発がんハイリスク群の抽出法としても有望であり，将来の発がんリスクを評価できる可能性が示唆された。被験者に自らの発がんリスクを認識させることで食事・運動・喫煙・飲酒などの生活習慣の改善を促すことができ，また本法により得られる個人の遺伝子情報は，がんの検出以上にオーダーメイドがん予防医療に貢献できる可能性を有すると考えられる。

文　　献

1) R. Mirnezami, J. Nicholson, A. Darzi, *N. Engl. J. Med.*, **366**, 489-91（2012）
2) T. Kusumoto, T. Hamada, N. Yamada, *et al.*, *Journal Oral and Maxillofacial Surgery*, **70**, 1486-94（2012）
3) S. Nagata, T. Hamada, N. Yamada *et al.*, *Cancer*, **118**, 4298-308（2012）
4) C. Hömig-Hölzel, S, Savola., *Diagnostic Molecular Pathology*, **21**, 189-206（2012）

第4編

デバイス開発および臨床研究

第14章 希少がんや難治がんに対する
ゲノム医療の試み

山本　昇*

1 はじめに

　がん分子生物学的研究の急速な進歩‥‥というフレーズはもはや一昔前のものとなり，いたるところで遺伝子解析ができるようになってきた。この遺伝子解析の普及に次世代シークエンサー（NGS）は大きく貢献したといえる。2017年11月30日，米国食品医薬品局（FDA）はFoundation Medicine, Inc.社のCDx（F1CDx）を販売承認した。F1CDxは，324の遺伝子および2つのゲノム塩基組成の遺伝子変異を検出するNGSによる体外診断（IVD）検査である。F1CDxは，FDAのBreakthrough Device指定を受けた機器として初めて市販前承認プロセスを完了した機器であり，CMSもメディケア受給者に対するF1CDxの保証適応決定案を公表した。

　我が国においても，複数の施設またはグループで，マルチプレックスパネルを用いた多遺伝子解析と個別化治療の試みは精力的に取り組まれているが，2018年11月現在，国内承認は未だ得られていない。

　国立がん研究センター中央病院・研究所では，2013年7月からクリニカルシークエンスの臨床研究（TOP-GEAR project）を立ち上げた。本稿では，TOP-GEAR projectに始まるクリニカルシークエンスの試みと，希少がんをはじめとする難治がんへの治療の外挿性について概説する。

2 TOP-GEAR projectについて

　TOP-GEARは，Trial of Onco-Panel for Geneprofiling to Estimate Both Adverse Events and Response by Cancer Treatmentの略称で，NGSを用いたクリニカルシークエンスの臨床研究である。2012年6月から研究計画の作成を開始，2013年6月21日に施設内IRBで承認され，7月より登録を開始した（UMIN000011141）（図1～3）。研究開始当初の目的は，以下の通りである。

① 腫瘍組織の体細胞遺伝子変異・遺伝子発現の解析を行い，解析結果と臨床情報との関連を

---

*　Noboru Yamamoto　（国研）国立がん研究センター中央病院　先端医療科
　　　　　　　　　　　呼吸器内科（併任）　科長

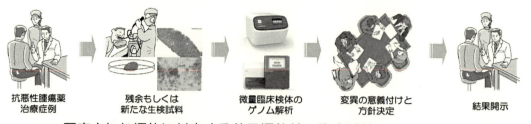
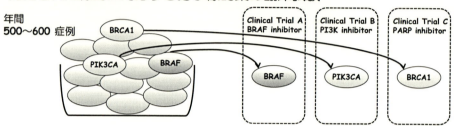

図1 クリニカルシークエンスの試み

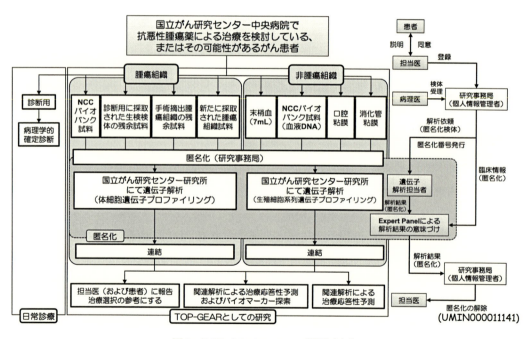

図2 TOP-GEAR project（開始当初）

第 14 章　希少がんや難治がんに対するゲノム医療の試み

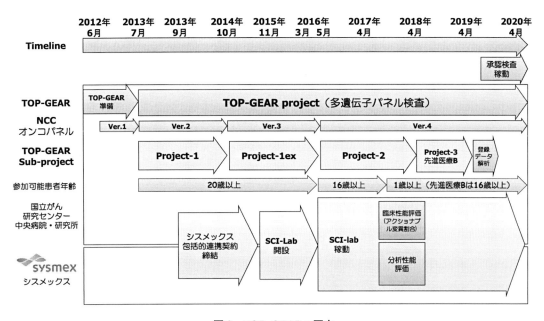

図 3　TOP-GEAR：歴史

検証することにより，治療効果を予測するバイオマーカーを同定する。
② 非腫瘍組織の薬物動態・薬理に関連する遺伝子群の多型の解析を行い，生殖細胞系列遺伝子プロファイリングの結果と臨床情報との関連解析を行うことにより，治療効果および毒性を予測するバイオマーカーを同定する。
③ 遺伝子プロファイリングが，個々の患者の将来的な治療選択のための検査として実施可能かについて，実地臨床および臨床試験治療において検討する。

TOP-GEAR では，国立がん研究センター研究所で独自に作成されたマルチプレックスパネルである NCC オンコパネルを用いて NGS 解析を行い，エキスパートパネルと呼ばれる専門家による意味づけ後，主治医に解析結果を返却する（図1）。当初，エキスパートパネルは隔週で開催していたが，登録症例数の増加により，現在では毎週開催としている。NCC オンコパネルは，対応する治療薬の存在，または開発過程・開発される可能性がある薬剤を視野に，114 遺伝子の変異・増幅，13 遺伝子の融合を検出することができる。この NCC オンコパネルは，国立がん研究センター中央病院で実施している治験（主に第 I，I / II 相の早期試験）への組み入れを視野に入れ，遺伝子ラインナップの見直しを重ね，現在では ver.4 に移行している（図4）。解析結果は主治医に返却するものの，あくまで臨床研究のレベルであり（診療レベルの検査には至っていないという位置づけ），結果の患者説明および治療の提案については，主治医の責任において実施されている。また，TOP-GEAR の限界，結果の解釈における注意点についてもインフォームド・コンセントの際，対象患者へ十分な配慮と説明が行われている。

変異・増幅/機能喪失対象遺伝子					融合対象遺伝子
ABL1	CRKL	IDH2	NF1	RAC2	ALK
ACTN4	CREBBP	IGF1R	NFE2L2/Nrf2	RAD51C	AKT2
AKT1	CTNNB1	IGF2	NOTCH1	RAF1/CRAF	BRAF
AKT2	CUL3	IL7R	NOTCH2	RB1*	ERBB4
AKT3	DDR2	JAK1	NOTCH3	RET	FGFR2
ALK	EGFR	JAK2	NRAS	RHOA	FGFR3
APC*	ENO1	JAK3	NRG1	ROS1	NRG1
ARAF	EP300	KDM6A/UTX	NTRK1	SETBP1	NTRK1
ARID1A	ERBB2/HER2	KEAP1	NTRK2	SETD2	NTRK2
ARID2	ERBB3	KIT	NTRK3	SMAD4	PDGFRA
ATM	ERBB4	KRAS	NT5C2	SMARCA4/BRG1	RET
AXIN1	ESR1/ER	MAP2K1/MEK1	PALB2	SMARCB1	ROS1
AXL	EZH2	MAP2K2/MEK2	PBRM1	SMO	
BAP1	FBXW7	MAP2K4	PDGFRA	STAT3	
BARD1	FGFR1	MAP3K1	PDGFRB	STK11/LKB1*	
BCL2L11/BIM	FGFR2	MAP3K4	PIK3CA	TP53*	
BRAF	FGFR3	MDM2	PIK3R1	TSC1*	
BRCA1*	FGFR4	MDM4	PIK3R2	VHL*	
BRCA2*	FLT3	MET	POLD1		
CCND1	GNA11	MLH1*	POLE		
CD274/PD-L1	GNAQ	MTOR	PRKCI		
CDK4	GNAS	MSH2*	PTCH1		
CDKN2A	HRAS	MYC	PTEN*		
CHEK2	IDH1	MYCN	RAC1		

図4 NCC オンコパネル ver.4

3 TOP-GEAR：第1期

TOP-GEAR 開始時に，まず，実際の稼働性（feasibility）について評価を実施した（図3，Project-1）。すなわち，

① 第I相試験に組み入れられる患者において，登録前に（事前に）NCC オンコパネルを用いた網羅的な遺伝子解析を行っておくことは可能であろうか。

② 第I相試験に組み入れられる患者において，登録前に（事前に）NCC オンコパネルを用いた網羅的な遺伝子解析をすることは有益であろうか。

という clinical question を設定し，これに対して回答を得ることを目標に実施した（図5）。2013年7月～2014年10月に183例を登録，解析できた131例のうち，actionable な遺伝子異常が59例（45％）に確認された。最終的に，遺伝子異常にマッチした第I相試験には11例（8％）の症例が登録，3例（33％）で PR が得られた。また，遺伝子解析によってマッチした第I相試験に登録された症例の PFS は5.5ヶ月であり，マッチしていない症例の1.9ヶ月よりも長い傾向にあり，マルチプレックス遺伝子パネルの有用性を示唆するものであった（図6）[1]。しかしながら，turn around time にバラツキがあったこと，druggable な遺伝子異常が検出されても available な薬剤が存在しない場合があること，実際の企業治験への組み入れに際して，再検査（組織再提出による confirmation）を要求されたりするなど，品質保証された検査体制構築の必要性を再認識することとなった（図7）[2]。

第14章 希少がんや難治がんに対するゲノム医療の試み

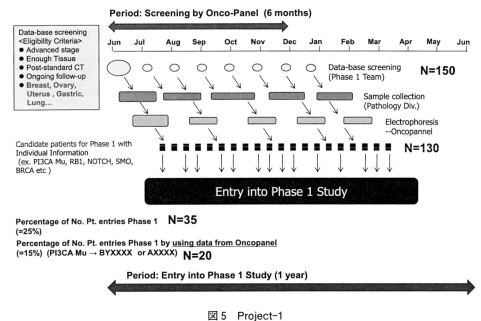

図5 Project-1
(Y. Tanabe, et al., Mol. Cancer, 15, 73, 2016)

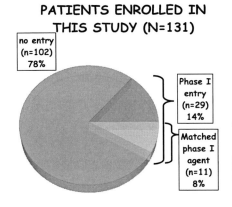

- Patients had actionable alterations:
  - 59/131 (45%)
- Potentially matched patients:
  - 31/131 (24%)
- Entry to phase 1 trials:
  - 29/131 (22%)
- Entry to matched phase 1 trials:
  - 11/131 (8%)

No. of "matched" patients	Molecular alterations	Phase I agents	No. of evaluable patients	No. of patients responded (%)
5	PIK3CA mut.	PI3K or AKT inhibitor	4	1 (25%)
1	AKT1 mut.	AKT inhibitor	1	1 (100%)
1	FGFR2 mut.	FGFR inhibitor	1	0
3	BRCA1 mut.	PARP inhibitor	3	1 (33%)
1	TSC1 mut.	mTOR inhibitor	0	0
11			9	3 (33%) *

図6 Project-1 登録症例の第Ⅰ相試験参加と効果
(Y. Tanabe et al., Mol. Cancer, 15, 73, 2016)

早期発見・予防に向けた次世代がん検査技術の最前線

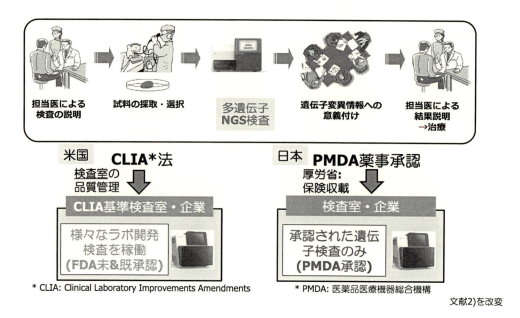

図7　日本と米国のがんゲノム診断規制の違い

4　TOP-GEAR：第2期

　品質保証下での検査体制構築を目指して，2013年9月1日にシスメックスと包括的連携契約を締結，CLIA規準に準拠したSCI-Labを院内に開設，Project-2としてfeasibilityの評価を実施した（図3）[3,4]。また，実装化を目指して，①AYA世代をカバーするため16歳以上を対象に含める，②腫瘍の持つ体細胞遺伝子変異を明確にするため，正常血液も同時にペアで解析を行う，こととした。これにより，体細胞遺伝子変異，生殖細胞系列遺伝子変異，体細胞変異数の情報に，エキスパートパネルからの意見を追加して，担当医返却レポートを構成した（図8）。2016年5月～2017年5月に248例を登録，最終的に解析結果が得られた187例では，58.3％の症例で，3学会合同NGSガイダンスにおけるレベル1-3Aに該当するactionableな遺伝子変異が検出された（図9～11）[5]。また，187例中25例（13.4％）において，遺伝子異常にマッチした分子標的薬（第Ⅰ相試験をはじめとする治験を含む）が投与された（論文投稿中）。また，正常血液とペアで解析することにより，治療薬提案にとどまらず，オンコパネル検査の有用性が拡がるものと期待される（図12）。

5　TOP-GEAR：第3期

　NCCオンコパネルは，国立がん研究センター開発の解析プログラム（cisCall），NGSとセットで，シスメックスが薬事承認申請を目指すこととなり，平成29年2月28日に，厚生労働省

第14章　希少がんや難治がんに対するゲノム医療の試み

図8　担当医返却レポートの一例

早期発見・予防に向けた次世代がん検査技術の最前線

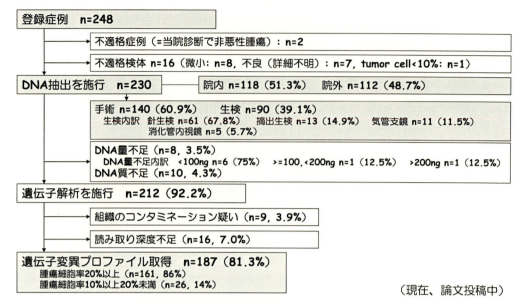

図9 Project-2 臨床的有用性の検討
2016.5-2017.5 における登録症例の解析状況

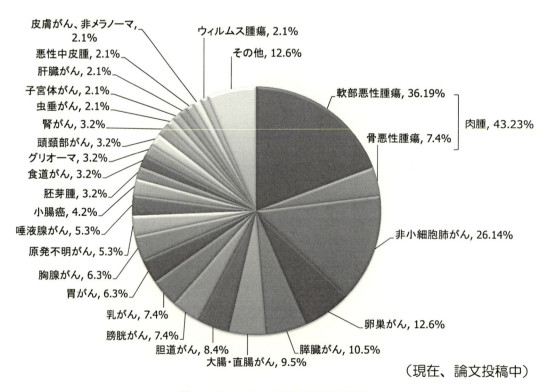

図10 Project-2 187例のがん腫内訳

第14章　希少がんや難治がんに対するゲノム医療の試み

- 1つ以上の遺伝子異常検出： 156/187例（83.4%）
- 3学会ガイダンスで3A以上： 109例（58.3%）
- 遺伝子変異数　10/Mb <： 17例（9.1%）
- 遺伝子異常に合った治療薬投与： 25例（13.4%）

No.	Cancer type	Actionable mutation	Drug	Drug type
1	Ovarian cancer	KRAS mutation	pan-RAF inhibitor	Investigational drug
2	Colorectal cancer	KRAS mutation	pan-RAF inhibitor	Investigational drug
3	Colorectal cancer	BRAF mutation	pan-RAF inhibitor	Investigational drug
4	Pancreas cancer	KRAS mutation	Pan-RAF inhibitor	Investigational drug
5	Pancreas cancer	KRAS mutation	ERK inhibitor	Investigational drug
6	Esophageal cancer	FGFR2 amplification	FGFR2 inhibitor	Investigational drug
7	Angiosarcoma	MDM2 amplification	HDM2 inhibitor	Investigational drug
8	Liposarcoma	MDM2 amplification	HDM2 inhibitor	Investigational drug
9	Lung cancer	tumor mutation burden high	Immunocheckpoint inhibitor	Investigational drug
10	Lung cancer	tumor mutation burden high	Immunocheckpoint inhibitor	Investigational drug
11	Lung cancer	CCDC6-RET fusion	Alectinib	Investigational drug
12	Breast cancer	HER2 amplification	HER2 ADC	Investigational drug
13	Extrahepatic bile duct cancer	HER2 amplification	HER2 ADC	Investigational drug
14	Primary unknown	PIK3CA mutation	TORC1/2 inhibitor	Investigational drug
15	Apocrine sweat gland cancer	FGFR2-CLIP1 fusion	FGFR inhibitor	Investigational drug
16	Inflammatory myofibro-blastic tumor	CLTC-ALK fusion	Alectinib	Off-label use
17	Mastocytoma	KIT mutation	Imatinib	Off-label use
18	Lung cancer	CCDC6-RET fusion	Lenvatinib	Off-label use
19	Histyocytic sarcoma	MAP2K1 mutation	Trametinib	Off-label use
20	Primary unknown	EML4-ALK fusion	Alectinib	Approved drug
21	Lung cancer	EGFR mutation (ex 20 insertion)	Afatinib	Approved drug
22	Lung cancer	EGFR mutation (rare variant)	Afatinib	Approved drug
23	Lung cancer	EGFR mutation (rare variant)	Gefitinib	Approved drug
24	Lung cancer	CD74-ROS1 fusion	Crizotinib	Approved drug
25	Malignant melanoma	tumor mutation burden high	Nivolmab	Approved drug

（現在、論文投稿中）

図11　Project-2　遺伝子解析結果の概要と治療薬選択の実例

① 治療効果が期待される医薬品（既承認薬の適応・未適応がん種への使用）の選択
② 投与を予定する未承認医薬品の治療効果予測
③ 免疫チェックポイント阻害剤による治療効果の予測
④ がん種の診断
⑤ 予後に係る情報の入手
⑥ 原発不明がんのがん種の特定
⑦ 再発がんの診断
⑧ 2次がんの診断
⑨ 薬剤耐性獲得がんの治療法の選択
⑩ がんに関する体質に基づく診療手法の選択

図12　NCCオンコパネル検査の臨床的有用性

「先駆け審査制定制度」に指定された（図13）[6]。これに先駆けて，平成30年4月から，がんゲノム医療中核拠点病院を中心に先進医療Bによる最終的な性能評価を実施，平成30年11月に予定症例の登録を完了した（UMIN000032166）（図14）。

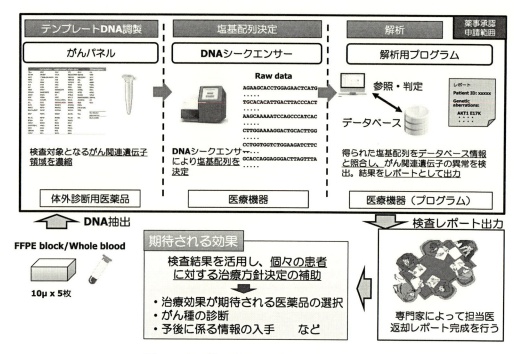

図13 がんパネルを用いた遺伝子検査システム

- 医療技術名：マルチプレックス遺伝子パネル検査
- 使用する医療機器名：がん関連遺伝子パネル検査システム（NCCオンコパネル）
- 開発企業名：シスメックス株式会社
- 薬事承認の有無：なし
- 測定遺伝子数：114
- 医療機器概要：
  - 固形がん患者の腫瘍組織中のDNAにおける遺伝子の異常（変異、増幅又は融合）の一括検出を目的としたDNAシークエンサー診断システム
  - DNAシークエンサー、テンプレートDNA調製試薬及び解析プログラム

- 目的
  - NCCオンコパネルを用いて解析し、**actionable**な遺伝子異常を有する患者の割合を求めることで臨床的有用性を検証する
    - **Primary endpoint**：actionableな遺伝子異常が検出された患者の割合
    - **Secondary endpoint**：シークエンス成功率、対応する治療薬が投与された割合、承認体外診断薬との結果一致割合、生存期間
- 対象患者
  - 16歳以上，ECOG PS 0～1，病理学的に悪性腫瘍と診断
  - 治癒切除不能又は再発の ①原発不明がん、②標準治療がない、標準治療が終了している、もしくは終了が見込まれる固形がん
  - 解析が可能な腫瘍（診療後余剰試料、または新たに採取される腫瘍組織試料）および非腫瘍検体（血液試料）
- 目標症例数
  - 最低205例（最大350例）多施設共同試験
- 登録期間：12か月

図14 NCCオンコパネルを用いた先進医療技術概要

第 14 章　希少がんや難治がんに対するゲノム医療の試み

6　遺伝子パネル検査の展望

　国内の様々な施設で臨床研究として実施されているマルチプレックスパネルを用いた多遺伝子解析は，実装に向けて加速している．その一方で，NGS 検査を受けたにもかかわらず，遺伝子異常にマッチする薬剤に巡り会う患者の割合は必ずしも多くはない[7]．今後，NGS 検査の実装スピードに見合う薬剤ラインナップの準備や，生殖細胞系列遺伝子変異における遺伝カウンセリング体制構築，ゲノム医療にかかわる医療従事者の教育など，取り組むべき課題は山積しているといえる．

7　希少がん・難治がんへの治療の外挿性について

　遺伝子パネル検査が保険承認されると，希少がんをはじめとして，今まで遺伝子解析をルーチンで実施していなかった様々ながん腫において多遺伝子解析が実施されるようになり，その結果，これまでには知られていなかった遺伝子異常が明らかとなり，その一部は，薬剤開発，治療開発につながるものと期待される．しかしながら，希少がんにおいては，その絶対数のハンデもあり，情報の集約が不可欠と言える．2019 年度から，がんゲノム情報管理センター（C-CAT）（図 15）の稼動が計画されており，希少がんであっても，その情報を集約することにより，一定規模の薬剤開発，臨床試験の展開が可能になるものと期待される．

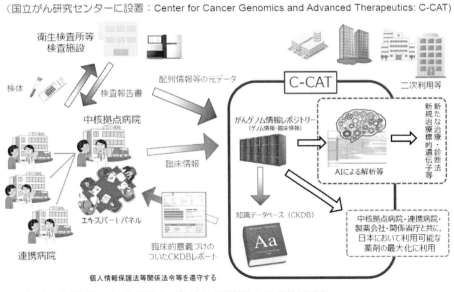

図 15　がんゲノム情報管理センター

謝辞

本臨床研究（TOP-GEAR project）は，中央病院・各診療部門，病理・臨床検査部，放射線診断部，看護部，薬剤部，臨床研究支援部門をはじめとして，研究所・各部門，シスメックス㈱，など，多方面の医療従事者，研究者の参画・協力によって稼動している．この場を借りて厚く謝意を表します．

文　　献

1) Y. Tanabe, H. Ichikawa, T. Kohno, H. Yoshida, T. Kubo, M. Kato, S. Iwasa, A. Ochiai, N. Yamamoto, Y. Fujiwara, K. Tamura, Comprehensive screening of target molecules by next-generation sequencing in patients with malignant solid tumors: guiding entry into phase I clinical trials, *Mol. Cancer*, **15**, 73（2016）
2) T. Kohno, Implementation of "clinical sequencing" in cancer genome medicine in Japan, *Cancer Sci.*, **109**, 507-512（2018）
3) https://www.ncc.go.jp/jp/information/pr_release/2013/1028/index.html
4) https://www.cms.gov/Regulations-and-Guidance/Legislation/CLIA/index.html
5) 次世代シークエンサー等を用いた遺伝子パネル検査に基づくがん診療ガイダンス https://www.jca.gr.jp/researcher/topics/2017/171013.html
6) http://www.mhlw.go.jp/stf/houdou/0000153128.html
7) A. Zehir, R. Benayed, RH. Shah, A. Syed, S. Middha, HR. Kim, P. Srinivasan, J. Gao, D. Chakravarty, SM. Devlin, MD. Hellmann, DA. Barron, AM. Schram, M. Hameed, S. Dogan, DS. Ross, JF. Hechtman, DF. DeLair, J. Yao, DL. Mandelker, DT. Cheng, R. Chandramohan, AS. Mohanty, RN. Ptashkin, G. Jayakumaran, M. Prasad, MH. Syed, AB. Rema, ZY. Liu, K. Nafa, L. Borsu, J. Sadowska, J. Casanova, R. Bacares, IJ. Kiecka, A. Razumova, JB. Son, L. Stewart, T. Baldi, KA. Mullaney, H. Al-Ahmadie, E. Vakiani, AA. Abeshouse, AV. Penson, P. Jonsson, N. Camacho, MT. Chang, HH. Won, BE. Gross, R. Kundra, ZJ. Heins, HW. Chen, S. Phillips, H. Zhang, J. Wang, A. Ochoa, J.Wills , M. Eubank, SB. Thomas, SM. Gardos, DN. Reales, J. Galle, R. Durany, R. Cambria, W. Abida, A. Cercek, DR. Feldman, MM. Gounder, AA. Hakimi, JJ. Harding, G. Iyer, YY. Janjigian, EJ. Jordan, CM. Kelly, MA. Lowery, LGT. Morris, AM. Omuro, N. Raj, P. Razavi, AN. Shoushtari, N. Shukla, TE. Soumerai, AM. Varghese, R. Yaeger, J. Coleman, B. Bochner, GJ. Riely, LB. Saltz, HI. Scher, PJ. Sabbatini, ME. Robson, DS. Klimstra, BS. Taylor, J. Baselga, N. Schultz, DM. Hyman, ME. Arcila, DB. Solit, M. Ladanyi, MF. Berger, Mutational landscape of metastatic cancer revealed from prospective clinical sequencing of 10,000 patients, *Nat. Med.*, **23**, 703-713（2017）

第15章 次世代シークエンサーを用いた ネオアンチゲンの解析と展望

野口卓郎[*]

1 はじめに

　1990年代後半から2000年代初頭にかけて，マウスモデルを用いて固形がんの進展抑制における免疫の重要性が示されてきた[1,2]。その後，数々の研究の蓄積により2012年には臨床現場でも免疫チェックポイント阻害療法として，固形がん治療に免疫学が応用されるようになっている。腫瘍の進展抑制にはT細胞による腫瘍細胞の直接的破壊が重要である。T細胞応答が適切に誘導されるためには，腫瘍細胞自身が免疫学的非自己性を担保している必要がある。近年，腫瘍細胞の免疫学的非自己性には，がん細胞遺伝子変異による変異タンパク由来のMHC class Ⅰもしくはclass Ⅱ抗原が重要な役割を持つことが明らかとなってきた。これらの抗原は，後天的に新しく（ネオ）生体内に誘導される抗原（アンチゲン）であることからネオアンチゲンと呼ばれている[3]。本章では，がん免疫監視機構におけるネオアンチゲンの役割，ネオアンチゲン解析の実際と今後の課題について解説する。

2 がん免疫監視機構におけるネオアンチゲンの役割

　免疫チェックポイント阻害療法の臨床開発に伴い市民権を得た「ネオアンチゲン」であるが，その歴史は古い。1988年にマウスモデルを用いて[4]，2005年にはヒトの検体を用いて[5]，それぞれ腫瘍細胞遺伝子変異由来抗原に対して免疫応答が誘導されていることが示された。当時から，ネオアンチゲンは正常細胞には発現せず，腫瘍細胞のみに発現し，中枢性免疫寛容を受けていないことから理想的な腫瘍免疫応答の標的と考えられていた。しかし，これが偶然の発見なのか否かという疑問，そしてネオアンチゲンの汎用性についての検証は次世代シークエンサーの登場を待つことになる。2000年代後半からの次世代シークエンサーの勢力的な稼働により，腫瘍細胞で起こっているがん遺伝子変異の全体像を捉えることが可能となった。そして，がん細胞にはネオアンチゲンの候補となる遺伝子変異が多数蓄積しており，ネオアンチゲンの発現は決して稀な現象ではないことがバイオインフォマティクス的に仮説として示された[6,7]。こうして，次世代シークエンサーによってがん遺伝子変異の全貌が明らかになるに従い，ネオアンチゲン解析の研究が加速度的に進むようになった。

　＊　Takuro Noguchi　信州大学　医学部附属病院　信州がんセンター　医員

がん免疫監視機構はCancer Immunoediting（がん免疫編集）の3つのフェーズから成り立っている[8]。これら3つのフェーズは免疫学的な排除相，平衡相，逃避相であり，英語圏では3 E's（elimination, equilibrium, escape）と呼ばれている。正常細胞ががん化した当初は，宿主の免疫において駆除されるものの（排除相：elimination），やがて抗腫瘍免疫応答と腫瘍細胞の免疫抵抗性は拮抗状態となり（平衡相：equilibrium），臨床的にがんと診断される頃には免疫逃避能を獲得した腫瘍細胞が増殖していることになる（逃避相：escape）。そして，この最終的な免疫逃避に関わっているのがCTLA-4，PD-1，PD-L1といった免疫チェックポイントである[8]。マウスモデルにおいて腫瘍細胞の排除相はT細胞を欠損することにより逃避相になる。また，逃避相は免疫チェックポイント阻害によりT細胞依存性に排除相になる。そのため，次世代シークエンサーの登場により，がん免疫監視機構/Cancer Immunoeditingにおいて重要な働きを持つネオアンチゲンを予測し，それを生物学的に同定する技術開発が進められてきた。こうした成果から，排除相においては抗原性の高いネオアンチゲンを持つ腫瘍細胞がT細胞依存性に除去されることが示された[9]。一方で抗原性の低いネオアンチゲンを持つ腫瘍細胞が免疫監視下で取捨選択されることにより，結果的に免疫チェックポイントに依存して逃避相に移行するメカニズムが明らかとなった[10]。また，免疫チェックポイント阻害により，逃避相腫瘍細胞が発現するネオアンチゲンに対してT細胞応答が回復し，腫瘍拒絶の誘導が可能であることがまずマウスモデルで[11]，そしてヒトにおいても同様であることが示されている[12]。免疫チェックポイント阻害療法のみならず，ネオアンチゲンを用いたがんワクチン治療や[13,14]，ネオアンチゲンを標的とした細胞移入療法の開発なども進められている[15]。そのため，現在，ネオアンチゲンをより正確に同定し，治療応用に結びつけるための技術開発が勢力的に行われている。

3 次世代シークエンサーを用いたネオアンチゲンの予測と同定の実際

3.1 ステップ1：ネオアンチゲンの候補となる遺伝子変異の抽出

まず，がん患者の正常細胞のDNA配列をリフェレンスとしてがん細胞DNA配列上にある遺伝子変異を網羅的に次世代シークエンサーを用いて同定する。次に，RNA-seqから実際にこれらの変異遺伝子のmRNAとしての発現有無を検証する。この結果，mRNAレベルで発現が認められる体細胞遺伝子変異が明らかとなる。そして，最終的にこの中からアミノ酸置換に至る遺伝子変異を抽出することにより，これらをネオアンチゲンの候補遺伝子とする。

3.2 ステップ2：ネオアンチゲンの予測

腫瘍細胞内に発現するタンパク質は全長として数百～数千のアミノ酸配列となる。このうちT細胞に認識されうる配列はCD8陽性T細胞であれば8～11アミノ酸程度，CD4陽性T細胞であれば11～20アミノ酸程度である[16,17]。また，これら断片化されたアミノ酸配列はエピトープと呼ばれるが，エピトープがMHC class Ⅰもしくはclass Ⅱに結合して細胞表面に提示される

第 15 章　次世代シークエンサーを用いたネオアンチゲンの解析と展望

ことで初めてそれぞれ CD8 陽性 T 細胞もしくは CD4 陽性 T 細胞に認識される。野生型のエピトープ配列では MHC への結合親和性が弱いため T 細胞応答が誘導されない場合でも，アミノ酸変異によりその結合親和性が飛躍的に高まり，エピトープの免疫原性が増強する。また，T 細胞受容体との接触部位にアミノ酸変異が起こることで，その免疫原性が増強するパターンも存在する。こうした理論に基づいて，エピトープ配列を網羅的に序列化して，抗原としての優劣を判定することが計算上可能となっている。また，細胞内タンパクのプロテアソームによる裁断効率や TAP トランスポートへの誘導効率などに基づいた抗原プロセシングの観点からエピトープ予測を可能にするツールの開発も進められている[18]。

3.3　ステップ 3：生物学的活性を持つネオアンチゲンの同定

上記ステップによりネオアンチゲンとなるエピトープがスコア化され順位づけされた状態となる。この中で MHC への結合親和性が $IC_{50}<500nM$ であるエピトープは生物学的活性を持つエピトープである可能性が高いため，これらを抽出してスクリーニングを行うことになる。各エピトープに反応する T 細胞の存在を確認する方法として，エピトープを提示した抗原提示細胞に対する IFN-γ 産生陽性 T 細胞を検出する方法と，テトラマーを用いて抗原特異的 TCR 陽性 T 細胞を検出する方法がある。前者は，ペプチドを抗原提示細胞に反応させ，次に患者 T 細胞と反応させ IFN-γ 産生陽性であれば，そのエピトープこそが同定されたネオアンチゲンになる[19]。また，ペプチドを用いずに，複数のエピトープをコードしたプラスミド（mini-gene）を抗原提示細胞に導入することにより，同様の検査系でネオアンチゲンをスクリーニング，同定することも可能である[13]。一方で，テトラマーを用いた解析系は，古典的には任意のエピトープを用いて合成されたテトラマーに蛍光色素を付加し，これと結合する T 細胞を検出することで，抗原の存在を判定する。しかし，ネオアンチゲンのスクリーニングにおいては一人の患者で数百のエピトープを対象とするため，光感受性分子の技術を応用したテトラマーが用いられている（図 1）[20,21]。この技術により，任意のエピトープと任意の蛍光色素を持つテトラマーを簡便に短時間で大量に作製することが可能となる。この環境に，組み合わせ理論を応用することでスクリーニング力をさらに向上することが可能となる。例えば，7 つの蛍光色素検出系に対しては 1 回で 21 個のエピトープを短時間で簡便にスクリーニングすることが可能となる[22]。この際，異なる蛍光色素 2 種類で陽性となるエピトープ（ダブルポジティブ）が同定されたネオアンチゲンである（図 2）。なお，これらの手法をもちいたネオアンチゲンの検出率は現在のところ 200 〜400 の予測エピトープに対し 1〜3 個程度であると考えられる[19,23]。

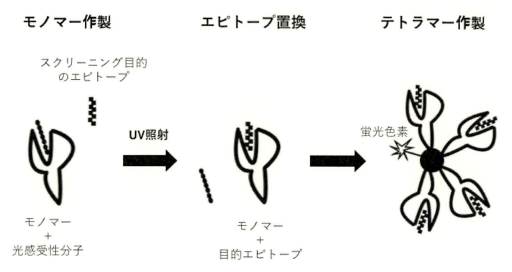

図1 ネオアンチゲンスクーリンニングのためのテトラマーの作製
MHC class I heavy/light chain を精製し，光感受性ペプチドとリフォールディングし，モノマーを作製する．次に，置換したいエピトープ存在下に紫外線照射を行う．エピトープ置換後，モノマーをビオチン化し，蛍光色素と結合したストレプトアビジンと反応させることによりテトラマーを作製する．

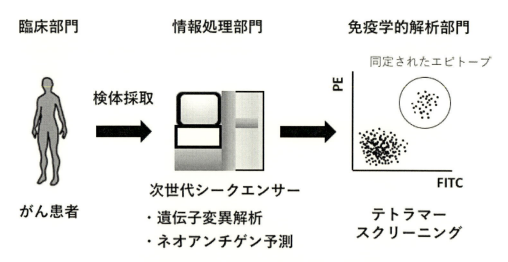

図2 免疫学的活性をもつネオアンチゲン同定のパイプライン
がん患者の正常組織をリフェレンスとしてがん組織の体細胞変異を次世代シークエンサーを用いて網羅的に解析する．次に，バイオインフォマティクス的に予測された数百のエピトープに対して，上記テトラマーを用いてスクリーニングする．

第15章　次世代シークエンサーを用いたネオアンチゲンの解析と展望

4　ネオアンチゲン解析の今後の課題

ネオアンチゲンの解析において，ある患者検体結果が陰性であった時，これを「患者の免疫はがんを認識していない」と結論づけることは可能であろうか．この質問に対して，現段階では，むしろ改善すべき技術的課題の方が多いと考えられる．例えば，mRNA の splicing variants や intron retention がネオアンチゲンの供給源になっている可能性が示唆されており[24,25]，これらの理由から DNA に基づいた解析パイプラインでは偽陰性の可能性がある．また，バイオインフォマティクス的にノイズを落とすために用いるフィルターの設定によって真の抗原が見落としになる可能性も考慮しなければいけない．実臨床においては，ネオアンチゲンの経過を追って解析することも肝要であろう．免疫治療下では，常に免疫の圧力が腫瘍細胞にかかっており，これは Cancer Immunoediting が作動する環境である．そのため，治療開始後は抗原性の高いネオアンチゲンに対して排除相が継続するが，やがて一つの再発様式（逃避相）として，腫瘍細胞におけるネオアンチゲン消失という現象が起こりうる．機序として，ネオアンチゲン陰性の腫瘍細胞が選別されることや，腫瘍細胞が後天的に遺伝子変異を獲得し抗原提示能を欠損することなどが報告されている[26〜28]．免疫逃避に関しては，抗原性だけでは説明できない現象もあり，例えば特定の遺伝子変異による腫瘍環境への T 細胞遊走阻害や，腫瘍細胞の恒常的抑制性免疫チェックポイント発現能を獲得などが抗腫瘍 T 細胞応答を阻害する因子として明らかとなってきている[29,30]．さらに，ネオアンチゲンの clonality に関する議論など[23]，どのようなネオアンチゲンが真に腫瘍拒絶に重要な役割を持つのかに関して研究が進められている状況である．一方で，こうしたネオアンチゲン同定技術の諸問題を克服する目的で，ネオアンチゲン陽性 T 細胞特異的な表面マーカーとして CD39 の有用性が報告されている[31]．今後，我が国でもこうした課題を解決し，真の個別化医療の確立のための臨床研究が進んでいくことが期待される．

MHC：major histocompatibility complex
CTLA-4：cytotoxic T-cell associated antigen-4
PD-1：programmed death-1
PD-L1：programmed death ligand 1
TAP：transporter associated with antigen processing
TCR：T cell receptor
IFN-γ：interferon gamma

文　　献

1) D. R. Leach, M. F. Krummel, J. P. Allison, Enhancement of antitumor immunity by CTLA-4 blockade, *Science*, **271**, 1734-1736（1996）
2) V. Shankaran *et al.*, IFNgamma and lymphocytes prevent primary tumour development and shape tumour immunogenicity, *Nature*, **410**, 1107-1111（2001）
3) T. N. Schumacher, R. D. Schreiber, Neoantigens in cancer immunotherapy, *Science*, **348**, 69-74（2015）
4) E. De Plaen *et al.*, Immunogenic (tum-) variants of mouse tumor P815: cloning of the gene of tum- antigen P91A and identification of the tum- mutation, *Proc. Natl. Acad. Sci. USA*, **85**, 2274-2278（1988）
5) J. Zhou, M. E. Dudley, S. A. Rosenberg, P. F. Robbins, Persistence of multiple tumor-specific T-cell clones is associated with complete tumor regression in a melanoma patient receiving adoptive cell transfer therapy, *J. Immunother.*, **28**, 53-62（2005）
6) N. H. Segal *et al.*, Epitope Landscape in Breast and Colorectal Cancer, *Cancer Res.*, **68**, 889-892（2008）
7) L. B. Alexandrov *et al.*, Signatures of mutational processes in human cancer, *Nature*, **500**, 415-421（2013）
8) R. D. Schreiber, L. J. Old, M. J. Smyth, Cancer immunoediting: integrating immunity's roles in cancer suppression and promotion, *Science*, **331**, 1565-1570（2011）
9) H. Matsushita *et al.*, Cancer exome analysis reveals a T-cell-dependent mechanism of cancer immunoediting, *Nature*, **482**, 400-404（2012）
10) T. Noguchi *et al.*, Temporally Distinct PD-L1 Expression by Tumor and Host Cells Contributes to Immune Escape, *Cancer Immunol. Res.*, **5**, 106-117（2017）
11) M. M. Gubin *et al.*, Checkpoint blockade cancer immunotherapy targets tumour-specific mutant antigens. *Nature*, **515**, 577-581（2014）
12) P. Kvistborg *et al.*, Anti-CTLA-4 therapy broadens the melanoma-reactive CD8+ T cell response, *Sci. Transl. Med.*, **6**, 254ra128（2014）
13) U. Sahin *et al.*, Personalized RNA mutanome vaccines mobilize poly-specific therapeutic immunity against cancer, *Nature*, **72**, 1081-19（2017）
14) P. A. Ott *et al.*, An immunogenic personal neoantigen vaccine for patients with melanoma, *Nature*, **348**, 69-21（2017）
15) E. Tran *et al.*, Cancer Immunotherapy Based on Mutation-Specific CD4+ T Cells in a Patient with Epithelial Cancer, *Science*, **344**, 641-645（2014）
16) B. P. Babbitt, P. M. Allen, G. Matsueda, E. Haber, E. R. Unanue, Binding of immunogenic peptides to Ia histocompatibility molecules, *Nature*, **317**, 359-361（1985）
17) P. J. Bjorkman *et al.*, Structure of the human class I histocompatibility antigen, HLA-A2. *Nature*, **329**, 506-512（1987）
18) J. P. Ward, M. M. Gubin, R. D. Schreiber, *Adv. Immunol.*, **130**, 25-74（Elsevier, 2016）
19) M. M. van Buuren *et al.*, High-throughput epitope discovery reveals frequent

第 15 章　次世代シークエンサーを用いたネオアンチゲンの解析と展望

recognition of neo-antigens by CD4+ T cells in human melanoma, *Nat. Med.*, **21**, 81-85 (2014)

20) B. Rodenko *et al.*, Generation of peptide-MHC class I complexes through UV-mediated ligand exchange, *Nat. Protoc.*, **1**, 1120-1132 (2006)

21) M. Toebes *et al.*, Design and use of conditional MHC class I ligands, *Nature Medicine*, **12**, 246-251 (2006)

22) R. S. Andersen *et al.*, Parallel detection of antigen-specific T cell responses by combinatorial encoding of MHC multimers, *Nat. Protoc.*, **7**, 891-902 (2012)

23) N. McGranahan *et al.*, Clonal neoantigens elicit T cell immunoreactivity and sensitivity to immune checkpoint blockade, *Science*, **351**, 1463-1469 (2016)

24) A. Kahles *et al.*, Comprehensive Analysis of Alternative Splicing Across Tumors from 8,705 Patients, *Cancer Cell*, **34**, 211-224.e6 (2018)

25) A. C. Smart *et al.*, Intron retention is a source of neoepitopes in cancer, *Nat. Biotech.*, **45**, 1056-1058 (2018)

26) V. Anagnostou *et al.*, Evolution of Neoantigen Landscape during Immune Checkpoint Blockade in Non-Small Cell Lung Cancer, *Cancer Discov.*, **7**, 264-276 (2017)

27) E. M. E. Verdegaal *et al.*, Neoantigen landscape dynamics during human melanoma-T cell interactions, *Nature*, **536**, 91-95 (2016)

28) J. M. Zaretsky *et al.*, Mutations Associated with Acquired Resistance to PD-1 Blockade in Melanoma, *N. Engl. J. Med.*, **375**, 819-829 (2016)

29) S. Spranger, R. Bao, T. F. Gajewski, Melanoma-intrinsic β-catenin signalling prevents anti-tumour immunity, *Nature*, **523**, 231-235 (2015)

30) K. Kataoka *et al.*, Aberrant PD-L1 expression through 3'-UTR disruption in multiple cancers, *Nature*, **534**, 402-406 (2016)

31) Y. Simoni *et al.*, Bystander CD8+ T cells are abundant and phenotypically distinct in human tumour infiltrates, *Nature*, **557**, 575-579 (2018)

第16章 疾病特異的核酸を電気化学的に検出する
マイクロバイオセンサの開発

田畑美幸[*1], 宮原裕二[*2]

1 はじめに

　長寿・健康に対する人々の関心が高まっている背景に加え, 稀少疾患や難治疾患の治療法の確立も社会的に重要であり, 疾病を特異的に検出する検査法や診断デバイスの開発が益々期待されている。特にがんのパーソナルメディシンまたはプレシジョンメディシンにおいては体液診断を表すリキッドバイオプシーが注目されている。従来の組織採取を伴うバイオプシーと比較して低侵襲な方法であり, 疾病のスクリーニング検査, 経過観察や予後推定, 医師による治療方針決定のサポートなど様々な臨床的意義を有する。痛みを伴わない検査が実現できることからがん検診受診率の向上が期待されており, がん検査におけるリキッドバイオプシーの果たす役割は大きい。リキッドバイオプシーの主な検出対象は体液中を循環している細胞や核酸であり, 血中循環腫瘍細胞 (CTC), 血中循環 DNA (cfDNA), 血中循環腫瘍 DNA (ctDNA), エクソソーム, マイクロ RNA (miRNA) などが挙げられる。工学的な技術との融合によりこれらのバイオマーカーの検出・解析技術が急速に発展しており, 臨床プラットフォーム開発が急がれている。悪性遺伝子検査を行うコンパニオン診断が臨床で増加している事実からも分かるようにがんは遺伝子の病気であり, 遺伝子変異を検出する DNA 診断チップや遺伝子配列解析を行う DNA シーケンサが既に社会実装されている。これらは微細加工技術や半導体技術を用いた工学的なアプローチに基づいた検査・診断デバイスであり, 我が国におけるがんゲノム医療の推進に貢献している。

　核酸の定量解析技術は, 医療・司法・食品・生命科学といった我々の暮らしに深く関わる分野と密接に関連しており, 定量核酸検出装置として real-time polymerase chain reaction (real-time PCR) が広く利用されている。primer, template, DNA polymerase, dNTP を適切な緩衝液に混合した反応溶液に急速な熱サイクルをかけることで指数関数的に DNA の合成反応が進行する。ターゲット核酸が RNA である場合は, 相補 DNA へと逆転写した後 PCR により増幅が行われる。本手法の検出には, EtBr や SYBR Green に代表されるインターカレーター法や TaqMan プローブを用いたプローブ法といった蛍光ラベリングによる光学的検出法が用いられ

[*1] Miyuki Tabata　東京医科歯科大学　生体材料工学研究所
　　　　　　　　　　バイオエレクトロニクス分野　助教
[*2] Yuji Miyahara　東京医科歯科大学　生体材料工学研究所
　　　　　　　　　　バイオエレクトロニクス分野　教授

第 16 章　疾病特異的核酸を電気化学的に検出するマイクロバイオセンサの開発

ている。高感度で高精度な検出を実現しており，miRNA を対象とした real-time PCR 法によるリキッドバイオプシーが日本の医療機関でも実施されている。また，国立がん研究センターを中心として「一滴の血液」を合言葉に，miRNA 解析を行うことで 13 種類のがんの有無を同時計測する検査法も開発されている。miRNA を用いた核酸解析による新しい検出プラットフォームの創出は，加速するリキッドバイオプシーにおける疾病検査・診断の有効性実証の最前線にある。このように，がんに特異的なバイオマーカーである核酸を検出するデバイス開発はリキッドバイオプシーにおいて重要であり，近年では収集したがんゲノム情報のデータベース化が整備されつつある。

本稿では，リキッドバイオプシーに有用な電気化学的な核酸解析デバイスの一例として，高度な半導体技術を駆使したシーケンサ Ion Torrent シリーズ（Thermo Fisher Scientific K.K.）の検出原理を紹介し，我々のグループが開発に取り組んでいる電極反応を利用した小型で簡易な核酸検出システムも紹介する。

2　電気化学的に核酸を検出するデバイス

核酸の塩基配列解析は 1975 年に提唱されたサンガー法により始まり，2003 年にはヒトゲノムの全塩基配列解読が完了した。その後も DNA や RNA を検出する装置の技術開発は熾烈を極め，DNA アレイによる核酸検出キットを指向したポイントオブケアテスティングデバイスから配列解析を行うシーケンサまで，幅広い用途を充足する解析法や解析デバイスが提唱されてきた。核酸の配列解析が求められる場合，一般的にキャピラリー電気泳動を利用したシースフロー方式の DNA シーケンサが使用される。最近では次世代シーケンサ（NGS）も普及し始め，特にリキッドバイオプシーを指向した網羅的な遺伝子情報解析を行う研究領域において NGS が使用されている。次世代シーケンス技術を用いて複数回塩基配列解析を行う deep sequencing の原理により腫瘍の多様性や遺伝子変異解析が高感度に検出されている。性能やコストパフォーマンスの改善が続く中，次々世代シーケンサとして，酵素による伸長反応や蛍光標識を必要としない英 Oxford Nanopore Technologies 社のナノポアデバイスが注目を浴びている。生体ナノポアを挟むように電極が設置されており，系に電圧をかけるとナノポア内に電解質の移動によるイオン電流が生じる。DNA が二重らせんをほどきながらナノポアを通過する際に遮断されたイオン電流を計測することで高度なシーケンスを実現している。中でも USB 接続型の MinION は使い捨てフローセルが低価格で購入でき，読み取り精度の課題を差し引いても興味・関心を引いている。

PCR に代表されるように光学的検出が主流である一方で，高感度検出およびリアルタイムモニタリングを実現することから Differential pulse voltammetry（DPV）[1]，Square wave voltammetry（SWV）[2]，Cyclic voltammetry（CV）[3]，Chronocoulometry（CC）[4] などの電気化学的な核酸増幅検出法も報告されている。半導体技術を駆使することによりセンサを高度に集

早期発見・予防に向けた次世代がん検査技術の最前線

積化したデバイスを用いた電気化学的アプローチもなされている。1970年Bergveldら[5]によって初めてIon-sensitive field-effect transistor（ISFET）が報告されて以来，電界効果トランジスタ（Field-effective transistor（FET））の動作原理をイオン・タンパク質・核酸・糖・細胞といった生体分子を検出するバイオセンサに応用した例は様々に報告されており[6〜8]，特にバイオトランジスタと呼ばれる。図1に示したように，バイオトランジスタの動作原理はMOSFET（Metal-oxide-semiconductor FET）とほぼ同様であるが，参照電極をゲートとした際に絶縁膜上で起こる分子認識イベントをソース-ドレイン間を流れる電流値の差または閾値電圧の差として直接検出する。言い換えると，電荷を持った分子による非特異吸着の影響を受けるため，バイオトランジスタ界面の機能化法を最適化することが重要である。通常，ターゲット分子と特異的相互作用を示すリガンドと呼ばれる補足分子との結合定数・リガンド分子の密度・スペーサー分子の長さ・非特異吸着の抑制などの項目が検討されることにより，高感度でハイスループットな検出を実現している。一方で，バイオトランジスタの分子認識イベントはデバイ長内で行う必要がある。デバイ長は緩衝液のイオン強度に依存するため，構成イオンを希釈することでデバイ長の拡張が実現される。一般的には緩衝液中のイオンの多数を占めるNaClが希釈される。

$$\delta = (\varepsilon\varepsilon_0 kT/2q^2 I)^{1/2} \tag{1}$$

ここで，εは比誘電率，ε_0は真空の誘電率，kはボルツマン定数，Tは温度，qは電荷，Iは溶液のイオン強度をそれぞれ表す。このように目的のイオンや生体分子を特異的に検出する界面を構築することによって，目的に応じた成分分析や機能解析を実施することが可能である。NGSにおける電気化学デバイスの代表としてトランジスタ型DNAシーケンサが挙げられる。ここで，半導体技術をベースにして高精度シーケンスを実現している米Thermo Fisher Scientific社のIonTorrentシリーズのシーケンス原理を説明する。Ion TorrentシリーズはDNA polymerase

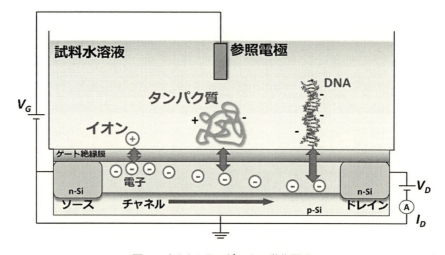

図1　バイオトランジスタの動作原理

第 16 章　疾病特異的核酸を電気化学的に検出するマイクロバイオセンサの開発

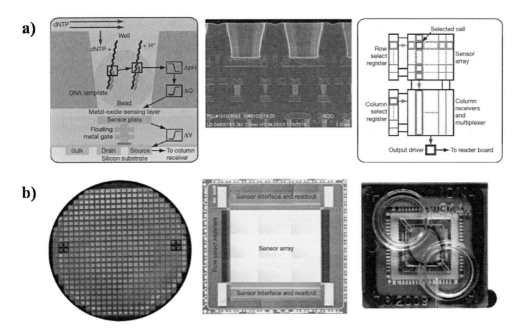

図2　バトランジスタ型 DNA シーケンサにおけるシーケンシングメカニズムと
ウェルの電子顕微鏡画像（a），ウェハ上のセンサと実装されたチップ（b）
（J. M. Rothberg et al., Nature, 475, 348-352,（2011）より）

による核酸伸長反応時に副生成物として生成するプロトンを検出する方式のトランジスタ型 DNA シーケンサである[9, 10]。センシング領域となるゲート絶縁膜には Ta_2O_5 を用いた Ion-sensitive field-effect transistor（ISFET）が，現在 100 万個から 1,000 万個のオーダーで製品チップに搭載されており，半導体技術の持つ高密度化，超並列解析の特長が生かされているハイスピードな読み取りを実現している（図2）。対象となるサンプルゲノムを断片化後ビーズに固定化し，そのビーズを ISFET 上に形成した数百 μm 程度の大きさを有するウェルに配置し PCR を行う。ポリメラーゼにより基質である dNTP が取り込まれる際に生成するプロトンをセンシングしている。

3　等温核酸増幅法を利用した電気化学的核酸検出

Ion Torrent シリーズのように工学技術を駆使した電気化学デバイスが既に市販されているものの，PCR と電気化学デバイスを組み合わせる場合，PCR はその増幅反応に正確な温度サイクル制御を要するため，温度変化により半導体の電気特性が著しく変化してしまうことが課題となる。温度変化により生じる測定中のノイズの減少および低消費電力化が求められる。さらに，より簡便で低エネルギーな方向へと技術開発がシフトしている現状もあり，PCR に替わる手法として等温核酸増幅法も盛んに利用されている。研究フェーズで用いられる主な等温核酸増幅法に

早期発見・予防に向けた次世代がん検査技術の最前線

は Nucleic acid sequence based amplification (NASBA), Helicase dependent amplification (HDA), Loop mediated isothermal amplification (LAMP), Rolling circle amplification technology (RCA) などが挙げられる。熱変性・アニーリング・伸長反応のそれぞれのプロセスを温度サイクルで厳密に制御する PCR と異なり、等温核酸増幅法では非特異増幅が起こりやすい傾向がある。その中でも安定した増幅反応を実現していることから LAMP や RCA は積極的に利用されている。しかし、LAMP は 6 本のプライマーを利用することからコスト高であり、RCA は phi29 DNA polymerase による鎖置換型の反応であることから分子数が増えず検出に不利であるとされ、それぞれの等温増幅法に一長一短ある。等温増幅法と組み合わせた電気化学デバイスは、増幅と検出を同時に実施できるだけでなく、温度変化がないため原理的には安定計測を可能とする。

3.1 DNA 検出のためのイオン選択性電極

RCA は鎖置換型酵素である phi29 DNA polymerase をその伸長反応に利用することが特徴で、一次の増幅反応を示すため反応前後で核酸の分子数は変化せず、増幅過程にて放出される副生成物などセンシングのターゲットとなり得る分子も一次関数的にしか増加しない。そのため、指数関数的に増幅させる仕組みを組み込むことで反応速度の高速化を実現した改変型 RCA 法がいくつか報告されている。このような改変型 RCA はセンシングに有利な増幅であるため、改変型 RCA を利用して電気的に核酸定量計測を行うデバイスが注目されている。慶應大学星地らのグループと我々のグループは共同して、改変型 RCA 法の一つである Primer-generation RCA (PG-RCA) に着目しインターカレーターである Ethidium bromide (EtBr) 存在下で DNA を増幅させ、Ethidium ion (Et^+) 応答マイクロセンサを用いて DNA 増幅のリアルタイムモニタリングを実施した[11]。詳細には、予め村上らの報告[12]に従い調製した circular probe, dNTP, phi29 DNA polymerase, Nb.BbvCI nicking endonuclease, EtBr, target DNA (1 μM, 100 nM, 10 nM) を含む 30 μL の PG-RCA 溶液について、37℃で 2 時間伸長反応を行った際の電位変化を記録した (図3)。circular probe および target DNA それぞれのオリゴ核酸の配列は、5'-phos-GTGGTTGTCTTCTCCTCAGCTCTATCGGATTTGTATCTCCCTCAGCCTATCGGATTTGTATCTCTAAGCAGT および CAACCACACTGCTT とした。PG-RCA が進行するにつれて PG-RCA 溶液中に存在するフリーの Et^+ がインターカレーションにより減少する。結果として、Et^+ 応答マイクロセンサでモニタリングする電位は伸長反応に伴い負の方向へシフトしていく。Et^+ 応答マイクロセンサの電気特性は Equ.1 で表されるネルンストの式に従うため、PG-RCA が電気化学的にしかもリアルタイムに検出できる。

$$E = E_0 + (2.303 \, RT/zF) \log a \tag{2}$$

ここで E_0 標準電極電位, R 気体定数, T 絶対温度, z 電子数, F ファラデー定数, a 活量をそれぞれ示す。先に述べたように、溶液中のフリーの Et^+ は PG-RCA 進行に伴い減少するため PG-

第 16 章　疾病特異的核酸を電気化学的に検出するマイクロバイオセンサの開発

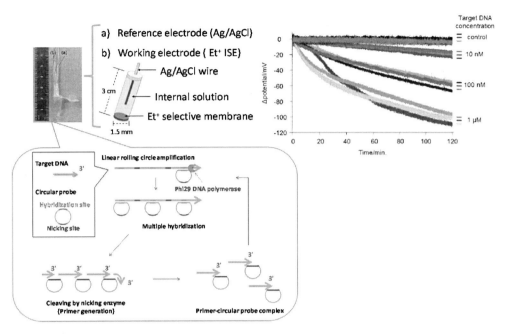

図 3　Et$^+$応答マイクロセンサによる PG-RCA の電気的なモニタリング
（A. Seichi et al., Anal. Sci., **32**, 505-510, (2016) より）

RCA モニタリング中の電位も伸長反応とともに減少する。target DNA 濃度に依存して電位が減少することを確認した。target DNA 濃度が 1 μM のとき，40 分ほどで反応が終了しており 60 mV 程度電位が減少している。この結果は PG-RCA 溶液中のフリーの Et$^+$ が 90% 程度消費された換算となる。このように，Et$^+$応答マイクロセンサによる等温核酸増幅の定量検出を実証した。一方で，ラベル化剤が不要な検出システムの構築が課題となった。

3.2　pH を指標としたラベルフリーな microRNA 電気化学検出システム

現在も等温核酸増幅反応と電気化学計測を組み合わせるコンセプトの下，ラベル化剤不要な電気化学検出デバイスを開発するとともに，電位安定性向上およびデバイスの低コスト化を検討している。先に述べたように核酸伸長反応の際，ポリメラーゼ反応により一分子の dNTP が伸長鎖に結合すると副生成物としてピロリン酸とプロトンが一分子ずつ放出されるため，プロトンをセンシングすることで核酸の伸長反応を定量評価できる。このように核酸伸長反応の際に放出されるプロトンに着目し，Iridium/Iridium oxide（Ir/IrOx）電極を用いてラベルフリー・リアルタイムに PG-RCA をモニタリングする核酸定量化技術の開発に取り組んだ[13]。IrOx は典型的なプロトン感応材料として知られている。IrOx の作製法として電着法と熱酸化法がよく知られているが，作製した IrOx 電極の pH 変化に対する感度を比較評価したところ，電着法で作製した Pt/IrOx 電極はスーパーネルンスト勾配（-72.1 mV/pH）を示す一方で，熱酸化法で作製した

Ir/IrOx はそれより低い勾配（-51.4 mV/pH）を示した。電着法で作製した電極のスーパーネルンスト勾配は IrOx 層の水和状態に起因し多分子のプロトンが電極反応に関与していることが反映されていると考えられる。このことから PG-RCA モニタリングには熱酸化法により調製した Ir/IrOx 電極ワイヤを用いることとした。PG-RCA 電気化学的モニタリングでは直径 300 μm のニードル型 Ir/IrOx 電極を用いて熱酸化条件を最適化後，ターゲット DNA を含まない系をコントロールとして比較したところ，増幅における電極電位の振る舞いに大きな違いがみられた。この増幅曲線の立ち上がり速度はターゲット DNA 濃度に依存する結果が得られ，これらの違いは核酸増幅時のプロトン生成に由来する pH 変化により生じたことが示された。さらにこの増幅曲線は SYBR Green を用いたリアルタイム蛍光モニタリングと同様の振る舞いであった。以上のことより，Ir/IrOx 電極を用いて低コストでラベルフリーに核酸増幅をモニタリングできることが示された。乳がんをターゲットとした miRNA においても同様の傾向が得られている。

本核酸増幅モニタリングデバイスは計測が簡便であるだけでなく，センサ部分の加工も容易であることから，リキッドバイオプシーを志向した検出デバイスとして有望なプラットフォームとなりうる。現在はニードル型 Ir/IrOx 電極から薄膜型 Ir/IrOx 電極へと変更され，複数 miRNA を同時検出するアレイチップを作製し，miRNA 検出に基づいて疾病の特定を行うデバイスへと展開されている。

4　おわりに

本稿では近年の我々の成果も含めて電気化学的に核酸を検出する装置及びその動作原理を紹介した。バイオ・医療分野と電気化学が融合した本方式の核酸増幅モニタリングデバイスは計測の簡便性や計測システムの小型化，低価格化に有効である。在宅医療やポイントオブケアテストを実現するために，miRNA 検出によるがん検査など，プレシジョンメディシンを指向したリキッドバイオプシーの有用な診断でパスとなることが期待される。IoT（Internet of things）により様々かつ膨大なモノや情報が共有される昨今，核酸解析による遺伝子情報のデータベース化がますます推奨される社会の中で，核酸検出デバイスが果たす将来的な役割は重要なものとなっている。超高齢社会の新たな社会基盤の構築を見据えて今後ますます発展が期待される。

謝辞

本研究の一部は国立研究開発法人科学技術振興機構（JST）の研究成果展開事業「センター・オブ・イノベーション（COI）プログラム」，生体医歯工学共同研究拠点，JSPS 科研費 15K16320, 18K18361 の支援によって行われた。Et$^+$ 応答マイクロセンサに関する研究は，慶応義塾大学教授鈴木孝治先生，星地彩佳さんの協力で行われた。miRNA に関する研究は，国立がん研究センター主任分課長・東京医科大学教授落合孝宏先生，国立がん研究センター研究員・東京医科大学客員講師吉岡祐亮先生の協力で行われた。

第 16 章　疾病特異的核酸を電気化学的に検出するマイクロバイオセンサの開発

文　　献

1) H. Yin *et al.*, *Biosens. Bioelectron.*, **33**, 247-253（2012）
2) Y. Peng *et al.*, *Chem. Commun.*, **46**, 9131-9133（2010）
3) Y. Wen *et al.*, *Sci. Rep.*, **2**, 867（2012）
4) B. Yao *et al.*, *Chem. Commun.*, **50**, 9704-9706（2014）
5) P. Bergveld, *IEEE Trans. Biomed. Eng.*, **17**（1）, 70-1（1970）
6) T. Sakata, Y. Miyahara, *Angew. Chem. Int. Edn.*, **45**（14）, 2225-2228（2006）
7) T. Sakata, Y. Miyahara, *Anal. Chem.*, **80**（5）, 1493-1496（2008）
8) A. Matsumoto, N. Sato, T. Sakata, R. Yoshida, K. Kataoka, Y. Miyahara, *Adv. Mater.*, **21**（43）, 4372-4378（2009）
9) J. M. Rothberg *et al.*, *Nature*, **475**, 348-352（2011）
10) C. Toumazou *et al.*, *Nat. Methods*, **10**, 641-646（2013）
11) A. Seichi, *et al.*, *Anal. Sci.*, **32**, 505-510（2016）
12) T. Murakami *et al.*, *Nucleic Acids Res.*, **37**（3）, e19（2008）
13) M. Tabata, *et al.*, *Procedia Eng.*, **168**, 419-422（2016）

第17章　がん診断のための細胞外ベシクル捕捉・破砕用マイクロチップの開発

石原　量[*1], 中島忠章[*2]

1 はじめに

　基礎生物学の研究はすぐ応用に繋がるわけではないが，後の医療応用などにおける重要な知見となることが少なくない。例えば細胞内輸送機構解明の分野においては，ラットやマウスなどの哺乳類を用いた研究のみならず，ショウジョウバエや酵母を用いた研究も合わせて発展してきた。哺乳類などの後口動物，節足動物などの前口動物，そしてより昔に進化的に分離した単細胞真核生物において共通に存在するという事実は，細胞内輸送機構が生物の根幹を担うシステムであると考えられる。特に膜構造を有した微小な小胞（extracellular vesicle：EV）を細胞外に分泌するという現象は，グラム陰性細菌にも共通して観察される現象である。近年はそれらEVに関する研究が結実し，医療への応用が検討されるようになってきた。

　EVは脂質二重膜で覆われたナノスケールの構造体である。その大きさ故に，組織学的に研究しようとすると超高解像度顕微鏡か電子顕微鏡を用いるしかなく，また精製して分子生物学的に解析しようとすると，一度その膜構造を破壊して解析するほかない。このようなナノスケールの構造体の扱いを得意としているのは，むしろ理工系の無機微粒子や有機微粒子を扱う分野である。基礎生物学で解明された事象を応用し，実際に誰でも扱いやすいデバイスに落とし込んで簡便に解析できるようにする研究や，EV構造を破壊せずに"みえる化"するためには，理工系の知識が必須となる。EVをある種の疾患の兆候を捉えるバイオマーカーとして利用し，簡便な検査手法を開発しようとする際には，著者達のような基礎生物学者（中島）と理工系学者（石原）が協力する必要があるのは，自然の流れである。

2 細胞外ベシクル（EV）とは

　EVには多くの分類が存在し，後期エンドソーム由来のエキソソーム，細胞が突出して千切れることによって発生する微小小胞（エキソソームと同一サイズのものはエクトソーム[1]と呼ばれる），細胞がアポトーシスした際に発生するアポトーシス小体，乳腺などの上皮細胞が積極的に物質を分泌する際に放出する離出分泌小胞などに分別される[2,3]。これらの小胞は形成過程が異

---

*1　Ryo Ishihara　順天堂大学　医学部　一般教育研究室　助教
*2　Tadaaki Nakajima　東京大学　生産技術研究所　特任助教

第 17 章　がん診断のための細胞外ベシクル捕捉・破砕用マイクロチップの開発

なるため，小胞に存在する膜成分と含有成分が異なり，大きさや形状も異なることが知られている。しかし，それらは必ずしもはっきりと分別されるものではなく，重複している部分も多い。サンプルとしての EV の由来を考えたとしても，実験動物またはヒト検体の組織や血清などから採取した際には，どのタイプの小胞を多く含んでいるかということを推察することは出来るが，どのタイプの小胞であると断定することは難しい。そもそも，生体内のシステムにおいてこれらは常に混ざった状態で存在している。そのため，本章では EV という表記で統一することとする。

　EV は発見当初は細胞に貯まったゴミを廃棄する役割だと考えられており，実際に細胞に有害な核由来 DNA を細胞質から排出する役割を持つ[4]。一方で，近年では細胞間のコミュニケーションツールとして利用されることがわかってきた[5, 6]。表面リン脂質二重膜内に存在する脂質や膜タンパク質のみならず，EV の中にはタンパク質，RNA，DNA が含まれており，取り込まれた際にそれらの分子が受け取った細胞内で働くと考えられる[7]。特に含有生理活性物質として鎖長の短い micro RNA を多く含んでおり，EV 内において積極的に前駆体から micro RNA を生産している[7, 8]。

3　EV とがん

　EV は免疫や発生にも重要な役割を持つが[2, 9, 10]，その生理的な機能として最も知られているのは，がんにおいてであろう。細胞または生体レベルにおいて，がん状態で EV の分泌量が増加することが知られている[7]。この事実だけでも，EV ががん検診のためのバイオマーカーになることが想像できるが，健常者の血清や尿中，またがん細胞でない細胞の培養上清においても EV は存在し，またその分泌量の分散も大きいことから，EV の量だけではバイオマーカーにはなり得ない。がん細胞と正常細胞から EV を精製している著者の所感としては，がん細胞は外環境に左右されずに安定して EV を産生している傾向があるように思う。このがん細胞由来の EV には驚くべき機能が備わっており，がんの発生や転移において，サポート的な機能ではなく，むしろ主要な役割を担っていると言っても過言ではない。がん細胞由来 EV は腫瘍形成能のない細胞にその能力を付与し[8]，がん周囲の線維芽細胞を活性化し，また活性化されたそれら線維芽細胞由来の EV ががんの転移を促進させる[7, 11]。また，肺に転移しやすいがん細胞由来の EV を先にマウスに投与しておくと，肺に転移しにくいがん細胞をマウスに投与して腫瘍を形成しても，肺に転移するといった，転移先の決定にも関与している[11, 12]。さらに，がん幹細胞は抗がん剤に対して薬剤耐性を持つことが知られているが，薬剤耐性を持ったがん細胞由来の EV を他の細胞が取り込むことで，薬剤耐性が獲得されるといった機構も存在する[13]。一方，プロスタグランジン E2 で刺激した細胞由来の EV には，そのがん細胞に対する薬剤感受性を増加させる機能があるなど[14]，がんの機能亢進させる能力だけでなく，EV はがんの状態を包括的にコントロールしていると考えられる。さらに EV はゲノム DNA を含有しており，がん細胞由来 EV には恒常的に活性化した KRAS をコードするような変異 DNA も存在し[4, 7, 15]，机上の空論ではあるが，がん細

胞由来EVの腫瘍形成能を促進効果と合わせて，がん細胞由来EVが血流で移動し，別の組織の細胞内に取り込まれた際に，相同組み換えで転移先において遺伝子に変異を発生させる可能性がある。このようにEVは，がんの発生，転移能，薬剤耐性などに影響することが分かっており，今後もより多くの発展的な研究がなされていくと予想される。

4 バイオマーカーとしてのEV

EVは血中内に10^8〜10^{11} particles/mLの濃度で存在するため[16,17]，circulating tumor cells（CTCs）などのあまりに微量にしか含まれないリキッドバイオプシー標的と比較して，安定的な診断を提供する有望なバイオマーカーとなりうる。バイオマーカーとしてEVを応用するためには，がん細胞特異的なEVを検出する必要がある。EVにはテトラスパニン系のCD9，CD63，CD81などの表面抗原が基本的に発現しており[18]，この表面抗原はウェスタンブロットやELISAなどの分子生物学的な実験だけでなく，表面抗原に対する抗体を用いてそのままEVを検出するフローサイトメーター的な方法で検出可能である。近年，正常細胞とがん細胞由来のEVから精製されたタンパク質を用いたプロテオミクス解析を用いて，感度および特異性が共に100％である膵臓がん特異的なEV表面抗原としてGlypican-1が同定され[19]，他種のがんにおいても感度と特異性こそ劣るが，バイオマーカーとして多くの表面抗原が同定されてきた[7,10,20,21]。このように，がん細胞由来EVの表面抗原をバイオマーカーとして用いて，簡便にがんの早期診断をしようとする試みは盛んになってきているが，残念ながらそれらが臨床応用された報告は未だない。我々も上記報告で公開されているプロテオミクスデータを再解析することで，転移能の高い乳がん細胞由来EVに特異的な表面抗原を探索したが，実際にタンパク発現量を解析すると，そのデータにバラつきが大きく，特異的とは言い難かった。基本的に表現型が均一であるとされる細胞株を用いたとしても，細胞の増殖状態や密度，外環境など様々な状態によってEVの量と発現タンパク質が変化する報告もあり[22]，いかなる環境においてもがん細胞由来EVだけで発現する表面抗原自体を見つけることは，非常に困難なのではないだろうか。一方で，EVへ再注目を集めた研究の経緯が，microRNAを他の細胞へ運ぶキャリアであるということから，EVの中身にも注目が集まっている。がんのバイオマーカーとして期待されていたmicroRNAは，体液中にタンパク質と複合体を形成するなどいくつかの形態で存在するが，EV内にも存在し，exosomal micro RNAなどと呼ばれている[8,23]。しかしmicroRNAも単一のマーカーで臨床応用されておらず，またEV内にmicro RNAやタンパク質を取り込む選別機構についてはわかっていないのが現状である。そこで著者らは，まず表面抗原でがん細胞由来EVの多くを捕まえ，そのEVを破壊して内部のmicro RNAやタンパク質などを検出するという，EV表面と内部の情報を複合させることを考え始めた。実際に現状，血中のmicro RNAをがんのバイオマーカーとして使用する場合には，いくつかの種類を組み合わせて検出する[23,24]。前述のようにEVには量という観点でメリットがあり，さらにEVの内外を簡便に解析することができきれ

ば，バイオマーカーとして有望なのではないかと考えている。

5 その場検査とマイクロ流体チップ

　効果的な治療の観点から，そしてクオリティ・オブ・ライフの観点からも疾病を早期に発見することは非常に重要である。早期発見のためには検査が必要であることは言うまでもないが，生涯で2人に1人が罹患するがんにおいても，検査に長い時間と高い費用がかかることから，その受診率は必ずしも高くない。早期発見のためには，受診率の向上が必須である。受診率向上のために，定期健康診断などに組み込めるレベルの簡易検査が確立されれば飛躍的な受診率の向上が期待できる。

　簡易検査として，妊娠検査薬に代表される"その場検査（Point-of-care testing：POCT）"が注目されている[25〜27]。妊娠検査薬では，妊娠すると胎盤より産生され，母体尿中に含まれるヒト絨毛性ゴナドトロピンというホルモンを"その場で検出"することによって"その場での検査"を実現している。この場合のバイオマーカーは，このヒト絨毛性ゴナドトロピンということになる。その他に実用されている例では，インフルエンザの検査薬，糖尿病検査がある。しかしながら，これらはかなりうまくいった例であり，多くの疾患ではその場検査は実用には至っていない。

　その理由として以下の二つがあげられる。一つ目は，検出するバイオマーカーを何にするのかという問題である。ある特定の疾患の種類や臨床病期のみに呼応して，その濃度などを鋭敏かつ大きく変化させる物質がバイオマーカーとして優れていることは言うまでもないが，上述の通りバイオマーカーは疾患以外の様々な要因によっても影響を受けるため，決定的なバイオマーカーを選定するのは難しい。実際に本研究で着目しているEVもその濃度や大きさが疾患によって変化することが報告される[28,29]一方で，年齢[30]や妊娠[31]などの生理条件によっても変化することが報告されている。もう一つの理由は，どのような材料を用いてそのバイオマーカーを検出するかという問題である。市販されているその場検査に用いられている材料を思い浮かべるとわかることであるが，その場診断を実現する材料には，安価で，持ち運びが可能であり，検査は簡便かつ迅速であり，その結果が明確に目視で判別できる，という材料にとっては厳しい条件が多く要求される。さらにバイオマーカーとして報告されている物質の多くは体液中に低濃度で存在するため，材料には上記条件に加えてバイオマーカーを高感度で検出することも望まれる。例えば，上記のうまくいったという妊娠検査薬を例にとると，ヒト絨毛性ゴナドトロピンは妊娠後急激に産生されるホルモンであり（すなわち，濃度が鋭敏かつ大きく変化），その体液中での濃度範囲は数十pmol/Lのオーダーである。また，その場診断ではないが前立腺がんのバイオマーカーとしてすでに利用されている前立腺特異抗原（PSA）も，体液中に数十〜数百pmol/Lのオーダーで存在している[32]。一方，2008年にバイオマーカーとしての可能性が示されて以降，がんの新規バイオマーカーとして期待されているmicroRNAは体液中に数〜数十fmol/Lのオーダーで存

在[33, 34]しており，実用に至っている例では，比較的高濃度で存在しているバイオマーカーを利用していることがわかる。これらすべての条件を満たすデバイスの作製は簡単ではない。

二つ目のその場検査の実現のためのバイオマーカーを検出する材料として筆者らを含め着目されているのがマイクロ流体チップ（以後マイクロチップ）である。マイクロチップはその名の通り，マイクロメートルオーダー径の流路を持つチップのことでありここ20年くらい盛んに研究されてきている（ちなみに，後述の筆者らが利用しているマイクロチップは，流路幅30～100 μm，流路高さは5～25 μm，流路長数 cm 程度）。例えばタンパク質を検出するマイクロチップを例にとると，マイクロチップでは，マイクロ流路内でバイオマーカーの検出を行うために必要とする試料体積が少なくて済む（筆者らが利用しているマイクロ流路の体積は1ナノリットル程度）。また，スケール則[35]で説明される現象によってマイクロチップを用いるバイオマーカー検出では，検出時間を従来の検出手法から数十～数百分の1に短縮できる。ここでいうスケール則とは，「分子の拡散に要する時間は距離の二乗に比例する」というもので，例えばタンパク質の一般的な検出手法であるイムノアッセイは，タンパク質検出に数時間～1日を要する。これはバイオマーカーであるタンパク質が，数 mm という距離を濃度勾配を駆動力とする拡散によって移動し，基板表面で捕捉される過程が律速となっている。一般的なタンパク質の拡散係数は100 μm^{2}s^{-1} 程度であり，これは1 mm を拡散で移動するのに 10^4 秒（3時間程度）必要であることを意味する。そのため検出課程全体では数時間～1日要する。一方，マイクロチップでバイオマーカーを捕捉する場合を考えると，タンパク質が濃度勾配を駆動力とする拡散によって移動する距離はせいぜい10 μm 程度であり，従来のイムノアッセイと比較して100分の1程度の距離となる。スケール則によってこれを二乗するため，拡散にかかる時間は 10^4 分の1，すなわち1秒程度となりこの律速であった拡散過程をほぼ無視できることとなり検出にかかる時間を数十～数百分の1と大きく短縮できることになる。この二つの大きな特長からマイクロチップはその場検査を実現する材料として有望である。しかしながら，安価，持ち運びが可能，目視検出，高感度といったその場診断の課題は依然として残されている。

6 表面機能化自律駆動マイクロチップ（SF-PF microchip）

その場検査を実現する材料の候補として，マイクロチップが有望であることは先に述べたが依然として複数の課題が残されていた。報告されている多くのマイクロチップのなかでも2004年に理化学研究所の細川博士らが報告したポリジメチルシロキサン（PDMS）製の自律駆動マイクロチップ（Power free（PF）microchip）[36]は有望である。マイクロチップを構成しているPDMSとはシリコーン系のゴムであり，簡便に流路を作製できることから最も広く用いられている安価な材料である。また，PF microchip はその名の通り試料溶液の自律的な送液を可能とするため，ポンプを必要とせず，持ち運び可能である。PF microchip の原理や近年の研究の発展については筆者の一人である石原らの総説[37]に詳しく述べたので，ここでは簡単に原理のみ述

第 17 章　がん診断のための細胞外ベシクル捕捉・破砕用マイクロチップの開発

べる。PDMS には大気圧下で体積にして約 10％の空気が溶け込んでいる。そのため，PDMS 製のマイクロチップを真空下に移すと PDMS に溶け込んでいた空気が脱気される。このマイクロチップを再び大気下に移すと空気が再溶解することになる。この時に，マイクロチップのマイクロ流路の入り口を試料溶液で，出口をセロテープのようなもので塞いでおくとマイクロ流路内に存在していた空気が PDMS 内に溶け込むためそこに陰圧が生じ，入り口をふさいでいた試料溶液がマイクロ流路内に流れ込む。このポンプを必要としない自律的な送液は，著者らが利用している数 mm〜数 cm の PDMS マイクロチップでは数十分〜1 時間程度継続する。流量は，上述の著者らのマイクロチップの流路径において初期は数 nL/s でありその後時間と共に流量は小さくはなるが，継続時間，流量共にその場検査への応用には十分であると著者らは考えている。

　著者らは，近年バイオマーカーの高感度検出をめざし，この PF microchip の流路内表面に放射線グラフト重合法を利用して望みの機能を付与した"表面機能化自律駆動マイクロチップ (Surface functionalized (SF)-PF microchip)"を提案してきた[38]。ここでは，EV 検出に成功[39]した我々の研究を紹介する。まず，作製手順としては PDMS マイクロチップのマイクロ流路を，エポキシ基を含むモノマーであるグリシジルメタクリレート（GMA）溶液で満たし，電子線を照射し，PGMA を PDMS 流路内壁に固定した。次に，PGMA に EV を捕捉するための抗 CD63 抗体を固定し洗浄，脱気を経て，EV 検出用の SF-PF microchip を作製した。作製したマイクロチップに層流樹状増幅法を適用して，乳がん細胞株（MCF7）由来の EV を，ブロッキング，EV の捕捉およびビオチン化抗 CD63 抗体の固定，蛍光シグナルの増幅の 3 つのステップで検出した。検出の結果，EV 通液時の蛍光強度はブランクに対して有意に大きかった。また，抗 CD63 抗体の代わりに Normal mouse IgG を PGMA に結合した場合の蛍光強度はブランクと同じであった。さらに，検出に用いたサンプル量は 1.0 μL，測定時間は 20 分以内であった。以上のことから SF-PF microchip を用いて，少ないサンプル量から迅速に EV を特異的に検出（捕捉）できることを実証できた。

　上記のマイクロチップ作製後は，より安価かつ簡便な SF-PF microchip の作製をめざし，UV グラフト重合法を利用して流路内表面に抗体を固定する作製手法も確立し EV の検出にも成功している。さらにこの時に検出下限値が生体内の濃度よりも高い数百 pmol/L であったことから高感度化をめざし，マイクロチップデザイン，検出プロトコルなどを改良し，生体内濃度付近の EV 検出にも成功している。現在は，実サンプル中からのがん特異的な EV の検出をめざしている。

　上述の EV 検出は言い換えると EV を捕捉し，EV 表面のタンパク質情報によってがん診断をめざすものである。しかしながら，前述の通り EV は様々な生理条件の影響を受けその性質を変化させるため，表面の情報に加え，EV 内部に含まれている microRNA やタンパク質の情報を複合させることでより信頼できる診断を提供できると考え，著者らは EV を破砕するための新たな表面機能化自律駆動マイクロチップの開発に着手した。界面活性剤が細胞や EV の脂質二重膜構造を破壊することはわかっているので，上記の EV 検出（捕捉）用の SF-PF microchip を用

いてEVを捕捉後，界面活性剤を透過させることでEVを捕捉・破砕することは可能であるが，その場合内部に含まれるタンパク質などの生理活性が界面活性剤の影響で損なわれる恐れがある。そこで，著者らは4級アンモニウムイオンが細胞膜を破砕するという報告[40]から，抗体によってEVを捕捉した後に，4級アミンを含む高分子鎖とEVを接触させることで内部の生理活性物質の特性を損なうことなく，EVの破砕を可能とするSF-PF microchipが作製できると考え研究を進めた。これまでのところ，UVグラフト重合法を利用して4級アミンをもつグラフト高分子鎖を流路内部に固定し，その界面とEVを接触させることでEVを破砕できることを，内部のRNAの漏出から確認できている。今後はEV破砕表面を最適化し，EV検出用（捕捉）のマイクロチップと組み合わせることで，EVの表面情報および内部情報を複合的に解析できるマイクロチップの開発をめざし研究を進めている。

7　さいごに

　本稿では我々が開発しているEVの捕捉および破砕用のSF-PF microchipに至る研究背景および研究の現状について紹介した。SF-PF microchipは，マイクロチップの持つ少ない必要試料体積および迅速な検出という特長に加え，持ち運びが可能である。また，流路表面をデザインすることで捕捉するターゲットを自在に選択するだけでなく，本稿で紹介したような細胞膜破壊表面といった機能をも容易に付与できることから汎用性の高いプラットフォームであり，その場検査を実現するための材料としても有望であると考えている。また本文中ではその場検査を実現する材料に求められる条件として目視検出を挙げながらその研究成果を記載できていないが，EVの情報だけではなく，文字通りの真の"みえる化"へ向け，EVの目視検出を目標とした研究も現在遂行中である。

　また，本稿だけでなく本書を通じて着目しているEVが今後バイオマーカーとして決定的なものとなり，世界中で利用されるようになるかはまだわからない。例えば，"がん"の"タンパク質"バイオマーカーに限っても研究レベルでは数千という候補が報告[41]されている一方で臨床応用されているマーカーはその1%にも満たず，がんのその場検査は確立していない現状がある。しかしながら，がんは2人に1人が罹患する病であり，老化現象の一種として考えると全人類が決して避けては通ることのできない重篤な疾患である。そのため，こうしたがんの早期発見につながる可能性がある新規バイオマーカーに関連した研究はたとえ臨床応用されなくとも今後も続けてゆく必要があると著者らは考えている。

　さらに，冒頭では挙げなかったがん検査の受診率が低いもう1つの理由に，がん陽性の結果を知りたくないというものがある。2018年現在，恐らく著者も含め多くの人にとって"がんは依然として死を連想させる病"であるからである。もし，がんの簡便な検査法が確立し，多くの人が，がんを早期で発見後治療したいわゆる"がんサバイバー"であることが当たり前の社会になれば，抵抗もなくなり受診率が向上し，"がんは早期発見すれば治る病"として認識を大きく

第 17 章　がん診断のための細胞外ベシクル捕捉・破砕用マイクロチップの開発

改める日が来るかもしれない。その時には風邪サバイバーという言葉が滑稽であるように，がんサバイバーという言葉も恐らく無くなっているであろう。現在はまだ途上にある我々の研究が，将来多くの人に潜む病の早期発見に貢献できるよう，今後もより一層研究に励むことをお約束し，本稿の締めとさせて頂く。

謝辞

　本稿の一部は，以下の方々との共同研究の成果であり，ご指導賜りました東京理科大学基礎工学部材料工学科 菊池明彦教授，同生物工学科 友岡康弘教授，理化学研究所前田バイオ工学研究室 前田瑞夫主任研究員，細川和生博士にも深く感謝致します。また，共に研究を遂行してくれた内野氏，田邉氏，片桐氏，猪股氏，松井氏，喜種氏にも深く感謝致します。本稿の一部は，文部科学省科学技術研究費補助金・若手研究 B（2013〜2015 年度），挑戦的萌芽研究（2016〜2017 年度），若手研究（2018〜2019 年度），東京理科大学 2015，2016 年度特定研究助成金，同基礎工学部若手共同研究助成金，の補助により遂行しました。

文　　献

1) E. Cocucci, J. Meldolesi, Ectosomes and exosomes: shedding the confusion between extracellular vesicles, *Trends Cell Biol.*, **25**, 364-372（2015）

2) C. Théry, M. Ostrowski, E. Segura, Membrane vesicles as conveyors of immune responses, Nat. Rev. Immunol. **9**, 581-593（2009）

3) B. C. Melnik, G. Schmitz, MicroRNAs: Milk's epigenetic regulators, Best Practice & Research Clinical Endocrinology & *Metabolism*, **31**, 427-442（2017）

4) A. Takahashi, R. Okada, K. Nagao, Y. Kawamata, A. Hanyu, S. Yoshimoto, M. Takasugi, S. Watanabe, M. T. Kanemaki, C. Obuse, E. Hara, Exosomes maintain cellular homeostasis by excreting harmful DNA from cells, *Nat. Commun.*, **8**, 15287（2017）

5) M. Tkach, C. Théry, Communication by Extracellular Vesicles: Where We Are and Where We Need to Go, *Cell*, **164**, 1226-1232（2016）

6) H. Valadi, K. Ekstrom, A. Bossios, M. Sjostrand, J. J. Lee, J. O. Lotvall, Exosome-mediated transfer of mRNAs and microRNAs is a novel mechanism of genetic exchange between cells, *Nat. Cell Biol.*, **9**, 654-659（2007）

7) R. Xu, A. Rai, M. Chen, W. Suwakulsiri, D. W. Greening, R. J. Simpson, Extracellular vesicles in cancer — implications for future improvements in cancer care, *Nature Reviews Clinical Oncology*, **15**, 617-638（2018）

8) Sonia A. Melo, H. Sugimoto, Joyce T. O'Connell, N. Kato, A. Villanueva, A. Vidal, L. Qiu, E. Vitkin, Lev T. Perelman, Carlos A. Melo, A. Lucci, C. Ivan, George A. Calin, R. Kalluri, Cancer Exosomes Perform Cell-Independent MicroRNA Biogenesis and Promote Tumorigenesis, *Cancer Cell*, **26**, 707-721（2014）

9) A.-C. Gradilla, E. González, I. Seijo, G. Andrés, M. Bischoff, L. González-Mendez, V. Sánchez, A. Callejo, C. Ibáñez, M. Guerra, J. R. Ortigão-Farias, J. D. Sutherland, M. González, R. Barrio, J. M. Falcón-Pérez, I. Guerrero, Exosomes as Hedgehog carriers in cytoneme-mediated transport and secretion, *Nat. Commun.*, **5**, 5649 (2014)

10) S. Nakano, S. Yamamoto, A. Okada, T. Nakajima, M. Sato, T. Takagi, Y. Tomooka, Role of extracellular vesicles in the interaction between epithelial and mesenchymal cells during oviductal ciliogenesis, *Biochem. Bioph. Res. Co.*, **483**, 245-251 (2017)

11) K. Li, Y. Chen, A. Li, C. Tan, X. Liu, Exosomes play roles in sequential processes of tumor metastasis, *Int. J. Cancer*, (10.1002/ijc.31774)

12) A. Hoshino, B. Costa-Silva, T.-L. Shen, G. Rodrigues, A. Hashimoto, M. Tesic Mark, H. Molina, S. Kohsaka, A. Di Giannatale, S. Ceder, S. Singh, C. Williams, N. Soplop, K. Uryu, L. Pharmer, T. King, L. Bojmar, A. E. Davies, Y. Ararso, T. Zhang, H. Zhang, J. Hernandez, J. M. Weiss, V. D. Dumont-Cole, K. Kramer, L. H. Wexler, A. Narendran, G. K. Schwartz, J. H. Healey, P. Sandstrom, K. Jørgen Labori, E. H. Kure, P. M. Grandgenett, M. A. Hollingsworth, M. de Sousa, S. Kaur, M. Jain, K. Mallya, S. K. Batra, W. R. Jarnagin, M. S. Brady, O. Fodstad, V. Muller, K. Pantel, A. J. Minn, M. J. Bissell, B. A. Garcia, Y. Kang, V. K. Rajasekhar, C. M. Ghajar, I. Matei, H. Peinado, J. Bromberg, D. Lyden, Tumour exosome integrins determine organotropic metastasis, *Nature*, **527**, 329-335 (2015)

13) P. Samuel, M. Fabbri, D. R. F. Carter, Mechanisms of Drug Resistance in Cancer: The Role of Extracellular Vesicles, *PROTEOMICS*, (10.1002/pmic.201600375)

14) M.-C. Lin, S.-Y. Chen, P.-L. He, H. Herschman, H.-J. Li, PGE2/EP4 antagonism enhances tumor chemosensitivity by inducing extracellular vesicle-mediated clearance of cancer stem cells, *International Journal of Cancer*, **143**, 1440-1455 (2018)

15) B. K. Thakur, H. Zhang, A. Becker, I. Matei, Y. Huang, B. Costa-Silva, Y. Zheng, A. Hoshino, H. Brazier, J. Xiang, C. Williams, R. Rodriguez-Barrueco, J. M. Silva, W. Zhang, S. Hearn, O. Elemento, N. Paknejad, K. Manova-Todorova, K. Welte, J. Bromberg, H. Peinado, D. Lyden, Double-stranded DNA in exosomes: a novel biomarker in cancer detection, *Cell Research*, **24**, 766-769 (2014)

16) T. Soares Martins, J. Catita, I. Martins Rosa, O. A. B. da Cruz e Silva, A. G. Henriques, Exosome isolation from distinct biofluids using precipitation and column-based approaches, *PLoS ONE*, **13**, e0198820 (2018)

17) I. Helwa, J. Cai, M. D. Drewry, A. Zimmerman, M. B. Dinkins, M. L. Khaled, M. Seremwe, W. M. Dismuke, E. Bieberich, W. D. Stamer, M. W. Hamrick, Y. Liu, A Comparative Study of Serum Exosome Isolation Using Differential Ultracentrifugation and Three Commercial Reagents, *PLoS ONE*, **12**, e0170628 (2017)

18) Y. Yoshioka, Y. Konishi, N. Kosaka, T. Katsuda, T. Kato, T. Ochiya, Comparative marker analysis of extracellular vesicles in different human cancer types, *J. Extracell. Vesicles*, **2**, 20424 (2013)

19) S. A. Melo, L. B. Luecke, C. Kahlert, A. F. Fernandez, S. T. Gammon, J. Kaye, V. S.

第 17 章 がん診断のための細胞外ベシクル捕捉・破砕用マイクロチップの開発

LeBleu, E. A. Mittendorf, J. Weitz, N. Rahbari, C. Reissfelder, C. Pilarsky, M. F. Fraga, D. Piwnica-Worms, R. Kalluri, Glypican-1 identifies cancer exosomes and detects early pancreatic cancer, *Nature*, **523**, 177-182 (2015)

20) Y. Yoshioka, N. Kosaka, Y. Konishi, H. Ohta, H. Okamoto, H. Sonoda, R. Nonaka, H. Yamamoto, H. Ishii, M. Mori, K. Furuta, T. Nakajima, H. Hayashi, H. Sugisaki, H. Higashimoto, T. Kato, F. Takeshita, T. Ochiya, Ultra-sensitive liquid biopsy of circulating extracellular vesicles using ExoScreen, *Nat. Commun.*, **5**, 3591 (2014)

21) D. Luo, S. Zhan, W. Xia, L. Huang, W. Ge, T. Wang, Proteomics study of serum exosomes from papillary thyroid cancer patient 2018

22) C. D. Young, L. J. Zimmerman, D. Hoshino, L. Formisano, A. B. Hanker, M. L. Gatza, M. M. Morrison, P. D. Moore, C. A. Whitwell, B. Dave, T. Stricker, N. E. Bhola, G. O. Silva, P. Patel, D. M. Brantley-Sieders, M. Levin, M. Horiates, N. A. Palma, K. Wang, P. J. Stephens, C. M. Perou, A. M. Weaver, J. A. Shaughnessy, J. C. Chang, B. H. Park, D. C. Liebler, R. S. Cook, C. L. Arteaga, Activating PIK3CA mutations induce an EGFR/ERK paracrine signaling axis in basal-like breast cancer, *Mol. Cell. Proteomics*, 1959-1976 (2015)

23) J. Matsuzaki, T. Ochiya, Circulating microRNAs and extracellular vesicles as potential cancer biomarkers: a systematic review, *Int. J. Clin. Oncol.*, **22**, 413-420 (2017)

24) A. Yokoi, J. Matsuzaki, Y. Yamamoto, Y. Yoneoka, K. Takahashi, H. Shimizu, T. Uehara, M. Ishikawa, S.-i. Ikeda, T. Sonoda, J. Kawauchi, S. Takizawa, Y. Aoki, S. Niida, H. Sakamoto, K. Kato, T. Kato, T. Ochiya, Integrated extracellular microRNA profiling for ovarian cancer screening, *Nat. Commun.*, **9**, 4319 (2018)

25) J. H. Nichols, Point of Care Testing, *Clin. Lab. Med.*, **27**, 893-908, (2007)

26) P. Yager, G. J. Domingo, J. Gerdes, Point-of-Care Diagnostics for Global Health, Annu. Rev. Biomed. Eng., **10**, 107-144 (2008)

27) S. K. Vashist, P. B. Luppa, L. Y. Yeo, A. Ozcan, J. H. T. Luong, Emerging Technologies for Next-Generation Point-of-Care Testing, *Trends in Biotechnology*, **33**, 692-705 (2015)

28) M. Kornek, M. Lynch, S. H. Mehta, M. Lai, M. Exley, N. H. Afdhal, D. Schuppan, Circulating Microparticles as Disease-Specific Biomarkers of Severity of Inflammation in Patients With Hepatitis C or Nonalcoholic Steatohepatitis, *Gastroenterology*, **143**, 448-458 (2012)

29) M. Sáenz-Cuesta, I. Osorio-Querejeta, D. Otaegui, Extracellular Vesicles in Multiple Sclerosis: What are They Telling Us?, Front. *Cell. Neurosci.*, **8** (2014)

30) E. Eitan, J. Green, M. Bodogai, N. A. Mode, R. Bæk, M. M. Jørgensen, D. W. Freeman, K. W. Witwer, A. B. Zonderman, A. Biragyn, M. P. Mattson, N. Noren Hooten, M. K. Evans, Age-Related Changes in Plasma Extracellular Vesicle Characteristics and Internalization by Leukocytes, *Sci. Rep.*, **7**, 1342 (2017)

31) R. A. Dragovic, J. H. Southcombe, D. S. Tannetta, C. W. G. Redman, I. L. Sargent, Multicolor Flow Cytometry and Nanoparticle Tracking Analysis of Extracellular

Vesicles in the Plasma of Normal Pregnant and Pre-eclamptic Women1, *Biology of Reproduction*, **89**, 151 (2013)

32) W. J. Catalona, D. S. Smith, D. K. Ornstein, Prostate cancer detection in men with serum psa concentrations of 2.6 to 4.0 ng/ml and benign prostate examination: Enhancement of specificity with free psa measurements, *JAMA*, **277**, 1452-1455 (1997)

33) P. S. Mitchell, R. K. Parkin, E. M. Kroh, B. R. Fritz, S. K. Wyman, E. L. Pogosova-Agadjanyan, A. Peterson, J. Noteboom, K. C. O'Briant, A. Allen, D. W. Lin, N. Urban, C. W. Drescher, B. S. Knudsen, D. L. Stirewalt, R. Gentleman, R. L. Vessella, P. S. Nelson, D. B. Martin, M. Tewari, Circulating microRNAs as stable blood-based markers for cancer detection, *Proc. Natl. Acad. Sci. U. S. A.*, **105**, 10513-10518 (2008)

34) M. Tsujiura, D. Ichikawa, S. Komatsu, A. Shiozaki, H. Takeshita, T. Kosuga, H. Konishi, R. Morimura, K. Deguchi, H. Fujiwara, K. Okamoto, E. Otsuji, Circulating microRNAs in plasma of patients with gastric cancers, *Br. J. Cancer*, **102**, 1174-1179 (2010)

35) N. Lion, F. Reymond, H. H. Girault, J. S. Rossier, Why the move to microfluidics for protein analysis?, *Curr. Opin. Biotech.*, **15**, 31-37 (2004)

36) K. Hosokawa, K. Sato, N. Ichikawa, M. Maeda, Power-free poly (dimethylsiloxane) microfluidic devices for gold nanoparticle-based DNA analysis, *Lab. Chip*, **4**, 181-185 (2004)

37) 石原量, 猪股祥子, 菊池明彦, ポリジメチルシロキサンの気体溶解性を利用した自律駆動型マイクロ流体チップ, ぶんせき, **1**, 21-27 (2018)

38) R. Ishihara, Y. Uchino, K. Hosokawa, M. Maeda, A. Kikuchi, Preparation of a Surface-functionalized Power-free PDMS Microchip for MicroRNA Detection Utilizing Electron Beam-induced Graft Polymerization, *Anal. Sci.*, **33**, 197-202 (2017)

39) R. Ishihara, T. Nakajima, Y. Uchino, A. Katagiri, K. Hosokawa, M. Maeda, Y. Tomooka, A. Kikuchi, Rapid and Easy Extracellular Vesicle Detection on a Surface-Functionalized Power-Free Microchip toward Point-of-Care Diagnostics, *ACS Omega*, **2**, 6703-6707 (2017)

40) H. Murata, R. R. Koepsel, K. Matyjaszewski, A. J. Russell, Permanent, non-leaching antibacterial surfaces—2: How high density cationic surfaces kill bacterial cells, *Biomaterials*, **28**, 4870-4879 (2007)

41) D. Li, D. W. Chan, Proteomic cancer biomarkers from discovery to approval: it's worth the effort, *Expert Rev. Proteomic.*, **11**, 135-136 (2014)

第18章　エクソソーム関連技術の研究開発状況と 1粒子表面分析法の立ち位置

赤木貴則*

1　はじめに

　がん検査技術は，がん細胞の有無の判定や治療方針の策定及び治療効果の確認を支援し得るものとして重要である。がん組織はジェネティック及びエピジェネティックな異常が蓄積し，その程度が異なることなどに起因する多様な細胞の集団である。さらに，浸潤や転移などにより，体内にあるがんの全容を把握することは容易ではない。そのため最近，がんの治療方針策定においては，患者から採取したがん細胞を培養・分析して，転移性や浸潤性，薬剤耐性などの特徴を捉え，そのエビデンスに基づくアプローチが，採取可能な大きさ以上のがん組織であるという制限はあるが，効果的な検査方法として期待されている[1,2]。一方，がん細胞の有無を調べるがん検診は，画像診断や細胞診・組織診（生検）等の方法が一般的に利用され，また，患者負担の軽減と多角的な分析による信頼性向上を目的として，体液成分を用いるがん検査法が長年にわたって研究開発の対象とされてきた。しかしながら，免疫学的手法で分析できるタンパク質やペプチドなどの既存のがんマーカーは，偽陽性（特異度）及び偽陰性（感度）の課題が克服できていないため，実際にがん検診で用いられる診断マーカーが前立腺特異抗原（PSA）以外には無く，今後の見通しも明るくないとされてきた。

　ところが，近年，遺伝子解析技術の進歩と体液中に存在する核酸の発見により，微量体液を用いる確定診断（リキッド・バイオプシー）のコンセプトが提案され，その実現に向けた技術開発が盛んに行われるようになってきた[3〜5]。新たなマーカー候補としては，血中循環腫瘍細胞（CTC）や血中循環腫瘍細胞（ctDNA），分泌型マイクロ RNA などが注目されており，最近では，分泌型マイクロ RNA の安定化に関与するエクソソームも期待されている。エクソソームは，エキソサイトーシス（開口分泌）によって細胞から放出された細胞外小胞（Extracellular vesicle, EV）の1種であり，表面タンパク質や糖鎖に基づく標的指向性と，内包するノンコーディング RNA や酵素タンパク質に基づく遺伝子調節機能とから，細胞間情報伝達の媒体として生理学的・病理学的に重要な役割を果たすと考えられている。さらに，エクソソームに存在する物質は分泌元の細胞に由来することから，エクソソームの構成成分を調べることで異常な細胞の存在を検知できるものと期待されている。

　本稿では，近年のエクソソーム関連技術の研究開発に関して書誌的情報に基づいて分析した結

＊　Takanori Akagi　東京工業大学　環境・社会理工学院　研究員

果を紹介するとともに，筆者が開発に従事した1粒子表面分析法について紹介する。なお，本稿の内容は筆者の個人的見解であり，筆者の所属する組織・団体の公式な見解ではない。

2 エクソソーム分析技術の開発状況

エクソソームは1983年に発見され[6,7]，主に免疫システムの制御に関与するものとして研究の対象とされてきた[8]。ところが，2007年にエクソソーム中にマイクロRNAが存在し，マイクロRNAを使って細胞間の情報伝達を行う概念が提唱されて以降[9]，治療，創薬，診断，食品などの広範な医療・バイオテクノロジーの分野において大きな注目を集めるようになった[10,11]。エクソソームの今後の実用化・産業利用のためには，科学的な知見の蓄積を進めると同時に，研究開発リソースの無駄を省いて戦略的に技術開発を進めることも重要である。そこで，データベースに蓄積されている技術文献である学術論文及び特許公報を分析し，エクソソーム関連技術の研究開発状況について調査した結果を紹介する。

一般に，学術論文と特許公報はともに技術文献である点は共通しているが，公開する目的や審査プロセス等が異なるため，多くの点で相違する。特許文献の解析方法としては計量書誌学などのアプローチが利用されるが，その際には例えば弁理士が行う調査の手法を参考にすることもできる[12]。また，文献調査に利用できるデータベースには様々なものが知られており，例えば，Clarivate Analytics社のWeb of Science®[13]やDerwent Innovation®[14]，Derwent World Patents Index®[15]や，米国化学会の情報部門（Chemical Abstracts Service, CAS）のSciFinder®[16]及びSTN®[17]，各国特許庁のデータベースや国際特許機関（WIPO）のPatentScope[18]等があり，目的や予算等に応じて使い分けることができる。本稿では無料で利用可能なGoogle Scholar[19]及びGoogle Patents[20]を用いて分析を行った。

はじめに，エクソソーム関連技術文献の母集団を見積もるために，以下の条件を用いて検索した。ここで「exosome」というキーワードで検索すると，RNAを分解する多タンパク複合体である「エキソソーム複合体（exosome component）」に関連する文献もヒットするが，細胞外小胞のエクソソームに関するものと比べて少数であるため，除外することなく利用した。

検索ワード：exosome OR exosomes OR extracellular vesicle OR extracellular vesicles

特許文献の発行国・機関：米国（USPTO），欧州（EPO），WIPO，中国（SIPO），カナダ（CIPO），ドイツ（DPMA），日本（JPO），大韓民国（KIPO），スペイン，イギリス（UKPO），ベルギー，デンマーク，フィンランド，フランス，ルクセンブルク，オランダ，ロシア

特許文献の言語：全ての言語（English, German, Chinese, French, Spanish, Arabic, Japanese, Korean, Portuguese, Russian, Italian, Dutch, Swedish, Finnish, Norwegian, Danish）

検索日：2018年11月24日

第 18 章　エクソソーム関連技術の研究開発状況と 1 粒子表面分析法の立ち位置

　エクソソームに関連する学術論文数の 2001 年以降の変化を図 1（上）に示す。エクソソーム関連の論文数は増加傾向にあったが，エクソソームがマイクロ RNA を内包していることが発見された 2007 年以降大幅に増加し，2007 年の約 3,000 報から 2017 年の約 18,000 報へと 10 年間で約 6 倍に増加した。エクソソーム関連技術の特許文献数においても，学術論文数と同様の増加傾向が確認され，実用化に向けた研究開発が急速に展開されたことが分かる（図 1（下））。なお，このグラフの横軸は優先日に基づいたものであり，縦軸はパテントファミリーの件数をカウントしたものである。また，「Applications」は特許種別コードとして「A」等が付与された公開公報に該当する文献であり，「Grants」は特許種別コードとして「B」等が付与された特許公報に該当する文献である。Applications は 2017 年以降，Grants は 2013 年以降漸減しているが，出願公開などの制度の違いや審査の状況の違いによるタイムラグを反映するものである。2017 年には 39 件の，2018 年には 7 件の特許が主に中国で登録されているが，このような特許は事業化を急いでいる技術，或いは既存の事業を補強する技術であると推察される。

　次に，特許文献に付与された国際特許分類（IPC）コードに着目した。すなわち，特許文献に付記された IPC コードに基づくインデックス検索を組み合わせることで，キーワード検索で得

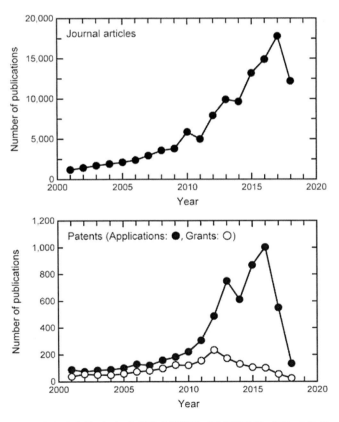

図 1　学術論文数（上）と特許出願数及び登録特許数（下）の変化

た母集団から該当する文献を絞り込んだ。図2に示すように，2001年以降に出願されたエクソソーム関連特許出願に付与されたIPCサブクラスは，多いものから順にA61K，C12N，G01N，C12Q，C07K，A61Pであった。これらのサブクラスコードはそれぞれ，医薬用，歯科用または化粧用製剤（A61K），微生物または酵素，その組成物（C12N），材料の化学的または物理的性質の決定による材料の調査または分析（G01N），酵素，核酸または微生物を含む測定または試験方法（C12Q），ペプチド（C07K），化合物または医薬製剤の特殊な治療活性（A61P）であるから，創薬応用，成分調査，分析手法が，主要な研究開発分野であることを示している。このことは，国際細胞外小胞学会（ISEV）が開催するワークショップの件数や発行するposition paperでの議題と一致する[21～23]。すなわち，エクソソームは，医療や創薬の分野で注目を集める一方で，精製方法や分析方法の標準化に向けた技術的課題が存在することを示すものである。

　ここで，エクソソームの分析技術に関する開発状況を示す学術論文としては，レビュー論文が多数公開されているので参考にされたい[24～31]。一方，特許文献に関しては，文献数としては学術論文より少ないが，IPCサブクラスの下層にあるメイングループやサブグループに着目することで，さらに詳細に調べることも可能である。粒子分析に技術的特徴がある特許の出願数は2011年までは殆ど無かったが，2012年以降は増加傾向にあり，権利化も進められている（図3）。体液試料に混在するエクソソームと似た粒子が，エクソソーム計測の際のノイズの原因となるため，細胞研究でのフローサイトメトリー分析と同様に，個々のエクソソームを分析することの必要性が認識されてきた。しかし，市販の蛍光フローサイトメトリーを使って分析すると，直径数十nmのエクソソームから得られる微弱な散乱光の検出は，ノイズとの判別や褪色等が原因で容易ではなく[32]，新たな1粒子計測技術の必要性が指摘されている[33]。従って，粒子分析に関する特許の主要な特許承継人である，Particle Metrix社，Becton Dickinson社，Kinetic

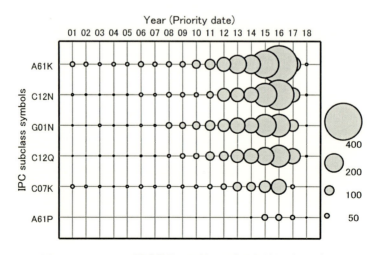

図2　エクソソーム関連特許出願数の国際分類付与ごとの変化

第 18 章　エクソソーム関連技術の研究開発状況と 1 粒子表面分析法の立ち位置

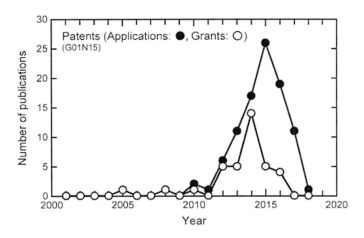

図 3　粒子分析に関する特許出願数及び登録特許数の変化

River 社，IBM 社，ニコン社などの企業と，MIT，ニューヨーク大学，アルベルト・アインシュタイン医学校などの大学に加えて，最近は韓国や中国の企業が中国国内での早期の権利化を画策していることも伺えるため，新技術の研究開発動向に注視することが重要である。

3　免疫粒子電気泳動法を用いた乳がん由来エクソソームの評価

　本節では，エクソソームの 1 粒子解析法の例として，筆者が東京大学において研究開発に従事した免疫粒子電気泳動原理に基づく分析技術を紹介する[34～39]。粒子電気泳動法は，ゲルなどの担体が無い溶液中に粒子を分散させて電気泳動を行うことにより，粒子の物性値である表面電位を評価するための方法である[40,41]。電気泳動させた粒子の移動度を計測し，Smoluchowski の式などにより粒子の表面電位の 1 つであるゼータ電位を見積もることができる[42]。ゼータ電位は，DLVO 理論で説明されるように，粒子の分散と凝集現象を説明するパラメータとして一般的には扱われる。一方，免疫粒子電気泳動法は，粒子電気泳動法に抗原抗体反応を組み合わせることによって，粒子の表面にある抗原を分析する方法である[43,44]。図 4 に示すように抗体が結合した粒子は，抗体が未結合の粒子と比べて表面電位が異なることを利用して，ゼータ電位の変化値から粒子の表面抗原を評価できる。すなわち細胞外小胞（EV）は通常負に帯電しているから，電圧を印加すると EV は陽極側へ移動する。一方，抗体は通常正に帯電しており，EV に抗体が結合して複合体を形成すると EV の表面電位が変化して，移動度の変化が計測される。この変化量は抗体が結合した表面抗原，すなわち表面マーカーの面密度に関係する。

　EV の免疫粒子電気泳動実験を効率的に行うためのシステムは，レーザ暗視野顕微鏡法とマイクロキャピラリー電気泳動チップを組み合わせて構築した。具体的な装置構成や実験手順は他稿を参考にされたい[34～39]。ここで重要な要素技術の 1 つは，EV を追跡する方法である。すなわち，従来のゼータ電位計測装置では，ドップラー効果による周波数シフト量により粒子の泳動速

171

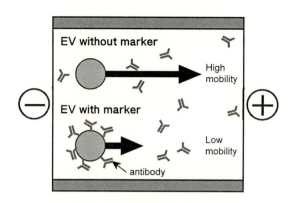

図4 免疫粒子電気泳動法の原理

度を求める電気泳動光散乱測定法（レーザードップラー法）が利用されるが，個々の粒子の挙動を把握するためには，粒子を可視化して評価することが望ましい。独自に構築した装置においては，暗視野顕微鏡法の最適化を図り，直径 30 nm までの粒径標準粒子の可視化と追跡が可能であることを確認した。

別の重要な要素技術は，電気泳動時に発生する電気浸透流の影響を抑制することである。すなわち，電場中の移動現象は，電気泳動（粒子の移動）と電気浸透（壁面近傍のイオンの移動に伴う液体の移動）があり，一般的な電気泳動槽（電気泳動セル）においては，電気浸透流が乱流となるため，この影響を受けて粒子は複雑な挙動を示す。一方，マイクロキャピラリー電気泳動チップを用いると，電気浸透流が栓流になるため，電気浸透流の影響が単純であるため，容易に正確な電気泳動度（ゼータ電位）の評価が可能となる。

構築した装置の有効性を検討するために，免疫粒子電気泳動法を用いてヒト乳がん細胞由来の EV を評価した例を示す。ヒト乳がん SkBr3 細胞の培養上清から分画超遠心法で精製した EV とは別に，分画超遠心法に加えて，多用途密度勾配遠心分離媒体 OptiPrep を用いる密度勾配超遠心法で密度分画を調製し，10 mM HEPES に分散させた試料を準備した。後者の試料はさらにエクソソームマーカーである CD9 の量をウェスタンブロット法で確認し，CD9 の発現が認められたフラクションをエクソソーム（Exo）として用いて，免疫粒子電気泳動実験を行った。抗体による非特異吸着を見積もるためのアイソタイプコントロール抗体としては，抗原認識能が無いイムノグロブリン G（IgG）を用いた。図5に示すように，分画超遠心法で精製した EV サンプルでは，CD9 抗体を作用させても，アイソタイプコントロール抗体を作用させた場合と比較して明瞭な違いは認められなかった。一方，Exo サンプルでは，CD9 抗体を作用させるとゼータ電位が正の方向にシフトすることが確認された。この電位シフトは CD9 抗体が結合したことによる正電荷の表面密度の向上によるものと考えられる。この結果は，エクソソームの表面マーカーの評価において，試料の精製が重要であることとともに，個々のエクソソーム表面評価において免疫粒子電気泳動法が有効であることを示している。

第18章 エクソソーム関連技術の研究開発状況と1粒子表面分析法の立ち位置

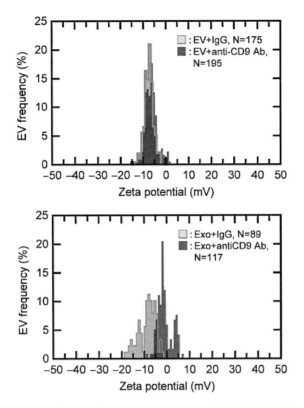

図5 ヒト乳がん細胞 SkBr3 由来 EV の免疫粒子電気泳動測定
(上) 分画超遠心法で精製した EV, (下) 分画超遠心法に加えて OptiPrep 密度勾配超遠心法で精製した Exo

4 おわりに

　エクソソーム関連技術について遡及的に分析した結果を紹介するとともに，筆者が開発に従事した1粒子分析技術について紹介した。現在，エクソソームは魅力的な研究対象とされているが，その潜在能力を活かしきれている状況とは言い難い。粒子分析であることに技術的特徴がある特許出願の数は増加傾向にあり，エクソソーム研究者からの需要が高いため，エクソソーム研究開発の状況を変えるキラーアプリケーションが登場するものと見込まれる。免疫粒子電気泳動原理によるエクソソームの1粒子表面分析技術を含めた新たな1粒子計測技術の登場により，エクソソームの研究開発が加速度的に進むものと期待される。

早期発見・予防に向けた次世代がん検査技術の最前線

謝辞

免疫粒子電気泳動法に関する装置開発及び実証実験は，東京大学大学院工学研究科一木研究室において行いました。一木隆範教授及び研究室の皆様，共同研究者の皆様に感謝いたします。また，本研究の一部はJSPS科研費JP16K04915の助成を受けたものです。

文　　献

1) J. K. Lee et al., "Pharmacogenomic landscape of patient-derived tumor cells informs precision oncology therapy", *Nat. Gent.*, **50** (10), 1399-1411 (2018). DOI: 10.1038/s41588-018-0209-6
2) S. Kato and R. Kurzrock, "An avatar for precision cancer therapy", *Nat. Biotechnol.*, **36** (11), 1053-1055 (2018). DOI: 10.1038/nbt.4293
3) E. Crowley et al., "Liquid biopsy: monitoring cancer-genetics in the blood", *Nat. Rev. Clinical Oncol.*, **10** (8), 472-484 (2013). DOI: 10.1038/nrclinonc.2013.110
4) N. Kosaka et al., "Circulating microRNA in body fluid: a new potential biomarker for cancer diagnosis and prognosis" *Cancer Sci.*, **101** (10), 2087-2092 (2010). DOI: 10.1111/j.1349-7006.2010.01650.x
5) Y. Yoshioka et al., "Ultra-sensitive liquid biopsy of circulating extracellular vesicles using ExoScreen", *Nat. Commun.*, 5, **3591** (2014). DOI: 10.1038/ncomms4591
6) C. Harding et al., "Receptor-mediated endocytosis of transferrin and recycling of the transferrin receptor in rat reticulocytes", *J. Cell Biol.*, **97** (2), 329-339 (1983). DOI: 10.1083/jcb.97.2.329
7) B. T. Pan and R. M. Johnstone, "Fate of the transferrin receptor during maturation of sheep reticulocytes in vitro: selective externalization of the receptor", *Cell*, **33**, 967-978 (1983). DOI: 10.1016/0092-8674 (83) 90040-5
8) C. Théry et al., "Exosomes: composition, biogenesis and function", *Nat. Rev. Immunol.*, **2** (8), 569-579 (2002). DOI: 10.1038/nri855
9) H. Valadi et al., "Exosome-mediated transfer of mRNAs and microRNAs is a novel mechanism of genetic exchange between cells", *Nat. Cell Biol.*, **9** (6), 654-659 (2007). DOI: 10.1038/ncb1596
10) M. Tkach and C. Théry, "Communication by extracellular vesicles: where we are and where we need to go", *Cell*, **164** (6), 1226-1232 (2016). DOI: 10.1016/j.cell.2016.01.043
11) M. Yáñez-Mó et al., "Biological properties of extracellular vesicles and their physiological functions", *J. Extracell. Vesicles*, **4**, 27066 (2015). DOI: 10.3402/jev.v4.27066
12) 野崎篤志,「弁理士が知っておきたい国内外特許情報調査の基礎知識」, パテント, **67** (1), 31-42 (2014). https://ci.nii.ac.jp/ncid/AN00368708
13) Web of Science®, https://clarivate.jp/products/web-of-science/

14) Derwent Innovation®, https://clarivate.jp/products/derwent-innovation/
15) Derwent World Patents Index®, https://clarivate.jp/products/derwent-world-patents-index/
16) SciFinder, https://scifinder.cas.org/
17) STN, https://www.jaici.or.jp/stn/index.php
18) PatentScope, https://patentscope.wipo.int/
19) Google Patents, https://scholar.google.co.jp/
20) Google Patents, https://patents.google.com/
21) K. W. Witwer *et al.*, "Standardization of sample collection, isolation and analysis methods in extracellular vesicle research", *J. Extracell. Vesicles*, **2**, 20360 (2013). DOI: 10.3402/jev.v2i0.20360.
22) C. Théry *et al.*, "Minimal information for studies of extracellular vesicles 2018 (MISEV2018): a position statement of the International Society for Extracellular Vesicles and update of the MISEV2014 guidelines", *J. Extracell. Vesicles*, **7**, 1535750 (2018). DOI: 10.1080/20013078.2018.1535750.
23) B. Mateescu *et al.*, "Obstacles and opportunities in the functional analysis of extracellular vesicle RNA-an ISEV position paper", *J. Extracell. Vesicles*, **6**, 1286095 (2017). DOI: 10.1080/20013078.2017.1286095.
24) M. Maeki *et al.*, "Advances in microfluidics for lipid nanoparticles and extracellular vesicles and applications in drug delivery systems", *Adv. Drug Deliv. Rev.*, **128**, 84-100 (2018). DOI: 10.1016/j.addr.2018.03.008.
25) S. C. Guo *et al.*, "Microfluidics-based on-a-chip systems for isolating and analysing extracellular vesicles", *J. Extracell. Vesicles*, **7** (1), 1508271 (2018). DOI: 10.1080/20013078.2018.1508271.
26) S. Gholizadeh *et al.*, "Microfluidic approaches for isolation, detection, and characterization of extracellular vesicles: current status and future directions", *Biosens. Bioelectron.*, **91**, 588-605 (2017). DOI: 10.1016/j.bios.2016.12.062.
27) D. L. M. Rupert *et al.*, "Methods for the physical characterization and quantification of extracellular vesicles in biological samples", *Biochim. Biophys. Acta Gen. Subj.*, **1861**, 3164-3179 (2017). DOI: 10.1016/j.bbagen.2016.07.028.
28) H. Shao *et al.*, "New technologies for analysis of extracellular vesicles", *Chem. Rev.*, **118** (4), 1917-1950 (2018). DOI: 10.1021/acs.chemrev.7b00534.
29) F. A. W. Coumans *et al.*, "Methodological guidelines to study extracellular vesicles", *Circ. Res.*, **120** (10), 1632-1648 (2017). DOI: 10.1161/CIRCRESAHA.117.309417.
30) A. Tadimety *et al.*, "Advances in liquid biopsy on-chip for cancer management: Technologies, biomarkers, and clinical analysis", *Crit. Rev. Clin. Lab. Sci.*, **55** (3), 140-162 (2018). DOI: 10.1080/10408363.2018.1425976.
31) J. Marrugo-Ramírez *et al.*, "Blood-based cancer biomarkers in liquid biopsy: a promising non-invasive alternative to tissue biopsy", *Int. J. Mol. Sci.*, **19** (10), 2877 (2018). DOI: 10.3390/ijms19102877.

32) E. J. van der Vlist *et al.*, "Fluorescent labeling of nano-sized vesicles released by cells and subsequent quantitative and qualitative analysis by high-resolution flow cytometry", *Nat. Protocols*, **7**, 1311-1326 (2012). DOI: 10.1038/nprot.2012.065.

33) C. Verderio, "Extracellular membrane microvesicles and nanotubes in the brain: understanding their nature, their function in cell-to-cell communication, their role in transcellular spreading of pathological agents and their therapeutic potential", *Front. Physiol.*, **4**, 163 (2013). DOI: 10.3389/fphys.2013.00163.

34) T. Akagi and T. Ichiki, "Microcapillary chip-based extracellular vesicle profiling system", in: W. Kuo, S. Jia (eds), Extracellular Vesicles, 1660, Humana Press, New York, U.S.A., (2017). DOI: 10.1007/978-1-4939-7253-1_17

35) T. Akagi *et al.*, "On-chip immunoelectrophoresis of extracellular vesicles released from human breast cancer cells", *PLoS ONE*, **10** (4), e0123603 (2015). DOI: 10.1371/journal.pone.0123603

36) T. Akagi *et al.*, "Development of a polymer-based easy-to-fabricate micro-free-flow electrophoresis device", *Jpn. J. Appl. Phys.*, **54** (6S1), 06FN05 (2015). DOI: 10.7567/JJAP.54.06FN05

37) T. Akagi *et al.*, "Measurement of individual nanobioparticles on microfluidic chips by laser dark-field imaging", *J. Photopolymer Sci. Technol.*, **28** (5), 727-730 (2015). DOI: 10.2494/photopolymer.28.727

38) T. Akagi *et al.*, "Evaluation of desialylation effect on zeta potential of extracellular vesicles secreted from human prostate cancer cells by on-chip microcapillary electrophoresis", *Jpn. J. Appl. Phys.*, **53**, 06JL01 (2014). DOI: 10.7567/JJAP.53.06JL01

39) K. Kato *et al.*, "Electrokinetic evaluation of individual exosomes by on-chip microcapillary electrophoresis with laser dark-field microscopy", *Jpn. J. Appl. Phys.*, **52**, 06GK10 (2013). DOI: 10.7567/JJAP.52.06GK10

40) J. N. Mehrishi and J. Bauer, "Electrophoresis of cells and the biological relevance of surface charge", *Electrophoresis*, **23** (13), 1984-1994 (2002). DOI: 10.1002/1522-2683 (200207) 23:13<1984::AID-ELPS1984>3.0.CO;2-U

41) T. Akagi and T. Ichiki, "Cell electrophoresis on a chip: what can we know from the changes in electrophoretic mobility?", *Anal. Bioanal. Chem.*, **391** (7), 2433-2441 (2008). DOI: 10.1007/s00216-008-2203-9

42) H. Ohshima, "Electrophoresis of soft particles", *Adv. Colloid Interface Sci.*, **62**, 189-235 (1995). DOI: 10.1016/0001-8686 (95) 00279-Y

43) M. J. Hill *et al.*, "Application of particle electrophoresis to the detection of antibody bound to cells of streptococcus pyogenes", *Nature*, **202**, 187-188 (1964). DOI: 10.1038/202187a0

44) T Ichiki *et al.*, "Immunoelectrophoresis of red blood cells performed on microcapillary chips", *Electrophoresis*, **23**, 2029-2034 (2002). DOI: 10.1002/1522-2683 (200207) 23:13<2029::AID-ELPS2029>3.0.CO;2-R

第19章 線虫嗅覚を利用した早期がん診断ビジネスの将来展望

広津崇亮[*]

1 はじめに

　がん検査も含めて既存の検査のほぼ全ては、人工機器あるいは人工キットによって行われている。人工機器で行う場合、高精度と低コストを両立するのが難しいという大きな壁がある。特にがんの場合は早期に発見する必要があり、そのためには早期がんの微小がん組織を画像で捉える、あるいは微小組織から分泌される極微量のマーカーをセンサーで捉えなければならない。その要求を満たすためには機器のスペックを大きく上げる必要があり、結果として高価な検査ができてしまうことが多い。1回の検査の値段が高いというのは、受診者にとっても医療費問題を抱える国にとってもネックとなり、実用化にとって極めて大きな課題となる。そこで反対に、低価格を追求するために簡易キットを作るという試みも行われているが、多くの場合、今度は高精度を満たせない問題に直面する。

　そのジレンマを打破する可能性があるのが、新しいコンセプト「生物診断」である。生物の持つ優れた能力を用いて高精度を満たし、飼育コストの低い生物を選択することで安価を実現するという発想である。線虫がん検査 N-NOSE（Nematode NOSE＝線虫の鼻）は、線虫の嗅覚を利用したがん検査法である。人工機器より能力が高い生物（線虫）の嗅覚を利用し、飼育コストが低い線虫を使うことで、高精度と低コストを両立している。その結果、これまでに存在しなかった1次がんスクリーニング検査の確立が期待できる。本稿では、N-NOSE の技術と、今後の実用化に向けた将来展望について紹介する。

2 がん検診の現状と課題

　がんによる死亡を防ぐ最も有効な手段は、早期発見・早期治療である。しかし、我が国の5大がん（肺がん、大腸がん、胃がん、乳がん、子宮がん）のがん検診受診率は約30％にとどまっている。この受診率は他の先進国と比較しても圧倒的に低い。これは、我が国でがんが長年死因1位である大きな理由となっている。2016年の国勢調査の結果によると、がん検査を受けない

---

[*] Takaaki Hirotsu　㈱HIROTSU バイオサイエンス　代表取締役；
　　　　　　　　　　Queensland University of Technology（Australia），
　　　　　　　　　　Adjunct Associate Professor

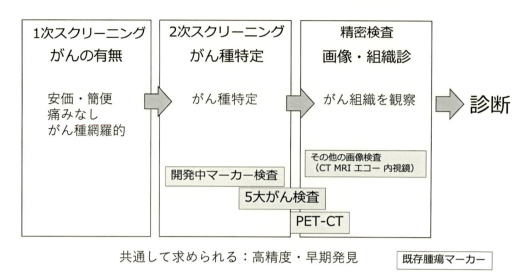

図1 がん検査の理想的な流れと，各種がん検査の位置付け

理由として「受ける時間がないから」「健康状態に自信があり，必要性を感じないから」「費用がかかる」「痛みを伴う」「それほど精度が高くない」などが挙げられている。「がんと分かるのが怖いから」という理由も上位である。

さらに，がん検診受診率が上がらない理由として「1次がんスクリーニング検査が存在しない」ことが大きいと筆者は考えている。図1に理想的ながん検査の流れと，主要ながん検査，次世代のがん検査技術がどこに位置付けられるかを表した。1次スクリーニング検査はがん検診の入り口としての役割を持ち，全身網羅的にがんの有無を簡便に調べられる検査のことである。1次スクリーニング検査で陽性だった場合，がん種を特定し，精密検査を経て確定診断するのが一連の流れである。1次スクリーニング検査に必須の特長として，安価，簡便，高精度，がん種網羅的，早期発見が挙げられる。ここで改めて図1に注目していただきたい。現在，1次スクリーニング検査が存在しないのである。入口の検査がないにもかかわらず，その次の段階の検査を初めから受けるように勧められている状態で，がんが有るか無いかもわからない時に，高価，痛い，面倒などのデメリットのある検査を受けるのが受診者の負担であるのは想像に難くない。従って，がん検診受診率を上げ，がんの早期発見率を上げる最も効果的な方法は，1次がんスクリーニング検査を作ることにあると筆者は考えた。

3 新規がんマーカー「がんの匂い」

新しいがん検査を開発するにあたり，筆者らはがんの匂いに注目した。がんの匂いはこれまで利用されていなかったこと，生物の嗅覚は五感の中でも特に優れており機械を上回る能力を持つことが大きな理由である。がんに特有の匂いがあることは，がん探知犬を用いた研究によって明

第 19 章　線虫嗅覚を利用した早期がん診断ビジネスの将来展望

らかにされてきた。その最初の報告は 1989 年に Williams らによる犬が飼い主の悪性黒色腫を知らせたという報告である[1]。その後世界中でがん探知犬が高精度にがんを識別できるという報告がなされた[2~4]。しかし，がん探知犬の臨床応用は困難であると考えられている。がん探知犬の能力には個体差があり，また集中力に左右されるため 1 日に 5 検体程度しか調べることができない。がん探知犬の訓練は正解を当てた時に褒美を与えることで行われるが，正解未知のサンプルに対する実際の検査では，トレーナーが褒美を与えるタイミングがわからないため，検査を繰り返すと訓練度が落ちてしまう。飼育，訓練にコストがかかるため，結局高価ながん検査になる可能性が高い。

4　線虫 *C. elegans* の嗅覚

そこで筆者らは，線虫 *C. elegans* の嗅覚に注目した。*C. elegans* は 1960 年代に研究利用が始まったモデル生物であり，知見も豊富でノーベル賞科学者を 6 人輩出している。土壌中の体長約 1 mm の自活性線虫で，研究室では寒天培地上で大腸菌を餌として培養する。*C. elegans* は雌雄同体のため掛け合わせの必要が無く，世代交代は約 4 日で増殖が速い（1 匹の成虫当たり卵を 100〜300 個産む）。よって，安価に簡便に大量に飼育することができる。産まれてくる子孫は遺伝的背景が同じクローンのため，個体差がほとんどなく制御しやすい。また凍結保存により半永久的に株を保存・維持できるため，突然変異による株の変化にも対応できる。以上は，研究動物としてのメリットとして利用されてきたが，線虫をがん検査に用いる上でも大きな利点である。

線虫 *C. elegans* は嗅覚の優れた生物である。視覚がないことから，餌や外敵の情報を得るのに主に嗅覚を用いていると考えられる（味覚，触覚はある。聴覚はない）。*C. elegans* の嗅覚神経は AWA，AWB，AWC，ASH，ADL の 5 種 10 個（左右に 1 対存在する。線虫の神経はアルファベット 3 文字で表すことが多い）である[5]。それぞれの嗅覚神経がどのような匂いを受容するかは一部が明らかにされており，AWA，AWC は主に好きな匂いを，残りの 3 種は主に嫌いな匂いを受容する[6~8]。嗅覚神経で受容された匂いシグナルは，下流の介在神経，運動神経を経て，匂いに対する行動（走性行動）が導き出される。線虫は好きな匂いには誘引行動を，嫌いな匂いには忌避行動を示す。よって，線虫の匂いに対する感受性と嗜好性は，寒天プレート上での走性行動を指標に容易に解析することができる。

線虫が好きな匂いに対して効率良く寄って行くには，2 つの行動戦略（ピルエット機構と風見鶏機構）を取ることが報告されている[9,10]。ピルエット機構は，刺激によって方向転換の頻度や程度が変化するクリノキネシス（klinokinesis）で，線虫の進行方向に対して好きな匂いの濃度が低下した時は方向転換をする頻度が上昇し，逆に匂いの濃度が上昇したときは，方向転換を行う頻度が低下する。この機構により，線虫が誤った方向に進んだ時に，進行方向を修正することができる[9]。一方，風見鶏機構はクリノタクシス（klinotaxis）で，進行方向と垂直な匂いの濃

度勾配を感知すると，濃度の高い方にカーブすることが多くなる[10]。この機構により，線虫は好きな匂いの濃度の高い方にカーブするバイアスをかけることができる。

匂いを直接受け取るのが嗅覚受容体である。C. elegans の嗅覚受容体は，7回膜貫通型Gタンパク質共役型の哺乳類と相同のタンパク質であり[11~13]。C. elegans はゲノム上に嗅覚受容体遺伝子を約1,200種以上有している[12]。これは，ヒトの約3倍，犬の約1.5倍に相当する。匂いが嗅覚受容体に捉えられてから嗅覚神経が活性化するまでのシグナル伝達経路は哺乳類とほぼ同じである[5]。よって線虫は高等生物の嗅覚のモデル解析系として有用であり，実際にいくつかの発見は高等生物に先んじてなされている。例えば，ジアセチル受容体ODR-10は全生物種を通じて初めてリガンドとの関係が明らかにされた嗅覚受容体である[13]。また，細胞増殖や分化，がん化において重要な働きをすることが知られているRas-MAPK経路の嗅覚への関与は，線虫において初めて発見された[14]。

線虫 C. elegans は長年基礎研究に用いる生物として研究者には理解されてきた。そのため，その優れた嗅覚をセンサーとして利用しようという発想はこれまではなかった。

5　線虫 C. elegans のがんの匂いに対する反応

筆者らはまず，がん細胞の培養液に対する線虫 C. elegans の反応を調べた。大腸がん，乳がん，胃がん細胞を培養後，細胞を取り除いた培養液に対して，野生型線虫は誘引行動を示したことから，線虫ががん細胞の分泌物に反応している可能性が示唆された[15]。この誘引行動は，がんでない細胞（線維芽細胞）の培養液に対しては見られなかった。さらに嗅覚異常の odr-3 変異体[16]では誘引行動が観察されなかったことから，がん細胞の分泌物の「匂い」に対して線虫が反応していると予想された。

次に人間由来の試料について調べることにした。尿は簡便に非侵襲的に採取できるため，受診者の負担が最も少ない試料である。しかし，尿原液を用いて線虫の反応を調べたところ，がん患者の尿に対して誘引行動は見られなかった。この最初の結果を見て，ほとんどの研究者は尿を濃縮することを考えるに違いない。しかし筆者は，同じ匂いでも濃度が変わると線虫の嗜好性（好き嫌い）が変化することを以前発見しており，その神経メカニズム[17]，分子メカニズム[18]についての知見を得ていた。そこで，逆転の発想で，尿原液は濃度が高いために線虫は忌避行動を示すのであり，尿を薄めたら誘引行動を示すようになるのではないかと考えた。そして結果的に，10倍希釈付近に線虫が反応することを見出した。10倍に薄めたがん患者の尿20検体，健常者の尿10検体について線虫の反応を調べたところ，全てのがん患者の尿には誘引行動を，反対に全ての健常者の尿には忌避行動を示した（図2，図3）[15]。

次に尿に対する線虫の行動が匂いによるものかどうかを調べるため，線虫の嗅覚神経AWA，AWB，AWC，ASHに細胞死を引き起こすカスパーゼを発現させ，嗅覚神経を破壊した時の反応を観察した。すると，がん患者の尿に対する誘引行動は，好きな匂いを受容する嗅覚神経

第19章　線虫嗅覚を利用した早期がん診断ビジネスの将来展望

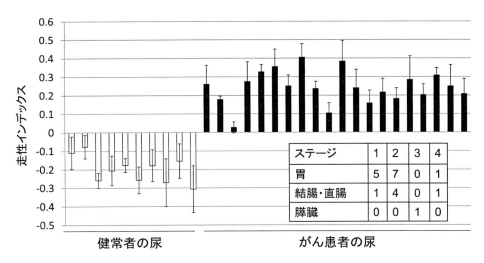

図2　尿に対する線虫の走性

線虫は健常者の尿には忌避行動を，がん患者の尿には誘引行動を示す。走性インデックスは，正の値＝線虫が好きな匂いと感じて誘引行動を示した，負の値＝線虫が嫌いな匂いと感じて忌避行動を示したことを表す。エラーバーは標準誤差（SEM）。文献[15]より改変。

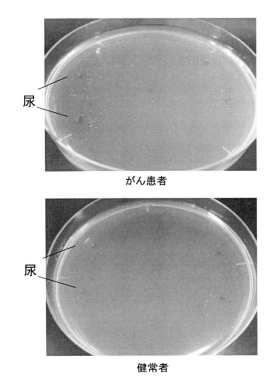

図3　がん患者，健常者の尿に対する野生型線虫の走性の写真
　　　左のプラスの2点に尿を置いている。文献[15]より改変。

早期発見・予防に向けた次世代がん検査技術の最前線

AWA, AWC を破壊すると見られなくなった。一方，健常者の尿に対する忌避行動は，嫌いな匂いを受容する嗅覚神経 AWB, ASH を破壊すると観察されなくなった。さらに，カルシウムイメージング実験により，線虫の嗅覚神経が尿刺激に対して活性化するかを観察した。すると，嗅覚神経 AWC はがん患者の尿に有意に強く応答した。よって線虫は，尿中におけるがんの匂いを感じていることがわかった[15]。

6　N-NOSE の精度

次に，N-NOSE の精度検証を 242 検体（がん患者：24，健常者：218）の尿を用いて行った。その結果，がん患者 24 例中 23 例が陽性，健常者 218 例中 207 例が陰性を示した。すなわち感度は 95.8％，特異度は 95.0％と高精度であった（図 4）。同じ被験者について CEA などの各種腫瘍マーカーを同時に検査したところ感度は約 20％であった。がん患者 24 例中 5 例については，尿採取時点ではがんが判明しておらず，N-NOSE テスト時点（2 年後）までにがんが判明したものであった。すなわち，従来のがん検診システムでは見つけられなかった早期がんを発見できる可能性がある。実際，がん患者 24 例中 12 例はステージ 0，1 の早期がんであったが，すべて陽性を示した[15]。

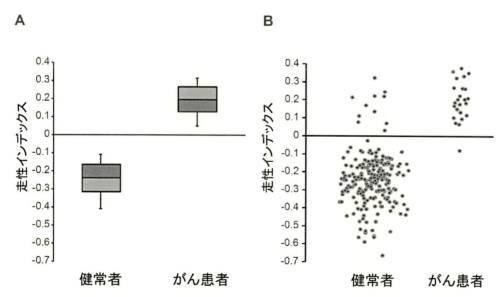

図 4　242 検体の尿に対する線虫の走性結果（A：ボックスプロット，B：ドットプロット）
走性インデックスが正の値の場合を陽性，負の値の場合を陰性と判定している。A のひげは，10％，90％点を表す。文献[15]より改変。

7　生物診断 N-NOSE のメリット，デメリット

N-NOSE は，下記の様々な優れた点を全て併せ持ったがんスクリーニング法である。
① 安価：1 回の検査代は数千円と見込まれる。
② 簡便，痛みがない：尿で検査できる。
③ 高精度：感度約 90％と既存腫瘍マーカーと比較して圧倒的に高い。
④ 早期発見：ステージ 0，1 の早期がんについても感度が高い結果が得られている。
⑤ 全身網羅的：現在 18 種類のがんについて検出可能であることがわかっている。

これらのメリットは，N-NOSE が 1 次スクリーニング検査に適していることを示している。N-NOSE が実用化されれば，がん検診の受診率が飛躍的に向上すると予想される。一方，N-NOSE は生物そのものをセンサーとして使用しているために，周囲の環境や生物自身のコンディションの影響を受けやすい。これは生物診断に共通するデメリットであるが，線虫は前述のように比較的制御が容易である特長がある。

8　実用化に向けた将来展望

N-NOSE は 2020 年の実用化を目指している。理学部の大学教員として，自身は実用化にタッチせずどこかの企業に任せる選択肢もあったが，ノウハウを最も持っている発明者が先頭に立つ方が実用化は早まるはずである。また，私は N-NOSE を安価な検査として世の中に広めたいと考えて発明したが，任せた企業は高価な検査として一部の富裕層向けに販売するかもしれない。そこで 2016 年にベンチャー企業を設立し，社長に就任するという決断をした。

実用化のためには下記の 2 つの研究開発が必須である。①臨床研究により症例数を増やした時の精度検証と②自動解析装置の開発である。①については，国内外の 20 弱の協力大学，病院，がんセンターと大規模研究が進行中である。2015 年の報告では 24 例だったがん患者症例数は既に約 1,000 例に増えているが，基礎研究と遜色ない高感度を維持する結果が得られている。特筆すべきはステージ 0，1 の早期がんの感度で，既存腫瘍マーカーが 10％程度なのに対して 90％前後の感度を示している。環境の影響を見るために，数ヶ所に研究所を設置して解析を行ったところ，場所に関係なく N-NOSE 解析が可能であることが分かった。また，日本人以外の人種の解析結果も蓄積しつつある。②については，大量の検体を解析するための自動解析装置の開発を進め，1 次スクリーニング検査は全ての国民を対象とする。我が国においてがん年齢に達した人口は約 6,000 万人であり，世界展開も考えると，ハイスループットな機械の開発は最重要である。機械の開発については大手企業と共同で進めている。

N-NOSE はがん再発モニタリング技術としての実用化も期待できる。昨年の報告によると，N-NOSE で陽性と判定されたがん患者のうち，7 割の患者で手術後に N-NOSE が陰転化した。がん組織の摘出により線虫の反応が変化したことから，尿に対する誘引行動はがんが原因であっ

たことが裏付けられた。また，経過観察中に3人の患者で再発が発覚したが，3人ともN-NOSE で陽転化が確認されたことから，再発モニタリングにも有用である可能性が示された。

　2018年8月には，安定的な検査を行うための機械や消耗品の開発・導入，大量検体の処理を可能とする検査センターの運用，尿検体の輸送，N-NOSE 検査の周知など，N-NOSE がん検査システムのインフラを構築するために，複数の大手企業とアライアンスを結んだ。様々な企業の技術，ノウハウを結集することで一刻も早い実用化を目指している。

文　　献

1) H. Williams *et al.*, *Lancet*, **1**, 734 (1989)
2) C. M. Willis *et al.*, *BMJ*, **329**, 712 (2004)
3) M. McCulloch *et al.*, *Integr. Cancer Ther.*, **5**, 30 (2006)
4) H. Sonoda H *et al.*, *Gut*, **60**, 814 (2011)
5) C. I. Bargmann, *WormBook*, 1 (2006)
6) C. I. Bargmann *et al.*, *Cell*, **74**, 515 (1993)
7) E. R. Troemel *et al.*, *Cell*, **83**, 207 (1995)
8) E. R. Troemel *et al.*, *Cell*, **91**, 161 (1997)
9) J. T. Pierce-Shimomura *et al.*, *J. Neurosci.*, **19**, 9557 (1999)
10) Y. Iino *et al.*, *J. Neurosci.*, **29**, 5370 (2009)
11) H. M. Robertson *et al.*, *WormBook*, 1 (2006)
12) C. I. Bargmann, *Nature*, **444**, 295 (2006)
13) P. Sengupta *et al.*, *Cell*, **84**, 899 (1996)
14) T. Hirotsu *et al.*, *Nature*, **404**, 289 (2000)
15) T. Hirotsu *et al.*, *PLoS One*, **10**, e0118699 (2015)
16) K. Roayaie *et al.*, *Neuron*, **20**, 55 (1998)
17) K. Yoshida *et al.*, *Nat. Commun.*, **3**, 739 (2012)
18) G. Taniguchi *et al.*, *Sci. Signal*, **7**, ra39 (2014)

第20章　細胞チップを用いたオンチップがん診断デバイスの開発

山村昌平*

1　はじめに

近年，がんの死亡者数は世界の死亡原因トップ10のリスト中で上昇している[1]。もちろん日本においても，がんは疾患別死亡者数で35年以上トップである[2]。そのような状況下で最近では，がんの早期診断，早期治療により患者生存率が上がっていることから，益々優れた早期診断法が望まれている。したがって，がんなどの変異細胞の検出技術も，高精度化，高感度化が求められ様々な研究が進められている。特に，特定の僅かながん細胞だけを多様な細胞から成る組織や細胞試料から見つけ出すような高感度な検出を成し得るには，細胞レベルさらには分子レベルでの高度な操作技術が必要である。また近年では，細胞を単なる集団機能（細胞群）としてではなく，それぞれ高い情報能や応答性を有する生命体分子として単一細胞レベルでの解析すなわち1細胞解析（single-cell analysis）も注目されている。例えば，同一細胞種でも，ある特定の刺激（抗原，薬剤等）に対して極少数の細胞が特異的に反応することが知られており，そのような細胞の機能解析をすることは，診断や創薬に繋がることが期待される。その他にも，感染症やがんといった疾患等において，その感染や転移の初期段階では病因となる細胞が血液中に極少数混在するが，このような細胞を解析できれば，発症前に早期診断，早期治療が可能となる。いずれも場合によっては，数百万～数千万個に1個レベルの解析が必要であり，既存のシャーレや96穴プレート等によるバルク反応系での顕微鏡観察は勿論，フローサイトメトリー（FACS等）でも困難である。重要なのは，1個の細胞を無作為に解析するのではなく，細胞集団を同時に1細胞レベルで解析し，その中から疾患等に関与する1細胞の詳細な機能解析が要求されるため，高度な細胞操作技術が必要である。

このような細胞レベルでの操作，解析技術を達成するための技術の1つとして，マイクロチップ技術が挙げられる。近年，微細加工技術の進歩に伴って，ナノ・マイクロレベルで緻密なデバイス作製が可能となり，分析化学やバイオテクノロジー分野にも応用され，様々なバイオチップの開発が進められている。これまでに，ポストゲノム解析としてDNAチップ，プロテインチップ等が開発され，近年では細胞チップも数多く研究開発されている。細胞チップは，従来の細胞解析手法では困難であった1細胞レベルでの操作や解析ができるシステムとして，個々の細胞

---

*　Shohei Yamamura　（国研）産業技術総合研究所　健康工学研究部門
　　　　　　　　　　　生体ナノ計測研究グループ　研究グループ長

における機能解明だけではなく,薬剤スクリーニングや医療診断などにも応用が期待される。大量の細胞試料の中しかも限られた少量の試料中から,1個のがん細胞を見つけ出す操作を考えると,細胞がマイクロメートルサイズであることからも細胞チップを活用するオンチップ解析・診断技術が適していると思われる。

本稿では,細胞チップの研究開発の現状を述べ,その診断技術への応用として,転移がんの予知診断を目指した血中循環がん細胞(CTC)を検出するオンチップがん診断デバイスの開発を紹介する。また,細胞チップを用いた新しい1細胞解析・診断技術についても紹介し,今後の課題と展望について述べる。

2 細胞チップの現状

現在,マイクロ・ナノテクノロジーの発展に伴い,フォトリソグラフィーなどの微細加工技術を用いて,ガラス,シリコン,各種樹脂素材にマイクロアレイ,マイクロ流路等の形状加工を施し,様々なマイクロチップが開発されている。これまでに,ポストゲノム解析としてDNAチップ,プロテインチップ,グライコチップ等のいわゆるバイオチップが開発され[3],ここ20年で細胞チップも数多く研究されてきている。細胞チップは従来法では困難であった1細胞レベルでの操作や機能解析ができるシステムとして,がんなどの変異細胞の検出,診断技術などにも貢献できると思われる。

細胞チップの開発の歴史は細胞や微生物の固定化技術に端を発しており,細胞の接着や親和性を制御することにより細胞のパターンニングが試みられた。1950年代頃から,自己集積単分子膜(SAM)やレジスト剤のパターン化によって細胞を接着制御する研究が行われてきた[4,5]。さらに,収縮自在なポリマーであるポリジメチルシロキサン(PDMS)を用いたソフトリソグラフィー法によって微細な構造体が簡易に作られるようになり[6],マイクロチップの開発が大きく進展した。当初は,微小構造体を作製したスタンプ状のPDMSに細胞接着因子などを塗布し,基板にスタンプして細胞をパターニングするマイクロコンタクトプリント法(μCP)が開発された[7,8]。その他にも,貫通型のPDMSシートを作製し,ガラス基板などと貼り合わせてマイクロチャンバーアレイを作製する方法[9]や流路構造中に細胞を固定化する方法[10]も試みられている。最近では,細胞の固定化だけでなく,細胞分離,細胞破砕,細胞培養,細胞からの遺伝子増幅などがマイクロチップ上で行われている。また,標的となる細胞の種類も,大腸菌などの微生物からマウスやヒト由来の動物細胞まで多種多様である。細胞チップの分類は難しいが,形状からマイクロアレイ型とマイクロ流路型に大別される。

マイクロアレイ型の細胞チップの用途は,がん等の特定の細胞の検出や特定の刺激に特異的な応答を示す細胞を用いた薬剤等のハイスループットスクリーニングを目指したものが多い。例えば,マイクロアレイチップにがん細胞を展開し,抗がん活性を有する色素を添加し,細胞増殖を調べる報告がある[11]。また,スライドガラス上にポリマーなどを規則的にスポットし,各スポッ

第 20 章　細胞チップを用いたオンチップがん診断デバイスの開発

ト上で幹細胞のパターニングを行い，分化誘導条件を変えて細胞をスクリーニングするシステムも報告されている[12]。さらに，20万個以上のマイクロチャンバーが配置された1細胞マイクロアレイチップを用いて，Bリンパ球細胞を1個ずつ各マイクロチャンバー中に配置して，抗原に対して特異的に応答するB細胞を個々に解析するシステムも開発されている[13,14,15]（図1）。それに対して，従来の代表的な細胞解析技術であるフローサイトメトリーは，細胞懸濁液から目的の細胞を検出して分取することができるシステムである。しかし，刺激前後の同一細胞の代謝変化等を調べることはできない。また，高速分離できる反面，非特異的に反応する細胞が0.1～0.01％の確率で出現するため，極わずかな対象細胞を検出することは難しい。一方，1細胞マイクロアレイチップでは，約20万個の単一B細胞を分離・配置できることから，0.0005％の対象細胞でも検出可能である。同時に，配置された全細胞に対して1細胞レベルで刺激前後の応答変化の解析も可能である。さらに，解析後，抗原特異的な単一B細胞をマイクロマニピュレーター等によって回収し，1細胞PCRにより特定の抗体遺伝子配列を増幅して，クローニングすることにより所定のモノクローナル抗体を作製できる[16]。

一方，マイクロ流路型の細胞チップとしては，細胞を分離検出するデバイスが多く報告されている。例えば，上記で紹介したフローサイトメトリーをマイクロチップ上で行う研究も進められている[17]。その他にも，マイクロ流路における層流を利用し，異なる二種類の溶液の二層界面から血液を流し，白血球と赤血球に分離する技術も報告されている[18]。また，マイクロ流路中で神経細胞のパターンニングを行い，神経ネットワークを構築する研究は，神経伝達機構の解明や再生医療への応用が期待されている[19]。このようにマイクロ流路型の細胞チップは溶液の送液・交換などが容易であるため，細胞の分離，パターニング等に用いられ，それ以外にも細胞破砕[20]，細胞融合[21]，エレクトロポレーション[22]等も開発されている。また，1細胞レベルの解析も試みられており，複数の流路中に大腸菌懸濁液を流した後，単一の大腸菌のみを各流路末端のチャンバー内にトラップする技術が報告されている[23]。しかしながら，このような流路型細胞チップには，ポンプ，弁，複雑な流路構造等を必要とし，高度な技術と煩雑な操作が求められる。その他にも，1細胞の解析を目指したマイクロ流路型チップがいくつか存在するが，微小電極[24]やマイ

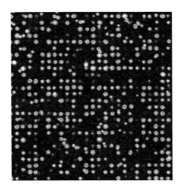

図1　1細胞マイクロアレイチップを用いた単一B細胞の解析

クロマニピュレーター[25]などの特殊な道具や複雑なシステム[26, 27]を必要とする場合が多く，ハイスループットな集団解析は難しい。これらの問題点を克服するような流路型細胞チップの開発も進められており，例えばY字流路から細胞溶液とオイル溶液を別々に一本のマイクロ流路中に同時に送液することによって，流路中で自発的に1細胞ずつに分離できる簡便なシステムが構築されている[28]。

しかし，細胞チップをがん細胞の検出，診断などに応用する場合，1細胞レベルでの検出は利点であるが，目的となるアッセイによっては，ハイスループット解析，簡易操作なども同時に要求される。今後，目的に合わせて簡易，迅速，高感度，高精度等の特性を付与できれば，新しいオンチップ診断，創薬開発デバイスになり得ると考えられる。

3 細胞チップを用いた血中循環がん細胞の検出技術の開発

現在，がんを早期段階に診断して，外科手術を行うことによってがん患者の生存率が向上している。しかしながら，がんは診断された時点で既に他臓器などに転移していることが多いため，転移・再発ががん死の大きな要因となっている。近年，がん細胞は腫瘍組織から離れて血管中に入り転移することが考えられており，血中循環がん細胞（Circulating Tumor Cell：CTC）の解析は，転移がんの予後予測，治療効果判定などに有効な検査として期待されている[29, 30]。しかし，血液中からCTCを検出するには，血液10 mL（白血球約5千万個）中に数個レベルの検出感度が必要になるため[31]，従来法であるフローサイトメトリーやPCRなどでは検出が極めて困難である。最近，アメリカ食品医薬品局（FDA）に認可されたCell Search System（Veridex社）が，血液7.5 mL中から数個のがん細胞の検出に成功している。しかし，この方法ではCTC検出の第一段階で上皮細胞に特異的に発現しているEpCAMに対する抗体を用いて細胞を選別回収するため，EpCAMの発現量が少ないがん細胞を検出できない問題がある[32~34]。したがって，これらの問題を克服するには，多数の血液細胞を細胞レベルで高精度に操作・検出する技術が求められる。

これまでに著者らは，マラリア診断を目指した細胞チップを開発しており，数百万個以上の大量の赤血球を均一かつ単一層に配列し，その中から1個のマラリア感染赤血球を検出することに成功している[35]。それによって，自覚症状前の超早期段階に診断可能な集積型の細胞マイクロアレイチップを開発している。この独自に開発した細胞チップ技術を用いて，正確にCTCを検出できる技術の開発を目指した。CTC検出では，前述したようにヒト全血10 mLから赤血球を除いたとしても，数千万個の白血球細胞中から数個〜数百個のがん細胞を発見する技術が求められる。これまでの細胞解析技術の主な原理としては，細胞を細い流路に流しながら検出する手法や抗体を用いてカラムやフィルターなどで捕捉する手法などが挙げられる。しかし，これらの手法では正確に1個の細胞だけを発見することは困難である。そこで，細胞チップ技術を応用して，全血中の多数の白血球細胞を均一かつ単一層に配列できれば，その中に混在している極少数

第 20 章　細胞チップを用いたオンチップがん診断デバイスの開発

のがん細胞や CTC なども見落とすことなく正確に検出できると考えた。実際に，白血球を約 90 個単位で格納できるマイクロチャンバーを 2 万穴成形したプラスチック製マイクロアレイチップデバイスを作製した。CTC 検出モデル系として，培養肺がん細胞（H1650）を添加した全血試料から分離回収した白血球の懸濁液をこの細胞チップ上に展開し，15 分間静置後，余剰の細胞を洗浄して細胞を均一かつ単一層に配置した。さらに，細胞チップ上で蛍光標識抗体などによる細胞の染色を 15 分間行い，マイクロアレイスキャナーや蛍光顕微鏡などを用いて検出した（図 2）。その結果，細胞チップへの展開・染色・検出という簡単な操作だけで約 180 万個の白血球の中から 1 個のがん細胞を検出できる CTC 検出法を確立した[36]（図 3）。この技術の優れた点

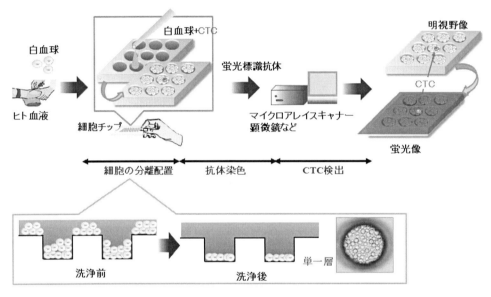

図 2　細胞チップによる CTC 検出システムと細胞の単一層配置方法

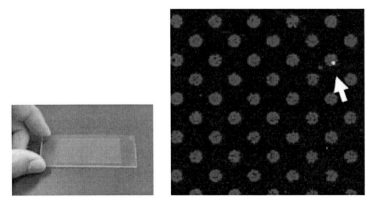

図 3　細胞チップを用いた全血中に混在する単一がん細胞（H1650）の検出

は，マイクロチャンバーの形状や表面処理を最適化することによって，通常のピペットを用いた簡易操作だけでマイクロチャンバー内に白血球を均一かつ単一層に配置でき，数百万個の白血球の中からたった1個のがん細胞を正確に見つけ出せることである（図2）。これにより，1枚の細胞チップで世界最高レベルの細胞数の解析が可能となった。それに加えて，EpCAMなどの特定の抗原に依存せずに様々な抗原に対する抗体を用いることができるため，従来法に比べて高精度ながん細胞の選別が可能となり，正確なCTC検出法になると考えられる。

　本細胞チップは，これまでのCTC検出の問題点である正確性などを克服するだけでなく，検出されたがん細胞を回収して詳細な遺伝子解析なども可能になるため応用性も高い。本細胞チップによるCTC検出法によって転移がんの再発・転移を早期に発見することで，術後の治療効果の経過観察やがん再発防止の治療を効果的に行うことができ，負担の少ない治療にも繋がることが期待される。また簡便で迅速な操作性により，定期的なモニタリングにも適している。最近ではさらに，CTCや腫瘍組織の中から抗がん剤耐性がん細胞の存在も明らかになっており，成長因子であるEGFRにおいて遺伝子変異が幾つか確認されている。そこでそれらの変異遺伝子を持った抗がん剤耐性がん細胞を検出する分子認識プローブの開発も進められている。細胞チップと抗がん剤耐性がん細胞検出プローブを組み合わせることによって，さらに詳しい特性評価が可能なオンチップがん診断デバイスの開発も期待される。このように細胞チップシステムはがんの早期発見，早期診断の新しい手法として期待できるため，今後，細胞チップの集積化も含めたデザインの改良，検出プローブおよび検出装置の開発を進め，新しいオンチップがん診断デバイスシステムとして提供したいと考えている。

4　細胞チップを用いた新しい1細胞解析・診断システムの開発

　上記の細胞チップを用いたCTC検出技術の開発も含め，ヘテロな細胞集団から目的とする1細胞を分離，検出，解析する技術が益々求められる状況の中，細胞チップなどのオンチップがん診断デバイスといった新しい1細胞解析技術の発展は不可欠である。さらに，CTCなども含めたがん細胞の検出，診断を目指す中で，将来的には治療に繋がるような特性評価が必要となる。そのためには，例えば細胞チップで細胞試料中から標的がん細胞を分離，検出した後，詳細な機能解析をするために単一がん細胞の回収操作が必須である。1細胞の回収操作ができれば，その後のPCRなどによる遺伝子解析や代謝物などの機能性評価も可能となると考えられる。

　近年の分析装置，技術の発達により，遺伝子，タンパク質，代謝物などを対象とした網羅的な解析（オームサイエンス，オミクス）が行われている。一方で，それらのオミクス研究の多くは組織や複数細胞などある程度の集団サンプルを対象としており，1細胞での解析は行えていないのが現状である。CTCなども含めてがん細胞には多様性があり，今後さらに正確な診断，治療に繋げていくには個別の細胞における解析が必要になる。ゲノムやトランスクリプトームの変化は，プロテオームやメタボローム階層に影響をあたえることで最終的な細胞，組織，個体レベル

第 20 章　細胞チップを用いたオンチップがん診断デバイスの開発

での表現型を生み出しており，プロテオームおよびメタボローム情報が表現型をより直接的に評価するものであると考えられる．現在プロテオミクス，メタボロミクス解析を目指した1細胞研究の1つとして，質量分析を基盤とした代謝物やタンパク質の高感度計測技術と，1細胞の分離，特性計測が可能な細胞チップ技術を連携させるシステム開発も進められている．具体的には，1細胞での分子フェノタイプ解析が可能な1細胞チップシステムを構築することを目指し，様々な種類のがん細胞を確実に1細胞に分離し，特性評価ができ，細胞集団から目的とする1細胞を回収する技術を開発している．まず，1細胞を分離，配置するための最適条件を探るため，1細胞チップのデザイン，表面処理などの諸条件を検討した．特に様々な種類の細胞を1細胞に分離するために，1枚のチップ上に直径31～40マイクロメートルの異なる形状のマイクロチャンバーを有する1細胞マイクロアレイチップを設計作製した[37]（図4）．1細胞チップは，金型を用いた射出成形（UV-LIGA）によって，表面が平滑なポリスチレン製マイクロアレイチップ（精工技研）として作製された．マイクロチャンバーのデザインやチップ表面処理の条件を細かく振ることによって，細胞のサイズ，接着性などが異なる細胞を1細胞に分離できる条件範囲を洗い出した．その結果，接着性の肺がん細胞（H1650）および浮遊性の白血球細胞（CEM）は，それぞれ直径33および31マイクロメートル以下のマイクロチャンバーで70％以上の導入率で1細胞に分離することに成功した[37]．1細胞チップ上で1細胞に分離配置されたH1650とCEMに対して，蛍光標識抗体や核染色剤などを用いて，そのままチップ上で抗体多重染色を行った．その結果，H1650はDAPIと上皮細胞マーカーのサイトケラチン（CK）の蛍光標識抗体，CEMは核染色剤DAPIと白血球マーカーのCD45の蛍光標識抗体で特異的に染色された（図5）．さらに，1細胞用の回収システムとして，蛍光顕微鏡に1細胞回収装置（ヨダカ技研）を連結させ（図5），1細胞チップからの標的単一がん細胞の回収を試みた．1細胞チップ上で抗体染色された浮遊系CEMと接着系H1650をそれぞれ1細胞回収システムのマイクロキャピラリーによって回収することに成功した（図5）．したがって，細胞種に依存せずに，様々ながん細胞に対して1細胞の分離，特性評価，回収ができるシステムであることが示唆された．最終的には，細胞チップによる細胞分離から質量分析計への導入までを一体化した細胞チップ質量分析システムを開発し，これまでにない1細胞での分子フェノタイプ解析が可能なシステムの構

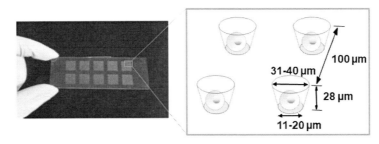

図4　1細胞マイクロアレイチップの概観とデザイン

早期発見・予防に向けた次世代がん検査技術の最前線

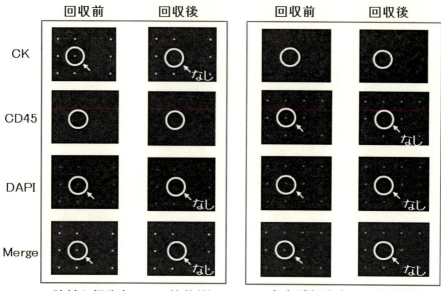

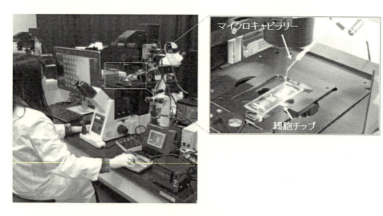

図5　1細胞チップによる単一がん細胞（H1650，CEM）の分離，
特性評価，回収操作と1細胞回収システム

築を目指している。それによって，従来にない1細胞解析やがん診断が可能な次世代オンチップ診断デバイスとして期待されると思われる。

5　まとめ

　本稿では，細胞チップの診断応用として，転移がんの予知診断を目指したCTCを検出するオンチップがん診断デバイスの開発を紹介した。本細胞チップシステムは，独自の集積型マイクロアレイチップを用いることにより世界最高レベルの高度な1細胞解析技術を実現し，新しいが

第 20 章　細胞チップを用いたオンチップがん診断デバイスの開発

ん診断システムへの有用性を示した．また，1 細胞の分離，検出，解析から回収操作まで繋げることによって，今後，遺伝子解析だけでなく質量分析系などによるタンパク質，代謝物の分子フェノタイプ解析などの周辺技術とさらに連携することができれば，がん細胞の機能解析，診断技術が飛躍すると思われる．それによって，これまでのがん診断，治療方針を大きく改善できるような正確性の高い新しい早期診断・早期治療に繋がる次世代検査システムの開発が期待される．

謝辞

　本研究の一部は，科学技術振興機構（JST）戦略的創造研究推進事業（CREST）研究領域「統合 1 細胞解析のための革新的技術基盤」（No. JPMJCR15G4）による支援を受けて実施しました．

文　　献

1) World Health Organization, WHO Fact sheet, The top 10 cases of death（2017）
2) 厚生労働省，平成 27 年人口動態統計月報年計（概数）の概況（2015）
3) 松永是監修：バイオチップの最新技術と応用，シーエムシー出版（2004）
4) D. A. Stenger, J. H. Georger, C. S. Dulcey, J. J. Hickman, A. S. Rudolph, T. B. Nielsen, S. M. McCort, J. M. Calvert, *J. Am. Chem. Soc.*, **114**, 8435（1992）
5) G. P. Lopez, M. W. Albers, S. L. Schreiber, R. Carroll, E. Peralta, G. M. Whitesides, *J. Am. Chem. Soc.*, **115**, 5877（1993）
6) Y. Xia, G. M. Whitesides, *Angew. Chem. Int. Ed.*, **37**, 550（1998）
7) A. Kumar, H. A. Biebuyck, G. M. Whitesides, *Langmuir*, **10**, 1498（1994）
8) C. S. Chen, M. Mrksich, S. Huang, G. M. Whitesides, D. E. Ingber, *Science*, **276**, 1425（1997）
9) A. Folch, B. H. Jo, O. Hurtado, D. J. Beebe, M. Tone, *J. Biomed. Material Res.*, **52**, 346（2000）
10) S. Takayama, J. C. Macdonald, E. Otsuni, M. N. Liang, P. J. A. Kenis, R. F. Ismagilov, G. M. Whitesides, *Proc. Nalt. Acad. Sci.*, **96**, 5545（1999）
11) Y. Akagi, S. Ramachandra Rao, Y. Morita, E. Tamiya, *Sci. Technol. Adv. Mater.*, **5**, 343（2004）
12) D. G. Anderson, S. Levenberg, R. Langer, *Nat. Biotechnol.*, **22**, 863（2004）
13) S. Yamamura, H. Kishi, Y. Tokimitsu, S. Kondo, R. Honda, S. Ramachandra Rao, M. Omori, E. Tamiya, A. Muraguchi, *Anal. Chem.*, **77**, 8050（2005）
14) S. Yamamura, S. Ramachandra Rao, M. Omori, Y. Tokimitsu, S. Kondo, H. Kishi, A. Muraguchi, Y. Takamura, E. Tamiya, *Proceedings of Micro Total Analysis System*（*μTAS*）2004, **Vol.1**, 78（2004）

15) 民谷栄一, 山村昌平, 森田資隆, 鈴木正康, 岸裕幸, 村口篤：バイオセンサーチップと抗体エンジニアリング, バイオインダストリー, シーエムシー出版, **20**, p.60（2003）
16) A. Jin, T. Ozawa, K. Tajiri, T. Obata, S. Kondo, K. Kinoshita, S. Kadowaki, K. Takahashi, T. Sugiyama, H. Kishi, A. Muraguchi, *Nat. Med.*, **15**, 1088（2009）
17) Z. Palkova, L. Vachova, M. Valer, T. Preckel, *Cytometry*, **59A**, 246（2004）
18) M. Tsukamoto, S. Taira, S. Yamamura, Y. Morita, N. Nagatani, Y. Takamura, E. Tamiya, *Analyst*, **134**, 1994（2009）
19) P. Degenaar, B. L. Pioufle, L. Griscom, A. Tixier, Y. Akagi, Y. Morita, Y. Murakami, K. Yokoyama, H. Fujita, E. Tamiya, *J. Biochem.(Tokyo)*, **130**, 367（2001）
20) M. T. Taylor, P. Belgrader, B. J. Furman, F. Pourahmadi, G. T. A. Kovacs, M. A. Northrup, *Anal. Chem.*, **73**, 492（2001）
21) M. Yang, C. W. Li, J. Yang, *Anal. Chem.*, **74**, 3991（2002）
22) Y. Huang, B. Rubinsky, *Sens. Actuators A. Phys.*, **104**, 205（2003）
23) T. Thorsen, S. J. Maerkl, S. R. Quake, *Science*. **298**, 580（2002）
24) W. H. Huang, W. Cheng, Z. Zhang, D. W. Pang, J. K. Cheng, D. F. Cui, *Anal. Chem.*, **76**, 483（2004）
25) I. Suzuki, Y. Sugio, H. Moriguchi, Y. Jimbo, K. Yasuda, *J. Nanobiotechnology*, **2**, 7（2004）
26) A. R. Wheeler, W. R. Throndsez, R. J. Whelan, A. M. Leach, R. N. Zare, Y. H. Liaor, K. Farrell, I. D. Manger, A. Daridon, *Anal. Chem.*, **75**, 3581（2003）
27) X. Y. Peng, P. C. H. Li, *Anal. Chem.*, **76**, 5273（2004）
28) S. Ramachandra Rao, S. Yamamura, Y. Takamura, E. Tamiya, *Proceedings of Micro Total Analysis System（μTAS）2004*, **Vol.1**, 61（2004）
29) P. Paterlini-Brechot, N. L. Benali, *Cancer Lett.*, **253**, 180（2007）
30) J. F. Isaiah, *Nat. Rev. Cancer*, **3**, 453（2003）
31) T. Huang, C. P. Jia, Jun-Yang, W. J. Sun, W. T. Wang, H. L. Zhang, H. Cong, F. X. Jing, H. J. Mao, Q. H. Jin, Z. Zhang, Y. J. Chen, G. Li, G. X. Mao, J. L. Zhao, *Biosens Bioelectron.*, **51**, 213（2014）
32) J. Den Toonder, *Lab Chip*, **11**, 375（2011）
33) B. Mostert, J. Kraan, J. Bolt-de Vries, P. van der Spoel, A. M. Sieuwer, *Breast Cancer Res. Treat.*, **127**, 33（2011）
34) A. M. Sieuwerts, J. Kraan, J. Bolt, P. van der Spoel, F. Elstrodt, *J. Natl. Cancer Inst.*, **101**, 61（2009）
35) S. Yatsushiro, S. Yamamura, Y. Yamaguchi, Y. Shinohara, E. Tamiya, T. Horii, Y. Baba, M. Kataoka, *PloS One*, **5**, e13179（2010）
36) S. Yamamura, S. Yatsushiro, Y. Yamaguchi, K. Abe, Y. Shinohara, E. Tamiya, Y. Baba, M. Kataoka, *PloS One*, **7**, e32370（2012）
37) S. Yamamura, E. Yamada, F. Kimura, K. Miyajima, H. Shigeto, *Sensors*, **17**, 2410,（2017）

第 5 編

がん検査ビジネスと IoT

第 21 章　我が国のがん検診の動向

祖父江友孝*

1　我が国のがん検診の現状と課題

1.1　国のがん予防指針と第3期計画

　我が国における対策としてのがん検診は，厚労省の「がん予防重点健康教育及びがん検診実施のための指針」により，胃がん，子宮頸がん，肺がん，乳がん，大腸がんの各検診が推奨されている。これは，健康増進法に基づく市町村事業を中心として実施されているが，近年，受診者が高齢者に偏る傾向がある。一方，働き盛りのがん死亡を予防するための，職域におけるがん検診としては，保険者や事業主による検診が，法的基盤がない状態で実施されている。2017年より開始された第3期がん対策推進基本計画では，がん検診分野として，①受診率向上対策について，②がん検診の精度管理等について，③職域におけるがん検診について，の3項目に関して，「現状・課題」および「取り組むべき施策」が記述されている。さらに，各項目について，個別目標として，①国は，男女とも対策型検診で行われている全てのがん種において，がん検診の受診率の目標値を50％とする，②国は，精密検査受診率の目標値を90％とする，③国は，「職域におけるがん検診に関するガイドライン（仮称）」を1年以内に作成し，職域での普及を図る，が掲げられている。

1.2　がん検診の利益不利益バランスと検診ガイドライン

　がん検診を対策として実施するかどうかの推奨は，がん検診のもたらす利益と不利益のバランスで決定される。利益として最も大きいのは当該がんによる死亡の減少であり，加えて，低侵襲な治療によるQOLの向上，医療費の削減，真陰性者（がんがなく検査陰性の人）の安心，などがある。一方，不利益としては，偽陰性者（がんがあって検査陰性の人）の治療遅延，偽陽性者（がんがなくて検査陽性の人）への不必要な精密検査，検診に用いる検査による有害事象，過剰診断などがある。がん検診の利益不利益バランスに関する検討を，論文等の系統的レビューにより行い，専門家により推奨を決定して，検診ガイドラインとして公開する。我が国では，厚労省健康局の「がん検診のあり方に関する検討会（大内憲明座長）」が，検診ガイドラインの更新を受けて，報告書を作成し，これに基づいて予防指針の改訂が行われる。

＊　Tomotaka Sobue　大阪大学　大学院医学系研究科　社会医学講座　環境医学　教授

1.3 がん予防指針に含まれていない検診の実施

このように，がん予防指針の内容は，科学的根拠に基づいて随時更新されている。逆に言うと，がん予防指針に含まれていないがん検診は，利益不利益バランスについての証拠が現状では十分でないと判断されるがん検診であり，対策として実施すべきでない。PSAによる前立腺がん検診，超音波による乳がん検診など，がん予防指針に含まれない検診が数多くの市町村で実施されている現状は，早急に改められるべきものである。

1.4 各がん検診の課題

以下に，各がん検診について，課題と方向性を列記する。

胃がん検診については，ピロリ菌感染者の減少による胃がん罹患率の減少があり，ピロリ菌感染状況別に層別化して，低リスク者に対する検診間隔を延長することが考えられる。また，X線検査の担い手の減少があるため，スクリーニング検査としての内視鏡検査へ移行する必要がある。除菌対策とがん検診をいかに組み合わせるかについては，効果・安全性に関する証拠の積み上げが必要である。

子宮頸がんについては，若年者における罹患率増加の問題がある。検診方法としては，HPV-DNA検査の導入が諸外国で検討されている。加えて，HPVワクチンの問題がある。

肺がん検診については，罹患率・死亡率は男女とも増加から減少に転じる傾向にある。ただし，女性では死亡・罹患率が乖離傾向にあり，過剰診断が懸念される。がん予防指針の検診対象年齢の下限が40歳である点は，早急に50歳に引き上げるべきである。X線検査の精度管理，喀痰細胞診の必要性，喫煙者におけるCT検診の導入，非喫煙者におけるCT検診の有効性と過剰診断の評価が課題として挙げられる。

乳がん検診については，罹患率・死亡率とも増加しており，対策の強化が必要である。40歳代のマンモグラフィ感度が低い点については，有効性評価研究の結果を待ったうえで，超音波検査の追加導入検討，高濃度乳房の通知の対応を進めるべきである。

大腸がん検診については，罹患率は増加から横ばいへ移行しているが，肺がんと同様，対象年齢の下限を40歳から50歳へ引き上げるべきである。検診方法としては，便潜血検査（免疫法）が基本となっているが，精密検査受診率が低い問題があり，内視鏡をスクリーニングとして使用することも検討すべきである。

1.5 高齢者のがん検診

現在，市町村が行うがん検診については，対象者の年齢について上限が設定されていない。そのため，検診受診者の半数以上が70歳以上の高齢者が占める事態となり，今後も団塊の世代が高齢化するにつれて，ますますこの傾向が強まることが予想される。

米国では，がん検診ガイドラインで推奨年齢に上限が設定されているがん検診においても，推奨年齢以上の高齢者の受診率が低くならないことが報告されており[1]，高齢者に対して不利益が

第 21 章　我が国のがん検診の動向

利益を上回る年齢をシミュレーションで推定することにより，適切な検診中止年齢を個別に決定する議論が始まっている[2]。また，高齢者のがん検診に対するインタビュー調査も実施されている[3]。それによると，生きている限りがん検診は受けるべきである，あるいは，医者に受けない方がよいといわれてもがん検診は受ける，といった意見が高率に見られ，がん検診に対する好意的な態度は，対象者が高齢になっても変わらない状況が示されている。

2　新しい検診方法の開発

2.1　日本医療開発研究機構（AMED）における研究

　各検診の課題に対応するために，日本医療開発研究機構（AMED）の革新的がん医療実用化研究事業・領域2「がんの予防法や早期発見方法に関する研究」では，新しい検診技法の開発を中心に研究班を構成している。領域2-3「検診への導入をめざした診断技術の開発に関する臨床疫学研究」において，ヒトへ適用した場合の新たながん検診技法の性能評価を行い，有効性の大きさに関する基礎データを得た上で，領域2-4「がんの予防法や新たな検診手法の実用化をめざした大規模疫学研究」において，有効性評価のためのランダム化比較試験を行うことが想定されている。現在，領域2-4においては，乳がんに対する超音波検査（大内班），子宮頸がんに対するHPV-DNAテスト（青木班），大腸がんに対する全大腸内視鏡検査（工藤班），肺がんに対する低線量CT（佐川班），胃がんに対するピロリ菌感染による層別化検診（深尾班），膵がんに対する血液バイオマーカー（apolipoprotein A2-isoforms）（本田班）の有効性評価研究が進行中である。これらの有効性評価研究の目的は，我が国のがん検診に関する政策決定に資するデータを提供することであり，標準的方法が存在するがん検診については，新しい検診方法はその有効性を上回る方法であることが求められる。

2.2　早期発見手法開発を進める際に考えるべきこと

　がんは早期に発見すればするほど良いことが起こると考えがちであるが，必ずしもそうではない。がんを早期に発見することによる不利益が必ず存在する。その大きな要素の1つが過剰診断である。過剰診断は，放置しても当該個人が他因死するまでに症状を呈さないがんを検診で発見することである。過剰診断という表現からは，病理学的にがんでないものを間違ってがんと診断したという意味にとらえられがちだが，そうではなく，病理学的には正しくがんと診断されたものである。過剰診断は，①がんの成長速度が遅いこと，②受診者の余命が限られていること，の2つの要因に依存する。過剰診断の理解しにくい点として，個々のがんについて，過剰診断かどうかを判断することは困難な点がある。診断時に，放置可能かどうかを判断することは難しい。結果的に，手術等の治療がなされる場合が多いので，放置したらどうなったかの確認はできず，個々のがんについて過剰診断かどうかの結果を確認することができない。患者本人の治療拒否などの例外的な例での経験を蓄積する必要があり，評価に時間を要する。

2012年に開催されたアメリカ国立がん研究所主催の過剰診断に関する会合では，以下の5つが合意事項として列記されている[4]。すなわち，①過剰診断は日常的に起こることを認識する，②病変の悪性度が低いことが検査によって示される場合には，がんという呼び名の代わりに「上皮由来の緩徐に増殖する病変（indolent lesion of epithelial origin；IDLEs）」といった新しい用語の使用を考える，③IDLEs の観察的な疾病登録を開始する，④重要でない病変を発見する機会を少なくするように検査の実施方法を考慮して過剰診断を回避する，⑤がんの進展を抑え・予防を進める新しい概念を構築する，である。特に，④の過剰診断を回避するための方策として，(a) 必要でない検査はしない，(b) 検査の回数を減らす，(c) リスクの高い集団に絞って検診を行う，(d) 要精検となる基準を厳しくする（要精検率を減らす），などが挙げられている。

がん検診の不利益について正しい理解を広めることは，専門家においても一般人においても，かなり難しい。今後，正しい理解の普及方法についての検討も進める必要がある。

文　　献

1) T. J. Royce, L. H. Hendrix, W. A. Stokes *et al.*, Cancer screening rates in individuals with different life expectancies, *JAMA Intern. Med.*, **174** (10), 1558-65 (2014)
2) I. Lansdorp-Vogelaar, R. Gulati, A. B. Mariotto *et al.*, Personalized Age of Cancer Screening Cessation Based on Comorbid Conditions: Model Estimates of Harms and Benefits, *Ann. Intern. Med.*, **161**, 104-112 (2014)
3) C. L. Lewis, C. E. Kistler, H. R. Amick *et al.*, Older adults' attitudes about continuing cancer screening later in life: a pilot study interviewing residents of two continuing care Communities, *BMC Geriatrics*, **6**, 10 (2006) doi:10.1186/1471-2318-6-10
4) L. J. Esserman *et al.*, Addressing overdiagnosis and overtreatment in cancer: a prescription for change, *Lancet Oncol.*, **15** (6), e234-42 (2014)

第 22 章　血中腫瘍 DNA の臨床応用可能性

加藤菊也*

　血中腫瘍 DNA（circulating tumor DNA, ctDNA）は固形癌から細胞死により血液中に放出される遊離 DNA（cell-free DNA, cfDNA）である。ゲノム関連技術の進展に従って近年臨床応用が期待されており，通常の生検と異なり癌組織を必要としないことからリキッドバイオプシー（liquid biopsy）と呼ばれ，病態モニタリング，薬剤選択，早期診断，腫瘍残存など多方面の応用について研究されている。最近の動向全般については他書[1]に書いたので，本稿では基礎情報を紹介した後，コンパニオン診断と早期診断に焦点を当てて解説する。

1　血中腫瘍 DNA に関する基礎情報

1.1　生化学的性質

　遊離 DNA は細胞死の結果細胞外に放出されているため通常のゲノム DNA と異なり約 170 塩基対に分解されている。半減期はきわめて短い。分娩後の胎児由来遊離 DNA の消失動態から 16.3 分[2]，術後の血中腫瘍 DNA の消失動態から約 2 時間[3]と推定されている。私たちのデータでは，健常人癌患者を問わず血液 1 mL 中には，平均 3,000 ゲノムに相当する遊離 DNA が含まれている。従って血液 1 mL あたりの血中腫瘍 DNA は 0〜3,000 ゲノム相当になるが，進行癌患者の中には血中腫瘍 DNA 量が著しく増加する症例もある。一般的に腫瘍量と血中腫瘍 DNA 量は相関しているが[4]，腫瘍塊があっても血中腫瘍 DNA が出現しない症例もある。最近の初期肺癌に関する研究で，壊死病変，リンパ浸潤，高細胞増殖能（Ki67 インデックス高値）により，血中腫瘍 DNA 出現頻度が上昇することがわかった[5]。進行癌の患者では高頻度（70〜100%）でみられるが，初期癌では出現頻度は低い[6]。血中腫瘍 DNA は量以外に，塩基配列が重要な情報である点が他のバイオマーカーと決定的に異なる。また，半減期が他の生体物質と比較してきわめて短いため動態変化が速い。従って時間分解能は高いが，DNA のもとの組織はわからないため空間分解能はない，といえる。

1.2　検出技術

　現在承認されている唯一の血漿 DNA を検体とする遺伝子検査はコバス®EGFR 変異検出キッ

---

*　Kikuya Kato　奈良先端科学技術大学院大学　バイオサイエンス領域
　　　　　　　　疾患ゲノム医学講座　特任教授

トであり，リアルタイム PCR による変異検出である。しかしながらリアルタイム PCR では微量の変異アレルの測定には限界があるため，新しい検出方法の開発が行われている。現在ではデジタル PCR に基づく測定方法，特に次世代シークエンサーが主流である。

デジタル PCR では，DNA 溶液を限外希釈して一反応系に一分子以下含まれている状態をつくり PCR 反応を行う。変異配列と正常配列を別個の蛍光色素で標識したプローブで検出し，反応系の数をカウントすることにより変異及び正常 DNA の分子数を測定する。次世代シークエンサーは鋳型をデジタル PCR により調製するため，デジタル PCR の一種，とみなすことができる。即ち，変異特異的プローブのハイブリダイゼーションのかわりに塩基配列決定反応により変異を検出することになる。2010 年代前半ではデジタル PCR 専用機器が注目されていたが，現在は次世代シークエンサーによる多数の癌関連遺伝子の同時変異検出が注目を集めている。次世代シークエンサーは読み取りエラーが多く（およそ 0.1％），血中腫瘍 DNA の場合，変異とエラーの識別が難しいケースが多い。特に対象遺伝子が多い場合偽陽性が顕著に増加する。ただし分子バーコード技術により実験操作過程（PCR とシークエンシング）のエラーをほぼ完全に除去できるようになった[1]。

2　コンパニオン診断への応用

2.1　EGFR チロシンキナーゼ阻害剤のコンパニオン診断

一部の分子標的薬は標的分子に遺伝子異常がある症例のみに奏効する。遺伝子検査により治療方針を決定するが，このような遺伝子診断をコンパニオン診断と呼ぶ。代表例としては HER2 増幅とトラスズマブ，EGFR 活性化変異と EGFR チロシンキナーゼ阻害剤（EGFR tyrosine kinase inhibitor, EGFR-TKI）がある。

EGFR-TKI は EGFR 変異陽性肺腺癌に奏効するが，肺生検は他の臓器と比較して侵襲性が高く血液検査等侵襲性の低い検査での代替が望まれていた。第 3 世代の EGFR チロシンキナーゼ阻害剤であるオシメルチニブ（商品名：タグリッソ）が 2016 年 3 月に日本で最初に認可されたたときは，EGFR-TKI 一次治療後 T790M 耐性変異陽性肺癌患者が対象であった[7]。この場合オシメルチニブを投与するためには T790M 検査が必須であり，再生検が必要だが，患者負担が大きいためリキッドバイオプシーへの期待と関心が高く，そのためコバス®EGFR 変異検出キットの血液検体への使用が承認された。しかしながらその後オシメルチニブが一次治療でも従来の EGFR-TKI より大きな治療効果が得られることがわかり[8]，オシメルチニブの一次治療が EGFR 変異陽性肺癌の標準治療になることがほぼ確定的な状況になった。再生検の必要性が低下したため現在リキッドバイオプシーへの関心はかなり控えめとなっている。2018 年度の米国腫瘍学会年会（ASCO 2018）でも最大の推進者の一人 Oxnard 博士もリキッドバイオプシーは限定的な役割しかない，と述べていた。しかしながら米国では肺生検は高額（およそ 7,500 ドル）で，また日本より侵襲的な採取法が用いられることが多いため，コミュニティホスピタル

第 22 章　血中腫瘍 DNA の臨床応用可能性

（日本の市民病院クラスに相当する）では依然リキッドバイオプシーへの期待は大きい。とくに次に述べる遺伝子パネル検査への応用に注目が集まっている。

2.2　遺伝子パネル検査

　非小細胞肺癌には EGFR 以外 ALK, ROS1, BRAF のそれぞれに奏効するキナーゼ阻害剤があり，遺伝子検査で投与可能患者を選択する。これらの遺伝子検査はこれまで各遺伝子別々に行われてきたが，次世代シークエンサーを用いた遺伝子パネル検査では一括して検査することができる。コンパニオン診断対象遺伝子以外の癌関連遺伝子の変異も網羅するように設計されており，これらの情報を治療方針決定の補助として用いることができる。現在米国では Oncomine Dx target test, MSK-IMPAKT, FoundationOne Dx が FDA に承認されており，MSK-IMPAKT 以外はコンパニオン診断用医療機器としての承認である。非小細胞肺癌等のコンパニオン診断に用いられることが多いが，それ以外の用途には治験対象患者の選択がある。ただし後者は 11% 程度で高いとはいえない[9, 10]。現在米国においては，正規の癌診療ガイドラインでは非小細胞肺癌のみ遺伝子パネル検査が推奨されている[11]。なお日本では事情が異なり，日本臨床腫瘍学会・日本癌治療学会・日本癌学会合同のガイダンスにおいて，遺伝子パネル検査の非小細胞肺癌への使用は推奨されていない（https://www.jsmo.or.jp/about/doc/20171011_01.pdf）。

　遺伝子パネル検査は，元来学術研究あるいは治験付随研究のために用いられてきたシステムを検査用に改良したものである。したがって検査法としては高コストで感度が悪い，という 2 つの大きな欠点がある。次世代シークエンサーにより塩基配列決定がいかに安価になったといっても，PCR ベースの遺伝子検査の方が低コストである。またパネル検査では多数の遺伝子の変異検出を同時に行うため，個々の遺伝子変異の偽陽性率が従来の遺伝子検査と同じであっても，多数の遺伝子を調べるため全体では偽陽性が大幅に増加する。一般に検査において感度と特異度は逆相関関係にあり，遺伝子パネル検査では特異度を上げる（偽陽性率を下げる）ために感度を低く設定している。PNA-LNA PCR クランプ法による EGFR 変異検査の感度は 0.5%（LSI メディエンスによる）だが，Oncomine Dx target test では 12%，MSK-IMPAKT と FoundationOne Dx では 5% である（Summary of Safety and Effective Data, FDA による）。低感度のため検査に必要な腫瘍組織量や腫瘍細胞含有率についての要求水準が高くなるため，実臨床での負担が増加する。これらも血中腫瘍 DNA への期待の一因になっている。

2.3　血中腫瘍 DNA を用いた遺伝子パネル検査

　血中腫瘍 DNA を用いた遺伝子パネル検査についてはいくつかの研究が報告されているが，ペンシルベニア大学の前向き研究[12]が実臨床での状況をよく捉えているので，少し詳しく解説する。この研究では血漿パネル検査には Guardant360（Guardant Health 社），組織パネル検査には主に Comprehensive Solid Tumor HaloPlexHS（Agilent Technology 社）を用いている。

　323 人の進行性非小細胞肺癌患者のうち組織及び血漿両方の遺伝子パネル検査を受けた患者が

128人，血漿のみ受けた患者が195人であった。後者のうち101人は採取組織が少量あるいは生検不可能なため組織のパネル検査ができなかった。残り94人は患者希望あるいは医師の判断による。パネル検査の結果により分子標的薬の治療を行った患者が67人（血漿パネル検査のみの患者は47人）で，42人が腫瘍縮小効果判定可能で，病勢コントロール率は85.7％（36／42）であった。42人中34人（81％）はEGFR-TKIを投与されていた。

　第一に組織パネル検査ができない患者が約3分の1と多く，血漿パネル検査はこれらの患者の検査を可能とする点で有用である。次に病勢コントロール率だが，EGFR-TKIの病勢コントロール率約95％と比較すると若干悪く，偽陽性の存在を示唆する。許容範囲内であるかどうかは議論があるだろう。また，実際投与された薬剤の8割はEGFR-TKIである。欧米でのEGFR変異陽性肺癌は約10％であるのに対し日本では40〜50％であるため，同様の検査を日本で行うと変異陽性症例のほとんどはEGFRになる，と予想される。日本ではEGFRのみ血漿検査で実施，陰性患者を組織検体のパネル検査を追加実施するのが合理的であろう。

　米国ではFoundation Medicine，Guardant Health，Personal Genome Diagnosticsの3つの企業がFDAから革新的医療機器等の指定を受けるなど，血漿DNAを用いるパネル検査開発に注力している。血中腫瘍DNAを用いたコンパニオン診断用遺伝子パネル検査も早い時期に薬事承認される，と思われる。

3　血中腫瘍DNAの早期診断への応用

3.1　検出技術上の問題

　早期診断では，精密検査対象者を絞るためコンパニオン診断より高い特異度が要求される。また先述したとおり早期癌は進行癌より血中腫瘍DNAの滲出率が低い。従ってコンパニオン診断よりも技術的に難しい。特に以下2つの配列異常は測定工程より前に入るため除去が難しい。

① **DNA損傷による塩基置換**

　細胞内あるいはDNA調製中のDNA損傷のため塩基置換が起こる。DNA損傷と変異は分子バーコード技術の一つであるduplex sequencing[13]で変異と区別できるが，大量のDNAを必要とするため実際には使われていない。

② **正常細胞の変異**

　検出技術の進歩により，血漿DNAには腫瘍だけではなく正常細胞由来の変異があることがわかってきた。これらの変異の原因の一つとしてクローン性造血（clonal hematopoiesis of indeterminate potential，CHIP）[14]がある。加齢に伴って認められる現象で血液系腫瘍やアテローム性動脈硬化性心血管疾患と関連している可能性がある。現在米国で行われている大規模研究で癌患者・健常人にかかわらず大多数の人からCHIPが検出された（https://meetinglibrary.asco.org/record/161582/abstract）。平均で100万塩基対あたり2.5個とかなり多くctDNA検出の大きな障害となる。

第 22 章 血中腫瘍 DNA の臨床応用可能性

これらの配列異常はデータ処理で除去することになる。Newman らによる integrated Digital Error Suppression（iDES）[15]では，正常細胞ゲノム配列のデータベースを作成して DNA 損傷の入りやすい部位を特定，DNA 損傷による塩基置換を推定している。iDES は DNA 損傷に関してはある程度効果はあるが，正常細胞の変異への対応は難しい。筆者らは腫瘍細胞変異データベースに無登録あるいは低頻度のエントリーを腫瘍細胞由来の変異ではない，として除去している[16]。正常細胞の変異は ctDNA 検出の根幹に関わる問題で慎重な対応が必要である。変異検出のみでは検出が困難であるため，末端配列解析など別のアプローチも探索されている[17]。

3.2 現状

膵癌は手術適応段階で発見されることが少なく早期発見のメリットが大きい癌である。また KRAS 変異が約 90％の患者で認められるため，KRAS 単独の変異検出でよい。国内での研究もいくつかあるので概要を表 1 にまとめた。国内では国立がん研究センター[18]，岡山大学[19]，大阪国際がんセンター[16]の研究，海外では国際がん研究機関[20]とジョンス・ホプキンス大学[21]の研究を掲載した。海外の 2 研究は多施設研究である。感度は 20〜30％と似た数値だが，使用した血漿 DNA が研究で異なること，またジョンス・ホプキンス大学の研究はステージⅠ，Ⅱのみであること，に留意する必要がある。いずれにせよ感度が悪いため実用には不適である。

ジョンス・ホプキンス大学の研究では KRAS 単独では感度が不足するので，4 つの血清癌バイオマーカー（CA19-9，CEA，HGF，OPN）と組み合わせることで感度の改善を試みた結果，64％まで上昇した。特異度は 99.5％でかわっていない[21]。このグループは同様の手法を他の癌

表 1 KRAS 変異を指標とした膵癌血中腫瘍 DNA の検出，論文発表順に掲載

	施設 （多施設の場合は中核機関）	患者数	健常人数	ステージ	測定技術	感度 （KRAS 陽性例数）	偽陽性率 （KRAS 陽性例数）
Takai et al., 2015	国立がん研究センター	259	n/a	Ⅰ〜Ⅳ	ddPCR	32％（83）	n/a
Hadano et al., 2016	岡山大学	105	n/a	Ⅰ〜Ⅳ	ddPCR	31％（33）	n/a
Le Calvez-Kelm et al., 2016	国際がん研究機関	397	374	Ⅰ〜Ⅳ	NGS	21％（84）	2.1％（14）
Kukita et al., 2018	大阪国際がんセンター	143	32	Ⅰ〜Ⅳ	NGS	31％（44）	3.1％（1）
Kukita et al., 2018	大阪国際がんセンター	143	32	Ⅰ〜Ⅳ	NGS + 分子バーコード	26％（37）	0％（0）
Cohen et al., 2018	ジョンス・ホプキンス大学	221	162	Ⅰ〜Ⅱ	NGS + 分子バーコード	30％（66）	0.5％（1）

ddPCR：ドロップレットデジタル PCR（バイオラッド），NGS：次世代シークエンシング

腫にも応用しているが[22]，使っている解析方法では過剰適合（訓練データには適合しているが未知データでは性能が低下する）が発生しやすいので，新規検体での検証が必要である。

　これらの研究結果は早期診断への応用の難しさを示しているが，ビジネスは別で，GRAIL や Guardant Health などの米国企業が早期発見目的のリキッドバイオプシーについて莫大な資金調達に成功している。

4　結語

　コンパニオン診断と早期診断について現状を紹介してきたが，やはり実用化が期待できるのは肺癌のコンパニオン診断であろう。ただし他の固形癌は難しい。たとえばトラスズマブ（乳癌）は HER2 の増幅で患者選択するが，血液中では腫瘍由来 DNA が正常細胞由来の DNA で希釈されるため微妙なアレル量の差を検出しなければならないが，これは技術的に難しい。また抗 EGFR 抗体は大腸癌の治療に用いられるが，KRAS 変異陰性患者に投与される。血液中に腫瘍 DNA が滲出していない患者がかなりの頻度のため，組織で KRAS 変異陽性患者であっても血液では陰性となるケースが多くなるため，これもコンパニオン診断への応用は難しい。早期診断については正常細胞由来の変異の問題を解決する必要がある。多分変異検出以外の新しいアプローチが必要だろう。

文　　　献

1) 加藤菊也，リキッドバイオプシーによる癌遺伝子検出．臨床検査，**11**，1434-1441（2018）
2) Y. M. Lo, J. Zhang, T. N. Leung, T. K. Lau, A. M. Chang, N. M. Hjelm, Rapid clearance of fetal DNA from maternal plasma. *Am. J. Hum. Genet.*, **64**（1），218-24（1999），doi: 10.1086/302205. PubMed PMID: 9915961; PubMed Central PMCID: PMC1377720
3) F. Diehl, M. Li, D. Dressman, Y. He, D. Shen, S. Szabo *et al.*, Detection and quantification of mutations in the plasma of patients with colorectal tumors. *Proc. Natl. Acad. Sci. USA.*, **102**（45），16368-73（2005），PubMed PMID: 16258065
4) F. Diehl, K. Schmidt, M. A. Choti, K. Romans, S. Goodman, M. Li *et al.*, Circulating mutant DNA to assess tumor dynamics. *Nat. Med.*, **14**（9），985-90（2008），PubMed PMID: 18670422
5) C. Abbosh, N. J. Birkbak, G. A. Wilson, M. Jamal-Hanjani, T. Constantin, R. Salari *et al.*, Phylogenetic ctDNA analysis depicts early stage lung cancer evolution. *Nature*, **545**, 446–451（2017），doi: 10.1038/nature22364. PubMed PMID: 28445469
6) C. Bettegowda, M. Sausen, R. J. Leary, I. Kinde, Y. Wang, N. Agrawal *et al.*, Detection of circulating tumor DNA in early- and late-stage human malignancies. *Sci. Transl.*

Med., **6** (224), 224ra24 (2014), doi: 10.1126/scitranslmed.3007094. PubMed PMID: 24553385; PubMed Central PMCID: PMC4017867

7) T. S. Mok, Y. L. Wu, M. J. Ahn, M. C. Garassino, H. R. Kim, S. S. Ramalingam *et al.*, Osimertinib or Platinum-Pemetrexed in EGFR T790M-Positive Lung Cancer. *N. Engl. J. Med.*, **376** (7), 629-40 (2017), doi: 10.1056/NEJMoa1612674. PubMed PMID: 27959700

8) J. C. Soria, Y. Ohe, J. Vansteenkiste, T. Reungwetwattana, B. Chewaskulyong, K. H. Lee *et al.*, Osimertinib in Untreated EGFR-Mutated Advanced Non-Small-Cell Lung Cancer. *N. Engl. J. Med.*, **378** (2), 113-25 (2018), doi: 10.1056/NEJMoa1713137. PubMed PMID: 29151359

9) F. Meric-Bernstam, L. Brusco, K. Shaw, C. Horombe, S. Kopetz, M. A. Davies *et al.*, Feasibility of Large-Scale Genomic Testing to Facilitate Enrollment Onto Genomically Matched Clinical Trials. *J. Clin. Oncol.*, **33** (25), 2753-62 (2015), doi: 10.1200/JCO.2014.60.4165, PubMed PMID: 26014291; PubMed Central PMCID: PMCPMC4550690

10) A. Zehir, R. Benayed, R. H. Shah, A. Syed, S. Middha, H. R. Kim *et al.*, Mutational landscape of metastatic cancer revealed from prospective clinical sequencing of 10,000 patients. *Nat. Med.*, **23** (6), 703-13 (2017), doi: 10.1038/nm.4333. PubMed PMID: 28481359; PubMed Central PMCID: PMCPMC5461196

11) D. S. Ettinger, D. L. Aisner, D. E. Wood, W. Akerley, J. Bauman, J. Y. Chang *et al.*, NCCN Guidelines Insights: Non-Small Cell Lung Cancer, Version 5.2018. *J. Natl. Compr. Canc. Netw.*, **16** (7), 807-21 (2018), doi: 10.6004/jnccn.2018.0062. PubMed PMID: 30006423

12) C. Aggarwal, J. C. ,Thompson T. A. Black, S. I. Katz, R. Fan, S. S. Yee *et al.*, Clinical Implications of Plasma-Based Genotyping With the Delivery of Personalized Therapy in Metastatic Non-Small Cell Lung Cancer. *JAMA Oncol.*, (2018), doi: 10.1001/jamaoncol.2018.4305. PubMed PMID: 30325992

13) M. W. Schmitt, S. R. Kennedy, J. J. Salk, E. J. Fox, J. B. Hiatt, L. A. Loeb, Detection of ultra-rare mutations by next-generation sequencing. *Proc. Natl. Acad. Sci. USA*, **109** (36), 14508-13 (2012), doi: 10.1073/pnas.1208715109. PubMed PMID: 22853953; PubMed Central PMCID: PMC3437896

14) D. P. Steensma, R. Bejar, S. Jaiswal, R. C. Lindsley, M. A. Sekeres, R. P. Hasserjian *et al.*, Clonal hematopoiesis of indeterminate potential and its distinction from myelodysplastic syndromes. *Blood*, **126** (1), 9-16 (2015), doi: 10.1182/blood-2015-03-631747. PubMed PMID: 25931582; PubMed Central PMCID: PMCPMC4624443

15) A. M. Newman, A. F. Lovejoy, D. M. Klass, D. M. Kurtz, J. J. Chabon, F. Scherer *et al.*, Integrated digital error suppression for improved detection of circulating tumor DNA. *Nat. Biotechnol.*, **34** (5), 547-55 (2016), doi: 10.1038/nbt.3520. PubMed PMID: 27018799; PubMed Central PMCID: PMCPMC4907374

16) Y. Kukita, K. Ohkawa, R. Takada, H. Uehara, K. Katayama, K. Kato, Selective identification of somatic mutations in pancreatic cancer cells through a combination of next-generation sequencing of plasma DNA using molecular barcodes and a bioinformatic variant filter. *PLoS One*, **13** (2), e0192611 (2018), doi: 10.1371/journal.pone.0192611. PubMed PMID: 29451897; PubMed Central PMCID: PMCPMC5815581

17) P. Jiang, K. Sun, Y. K. Tong, S. H. Cheng, T. H. T. Cheng, M. M. S. Heung *et al.*, Preferred end coordinates and somatic variants as signatures of circulating tumor DNA associated with hepatocellular carcinoma. *Proc. Natl. Acad. Sci. USA*, **115** (46), E10925-E10933 (2018), doi: 10.1073/pnas.1814616115. PubMed PMID: 30373822

18) E. Takai, Y. Totoki, H. Nakamura, C. Morizane, S. Nara, N. Hama *et al.*, Clinical utility of circulating tumor DNA for molecular assessment in pancreatic cancer. *Sci. Rep.*, **5**, 18425 (2015), doi: 10.1038/srep18425. PubMed PMID: 26669280; PubMed Central PMCID: PMCPMC4680882

19) N. Hadano, Y. Murakami, K. Uemura, Y. Hashimoto, N. Kondo, N. Nakagawa *et al.*, Prognostic value of circulating tumour DNA in patients undergoing curative resection for pancreatic cancer. *Br. J. Cancer*, **115** (1), 59-65 (2016), doi: 10.1038/bjc.2016.175. PubMed PMID: 27280632; PubMed Central PMCID: PMCPMC4931379

20) F. Le Calvez-Kelm, M. Foll, M. B. Wozniak, T. M. Delhomme, G. Durand, P. Chopard *et al.*, KRAS mutations in blood circulating cell-free DNA: a pancreatic cancer case-control. *Oncotarget*, **7** (48), 78827-40 (2016), doi: 10.18632/oncotarget.12386. PubMed PMID: 27705932

21) J. D. Cohen, A. A. Javed, C. Thoburn, F. Wong, J. Tie, P. Gibbs *et al.*, Combined circulating tumor DNA and protein biomarker-based liquid biopsy for the earlier detection of pancreatic cancers. *Proc. Natl. Acad. Sci. USA*, **114** (38), 10202-7 (2017), doi: 10.1073/pnas.1704961114. PubMed PMID: 28874546; PubMed Central PMCID: PMCPMC5617273

22) J. D. Cohen, L. Li, Y. Wang, C. Thoburn, B. Afsari, L. Danilova *et al.*, Detection and localization of surgically resectable cancers with a multi-analyte blood test. *Science*, **359** (6378), 926-30 (2018), doi: 10.1126/science.aar3247. PubMed PMID: 29348365

第23章　遺伝子検査ビジネスに関する実態調査

福田　令[*1], 高田史男[*2]

1　はじめに

　遺伝医学の知見の増大やゲノム解析に関する技術革新が急速に進み，遺伝学的検査は，一般医療として不可欠の情報となってきている。特にがん領域では，2013年に米女優アンジェリーナ・ジョリー氏が遺伝性乳がん卵巣がん症候群のBRCA1/BRCA2遺伝子検査の結果を基にがんのリスクを避けるため予防的に乳房切除，卵巣・卵管切除を行い話題になった。また米国では，2015年に個人の遺伝的多様性や生活環境も含めた個々の違いに基づいた個別の予防や治療を実現するための取り組みであるPrecision Medicine Initiativeが開始されている。日本でもゲノム医療実現推進が国策の1つとなり様々な取り組みがなされており，がんの組織を用いて遺伝子を調べて一人一人に合う治療等を行う「がんゲノム医療」や遺伝性腫瘍に関するコンパニオン診断の出現等に対する遺伝医療の体制作りが進められている。

　さらには，最近，医療を超えて一般市民を対象とする遺伝学的検査，いわゆるDTC遺伝子検査（Direct-to-Consumer genetic testing）が提供されている。「遺伝子検査ビジネス」とも呼ばれるが，利用者が自宅で採取した唾液等を事業者に送付することで，大腸がんや乳がん，心筋梗塞等の発症リスクや，高血圧や肥満タイプの体質等の遺伝的なリスクを知ることで利用者自らの行動変容を促すサービスである。その他，親子（血縁）DNA鑑定サービスや才能・能力の判定を謳うものまで幅広く提供されている。2014年以降にはDeNAやヤフー等の大手IT企業がこのビジネスに参入しており，企業の過大な宣伝広告やマスメディアでも取り上げられるようになったため，一般市民に広く知られるところとなった。

　諸外国においてもこのような「遺伝子検査ビジネス」は行われており，特に2007年頃から，米国を中心に生活習慣病や体質等，数百種類の項目を一気に解析するサービスが拡大した。しかし，2013年に米国食品医薬品局（FDA）が大手である23andMe社に対し，こうした商品が本来医療機器としてとり扱われるべきものであること，また消費者が結果を正しく理解できず誤った健康行動につながる危険性があることを理由に販売を禁止した[1]。特にがん関連検査と薬物応答性に関する検査を例に挙げて，公衆衛生上の悪影響が生じることを懸念している。以降FDA

[*1]　Rei Fukuda　京都府立医科大学附属病院　遺伝子診療部　遺伝相談室
　　　認定遺伝カウンセラー
[*2]　Fumio Takada　北里大学　大学院医療系研究科　臨床遺伝医学講座　教授；
　　　北里大学病院　遺伝診療部　部長

は，DTC 企業に対して提供する検査の妥当性の根拠を示すこと，遺伝カウンセリングへのアクセスの確保を求める等して，DTC 遺伝子検査サービスのあり方について継続的な規制対応に取り組んでいる。また，23andMe 社とも協議を重ね，同社が妥当性を示した特定の検査について，遺伝カウンセリングのアクセスを確保した上でDTC で提供することを承認している。

DTC 遺伝子検査については疾病の予防，健康の維持等への寄与を期待する意見がある一方，提供される検査の質やその科学的根拠の検証が十分でないこと等，様々な課題が国内でも指摘されている。そこで本章では，「遺伝子検査ビジネス」，なかでも病気のなりやすさを示す疾患リスクや体質に関する検査分野について，その現状と国内の「遺伝子検査ビジネス」の実態を把握し，その現状と課題を整理する。

2　「遺伝子検査ビジネス」の現状

遺伝子を調べる対象は大きく分けて三種類[2]（生殖細胞系列，体細胞，および病原体に含まれる遺伝情報）ある（表1）。そのうち本章で対象とするDTC 遺伝子検査は生殖細胞系列の遺伝学的検査に分類されるが，医療の分野とDTC で提供される遺伝学的検査には大きな違いがある。主に1つの遺伝子が大きく発症に関与する単一遺伝子疾患を対象に調べることは「医療行為」にあたる。日本医学会「医療における遺伝学的検査・診断に関するガイドライン」[3]では，「個人の遺伝情報を取り扱う際には，遺伝情報の不変性，共有性，予測性（予見性）とともに不適切な取扱いによる不利益の危険性等をあらかじめ理解した上で，その利活用を図るとの姿勢が重要である」とされている。そして，同ガイドラインでは，発症前診断を検討する際等には遺伝医療の専門家[*1]（臨床遺伝専門医，認定遺伝カウンセラー）による遺伝カウンセリング[*2]を提供することを必須としている。また，発症者に対する遺伝学的検査においても，必要に応じて関与することにしている。

「遺伝子検査ビジネス」で提供されている体質やがん，心血管病およびアレルギー疾患等の頻度の高い疾患は多因子形質であり，遺伝要因だけでなく，環境要因が疾患の発症に大きく関わるものが対象となっている。検査にかかる費用は，数項目を検査するタイプのものであれば5,000

[*1] 認定遺伝専門医，認定遺伝カウンセラーのいずれも日本人類遺伝学会と日本遺伝カウンセリング学会が共同で認定しており，認定遺伝カウンセラーは専門の修士過程を修了して受験資格が得られるものである。

[*2] 遺伝カウンセリングとは，疾患の遺伝学的関与について，その医学的影響，心理学的影響および家族への影響を人々が理解し，それに適応していくことを助けるプロセスである。このプロセスには，①疾患の発生および再発の可能性を評価するための家族歴及び病歴の解釈，②遺伝現象，検査，マネージメント，予防，資源および研究についての教育，③インフォームド・コンセント（十分な情報を得た上での自律的選択），およびリスクや状況への適応を促進するためのカウンセリング，等が含まれる。非発症保因者診断，発症前診断，出生前診断に関する遺伝学的検査では遺伝カウンセリングが必須である。（日本医学会「医療における遺伝学的検査・診断に関するガイドライン」）

第 23 章　遺伝子検査ビジネスに関する実態調査

表 1　遺伝子関連検査の分類

遺伝子関連検査は以下の 3 つを総称するものである。	
遺伝学的検査	ゲノムおよびミトコンドリア内の原則的に生涯変化しない，その個体が生来的に保有する，生殖細胞系列の遺伝学的情報を明らかにする検査
体細胞遺伝子検査	がん病変部・組織に限局し，病状とともに変化し得る一時的な遺伝子情報を明らかにする検査
病原体遺伝子検査	人に感染症を引き起こす外来性病原体の核酸を検出・解析する検査

～1 万円前後，数百種類の疾患リスクや体質等を一気に調べるものであれば数万～5 万円前後のものが多い。なかには，大腸がんや乳がん等がんに特化したメニューの販売もされている。さらに，検査結果に基づいたダイエット食やサプリメントの販売，エクササイズ等のサポートサービスを提供していることも多い。

　例えば，インターネット等を通じて検査サービス事業者から検査を購入すると，検体採取キットが自宅に送付されてくる。多くの場合口腔粘膜を付属の綿棒等で擦過したり，唾液を専用の容器で採取し，事業者へ返送する。後日，自身の体質や疾患リスクを分析した結果が，本人のもとに郵送されるか，パスワード保護された事業者のホームページ上で確認できるようになっている。最新の研究結果に合わせて結果内容が更新されることもある。また事業者が提携医療機関，美容院，フィットネスクラブ等を通じて検査キットを提供しているも存在する。

　リスク評価の根拠として使うのが，遺伝子内に存在する一塩基多型をもつ集団がそうでない集団に比べて特定の体質をもったり，疾患に罹患したりする可能性が統計的にどれほど高いか（低いか）を示した研究論文である。DTC 事業者は，研究報告された 1 ～数カ所の遺伝子多型を調べて，一般集団の平均の何倍といった表現でリスクを示している。例えば「胃がんのなりやすさが平均に比べて 1.5 倍高い」といったかたちで返す。その解釈としては，検査を受けた顧客自身が胃がんになりやすいというのではなく，「同じ遺伝子多型をもつグループの疾患リスク分布が，そうでないグループの疾患リスクと比べて，リスクの平均値が 1.5 倍」ということである。あくまで調べた多型の違いの範囲内で，それぞれのグループの平均値を比べたものであり，リスクが高いグループと低いグループとではオーバーラップも大きい[4]。このような DTC 遺伝子検査サービスについて事業者は，検査から得られる結果はあくまで「確率の情報」であるため「医療行為」には該当しないとし，体質や健康上のリスクに対する気づきを与え，生活習慣の改善を促すサービスと位置付けている[5]。

　しかし，DTC 遺伝子検査については，解釈上の精度や妥当性に欠けること，消費者が結果の内容を誤解する恐れがあること，実際には，医療行為として行われるべき検査と紛らわしいものも存在していることから，様々な社会的議論を呼び起こしている。諸外国でも，DTC「遺伝子検査ビジネス」を法的規制により禁止・制限している国もある[6]。日本では，医療は厚生労働省，DTC 遺伝子検査についてはビジネスの観点から経済産業省が所管してきた実情があり，明確な法的規制がなされないままになっている[7]。そういったなか，日本人類遺伝学会[8]や日本医

学会[9]が国レベルでの監督体制を求める見解を表明している。ゲノム解析コストの低下により急速に事業が拡大を続けていくなか，2016年に政府の有識者会議で「遺伝子検査ビジネス」の適切な規制について議論がなされ，学術団体や有識者，厚生労働省が関わった上で検査の質や科学的根拠の確保や遺伝子カウンセリングの確保等の取り組みが必要だとするとりまとめ[5]を公表している。

3 「遺伝子検査ビジネス」の実態調査

前述した2016年のとりまとめを受け，厚生労働省の研究班[10]が委託調査として，インターネットで疾患リスクや体質等のDTC遺伝子検査を実施していると謳っている事業者697機関を対象にアンケート調査を実施した（実施期間：2016年11月～2017年1月）。その結果，「DTC遺伝子検査ビジネス」を「現在実施している」と回答した73機関について詳しく実態を分析したところ，経済産業省が2004年に定めた「経済産業省分野のうち個人遺伝情報を用いた事業分野における個人情報保護ガイドライン」[11]を遵守していると回答したのは56％（14/73）にすぎず，業界団体の自主基準「個人情報を取扱う企業が遵守すべき自主基準」[12]を遵守しているとしたのは22％（16/73）だった（いずれも複数回答）。10％（7/73）はどの指針も遵守していなかった。遺伝学的検査の品質を評価する際には，米国疾病管理予防センターによって策定された「分析的妥当性」，「臨床的妥当性」，「臨床的有用性」（表2）と「倫理的法的社会的問題」を検討することが国際的に提唱されており[13]，「遺伝子検査ビジネス」においてもその精度保証が検討されている[14]。今回の調査では，「遺伝子検査ビジネス」は現状，検査の質である分析的妥当性の確保，臨床的妥当性・臨床的有用性に関する科学的根拠の担保，遺伝カウンセリングへのアクセスの確保がきわめて不十分であることが明らかになった。

分析的妥当性についてみると，再現性の高い結果が得られるよう，NPO法人「日本臨床検査標準協議会遺伝子関連検査標準化専門委員会」が検査の手順等を定めた「遺伝子検査に関する日本版ベストプラクティス・ガイドライン」[15]を遵守しているのも14％（10/73）に留まった。さらに，30％（22/73）は検体分析の実施機関（自社または委託先）がどの指針に従って分析しているか分からないと回答した。また，データ解析・解釈に際しての判断にしている科学的根拠については，通常，遺伝学的検査が医療の中で利用される場合には，前向き研究や民族差を考慮に

表2 分析的妥当性，臨床的妥当性，臨床的有用性の意味

分析的妥当性	検査法が確立しており再現性の高い結果が得られる等，精度管理が適切に行われていること
臨床的妥当性	検査結果の意味づけが十分になされていること
臨床的有用性	検査の対象となっている疾患の診断がつけられることにより，今後の見通しについての情報が得られたり，適切な予防法や治療法に結びつけることができる等臨床上のメリットがあること

第23章 遺伝子検査ビジネスに関する実態調査

入れた日本人独自の研究成果により臨床的妥当性や有用性が評価されるべきであるとされている[5]。今回の調査では，検査データの解析・解釈を行っている63機関のうち複数の論文誌に発表された日本人の遺伝子解析解釈結果で判断しているとの回答は44％（28/63）だった。また，なかには自社の論理構成による判断基準で判断していると回答した機関が6％（4/63）であった[16]。

遺伝医療の専門家の関与や遺伝カウンセリング体制について分析したところ，結果を伝える方法では，消費者へ結果報告を行っている事業者61機関のうち，メール・郵便宅配，またはネット上の非対面式で一方的に結果を伝える手段を採用している機関は54％（33/61）あった。データ解析・解釈についての問い合わせ・相談には，特別の資格を有していない担当者が対応する機関が36％（26/73）と最も多く，対応する体制を準備していないところも4％（3/73）あった。

4 「遺伝子検査ビジネス」に関する課題

4.1 科学的根拠について

DTC遺伝子検査で扱われている多因子疾患に影響する遺伝子は「疾患感受性遺伝子」と呼ばれている。個々の遺伝子の「感受性」は統計学的な有意差は示されているが，個人の発症に及ぼす影響は小さく，ほとんどが相対リスクを1.1～1.4倍に上昇させるにすぎない[17]。DTC遺伝子検査では，ゲノム全体に分布する多型を調べて，主に多型の頻度と疾患や体質との関連を統計的に導くゲノムワイド関連解析研究等で有意差を認めたとの研究報告があった感受性遺伝子の遺伝子多型から，事業者がいくつか選択して解析しているのが現状である[6]。そして，例外的に大手であるDeNAライフサイエンス社が販売するMYCODEは発症予測の手法を自社のホームページ上に公開しているものの，国内のDTC遺伝子検査事業者が用いているアルゴリズムについてはほとんど公開されていない。その方法論についても現時点では誤差とバイアスがあるとされている[18]。実際，事業者によって用いられるアルゴリズム等が違うことで，同じ検査項目のリスク判定に大きなばらつきがあることが日本人のデータを含め諸外国でも報告されている[19]。前述した調査結果でも，根拠となるデータは事業者間で様々であることが明らかとなった。

多因子疾患の遺伝要因の解明が進められているが，現時点でこうした検査の臨床的妥当性や臨床的有用性を保証する根拠は示されておらず，研究途上の段階であり，臨床的な応用ができるに至っていないのが現状である[20]。それぞれの遺伝型に基づいた予防的介入や治療戦略についても現時点では存在しない[21]。したがって，例えば肥満関連遺伝子の場合は，どのような結果であっても提供できるアドバイスは適切な食生活と適度な運動ということにならざるをえない[4]。

4.2 提供体制のあり方について

検査で得られる情報の有用性は限られているとの限界があるものの，自身の発症リスクについて知識を増やすことで生活習慣の改善につながる場合もある。しかし，漠然とした健康への関心

から検査を受ける人が思いがけなく高リスクと判定された時に，それに適切に対応する体制がないことや，利用者が誤った理解のもとに不適切な健康行動に向かうのを防ぐごとができないということが問題とされている[22]。実際，全国の消費生活センターには，「信じられない結果が出た。精神的におかしくなり，精神科に通院している」「検査に基づき健康食品をすすめられた」「2社のDTCサービスを受けて同じ評価項目なのに異なる結果がでた」等の苦情が多数寄せられている[23]。また，利用者である一般市民にとって，DTC検査項目に「乳がん」と，医療で行われている遺伝性乳がん卵巣がんのBRCA1/BRCA2遺伝子検査とどう違うのか，検査の意味について分かりにくい部分がある。利用者が不利益を被ることがないよう，遺伝カウンセリング体制の確保や一般市民がDTC遺伝子検査について正しく知るための啓蒙活動の普及も必要である。

その他，遺伝情報のデータ管理やその保護についても懸念がある。事業を行う企業が倒産すれば，究極の個人情報とされる遺伝情報が外部に流出する恐れもある。実際，2012年にDTC遺伝子検査に携わっていた国内87社のうち29社が2017年1月までに倒産等で撤退していることが分かった[24]。撤退後，遺伝子情報を消去・廃棄する等のルールは存在せず，データを持ち続ける業者や紙のファイルに束ねて放置している業者等が確認できている。また，DTC事業者が製薬企業等にビジネス目的のために遺伝情報を販売する状況が考えられる。すでに500万人以上の顧客の遺伝情報を蓄積しているという23andMe社はビジネスを拡大し，製薬企業との研究事業を行うために集めた遺伝情報を利用している[25]。このことは米国に限ったことではなく，日本でも遺伝情報へのアクセス権を事業者が製薬企業に提供するといった連携が考えられる。自身の健康のためや研究参加に意欲的な場合は利益があるかもしれない。しかし，利用者が気づかないままにデータが流出する可能性はある。

さらに，個人の遺伝情報は，血縁者間で一部共有されており，その影響が個人に留まらないという特徴から，検査結果が本人や家族に心理社会的影響等をもたらす可能性がある。遺伝子の情報が不適切に扱われると，雇用や保険加入を拒否される等の，差別につながる恐れがある。そういった不利益を被らないために，欧米諸国では遺伝情報の保護（保険・労働分野を含む），遺伝差別の禁止を定めた法規制が存在している国もある。日本では現時点で遺伝情報差別を禁止する法律は存在しておらず，法制備も含めた検討段階である。

検査の質という点としても，DTCで提供している事業者の多くは検査の質保証にかかわる公的な認証を受けておらず，事業者団体の業界健全化のために作った認定制度[26]も存在するが，その普及も一部に留まっている。厚生労働省の研究班の調査により，法規制でない経済産業省のガイドラインや業者団体の自主的取り組みのみの対応では，不十分であることが伺えた。研究班では，「遺伝子検査ビジネスがしっかりした管理のもとで行われていない」と指摘し，検査結果の解釈や検査サービスの適正さを評価・審査する体制整備の検討を求めている[8]。

第 23 章　遺伝子検査ビジネスに関する実態調査

5 「遺伝子検査ビジネス」の今後

遺伝医学，医療の進歩とともに，疾病の治療・診断目的の検査から，予防医学を前提にした遺伝学的検査までに発展してきている．また，今後も DTC 遺伝子検査市場はさらに拡大すると予想される．今までは医療の枠外として扱われてきた「遺伝子検査ビジネス」だが，その検査項目が多数の多因子疾患に広がり，医療との境界線がますます不明確になっている．医療である，ないに関わらず検査の一連の過程が正しく実施される必要があり，遺伝学的検査の質と消費者保護を担保する制度整備や，遺伝カウンセリングへのアクセスの確保が望まれる．

謝辞

本調査研究は，平成 28 年度厚生労働科学研究費補助金（H28-特別-指定-019）の支援を受け，実施されたものである．本関係の皆様に深く御礼申し上げます．

文　献

1) http://www.fda.gov/ICECI/EnforcementActions/WarningLetters/2013/ucm376296.htm
2) http://www.jccls.org/techreport/bestpractice_guideline.pdf
3) http://jams.med.or.jp/guideline/genetics-diagnosis.html
4) 櫻井晃洋，信州医誌，**61**（4），233-235（2013）
5) https://www.mhlw.go.jp/stf/shingi2/0000140441.html
6) http://dl.med.or.jp/dl-med/teireikaiken/20160323_6.pdf
7) 高田史男，遺伝子医学 MOOK 別冊最新多因子遺伝性疾患研究と遺伝カウンセリング，272-276，メディカルドゥ（2018）
8) http://jshg.jp/wp-content/uploads/2017/08/Statement_101029_DTC-2.pdf
9) http://jams.med.or.jp/rinshobukaLghs/pressconf_0301.html
10) 高田史男ほか，遺伝学的検査の市場化に伴う国民の健康・安全確保への課題抽出と法規制へ向けた遺伝医療政策学的研究 平成 28 年度総括・各個研究報告書（2016）
11) http://www.meti.go.jp/policy/mono_info_service/mono/bio/Seimeirinnri/guideline_20170329.pdf
12) http://www.cpigi.or.jp/jisyu/img/sin_jisyu.pdf
13) https://www.cdc.gov/genomics/gtesting/ACCE/
14) GA. Grimaldi *et al.*, Euro. *J. Hum. Genet.*, **19**（4），382-388（2011）
15) http://www.jccls.org/techreport/bestpractice_guideline.pdf
16) 福田令ほか，北里医学，**48**，19-26（2018）
17) CA. Bellcross *et al.*, *Cancer. J.*, **18**, 293-302（2012）
18) 鎌谷洋一郎，遺伝子医学 MOOK 別冊最新多因子遺伝性疾患研究と遺伝カウンセリング，

277-282, メディカルドゥ (2018)
19) L. Covolo *et al.*, *J. Med. Internet. Res.*, **17**, e279 (2015)
20) 高田史男, 小児科診療, **76** (7), 1149-1150 (2013)
21) https://blogs.cdc.gov/genomics/2017/04/18/direct-to-consumer-2/
22) https://ghr.nlm.nih.gov/primer/dtcgenetictesting/dtcrisksbenefits
23) http://www.meti.go.jp/meti_lib/report/2016fy/000781.pdf
24) 読売新聞. 遺伝子検査廃業・不明4割. 情報管理に懸念 (2017/3/19)
25) https://mediacenter.23andme.com/company/about-us/
26) http://www.cpigi.or.jp/nintei/index.html

早期発見・予防に向けた次世代がん検査技術の最前線

2019年2月28日　第1刷発行

編　　集	次世代がん検査技術企画部会　　（T1105）
発 行 者	辻　賢司
発 行 所	株式会社シーエムシー出版
	東京都千代田区神田錦町1-17-1
	電話 03（3293）7066
	大阪市中央区内平野町1-3-12
	電話 06（4794）8234
	http://www.cmcbooks.co.jp/
制作担当	池田識人／仲田祐子

〔印刷　日本ハイコム株式会社〕

© Organizing Committee of Next-generation Cancer Testing Technology, 2019

本書は高額につき，買切商品です。返品はお断りいたします。
落丁・乱丁本はお取替えいたします。

本書の内容の一部あるいは全部を無断で複写（コピー）することは，法律で認められた場合を除き，著作者および出版社の権利の侵害になります。

ISBN978-4-7813-1405-1　C3047　¥80000E